Rehabilitation und Prävention 56

Springer

Berlin
Heidelberg
New York
Barcelona
Hongkong
London
Mailand
Paris
Singapur
Tokio

Petra Mommert-Jauch

Körperwahrnehmung und Schmerzbewältigung im Alltag

Ein Kurs-Manual für Rückenschullehrer und Übungsleiter

Mit einem Geleitwort von J. Freiwald

Mit 116 Abbildungen

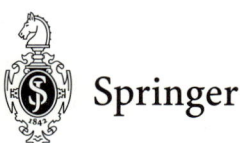

Springer

PETRA MOMMERT-JAUCH

Institut für Sport und Rehabilitation
Humboldtstraße 34
78166 Donaueschingen

ISSN 0172-6412
ISBN 3-540-67301-6 Springer-Verlag Berlin Heidelberg New York

Die Deutsche Bibliothek – CIP-Einheitsaufnahme
Mommert-Jauch, Petra:
Körperwahrnehmung und Schmerzbewältigung im Alltag : ein Kurs-Manual für Rückenschullehrer und Übungs-
leiter / Petra Mommert-Jauch. - Berlin ; Heidelberg ; New York ; Barcelona ; Hongkong ; London ; Mailand ; Paris ;
Singapur ; Tokio : Springer, 2000
  (Rehabilitation und Prävention ; Bd. 56)
  ISBN 3-540-67301-6

Springer-Verlag Berlin Heidelberg New York
ein Unternehmen der BertelsmannSpringer Science+Business Media GmbH

© Springer-Verlag Berlin Heidelberg 2000
Printed in Germany

Umschlaggestaltung: Künkel + Lopka Werbeagentur GmbH, Heidelberg
Herstellung und Satzarbeiten: Isolde Gundermann, Heidelberg
Gedruckt auf säurefreiem Papier   SPIN: 10735283   22/3130/is – 5 4 3 2 1 0

Geleitwort

Die heutige Zeit ist in unserem beruflichen wie auch im privaten Leben von Schnelllebigkeit gekennzeichnet. Die Menschen werden sowohl körperlich als auch mental stark gefordert.

Phasen mit einseitigen und von Bewegungsarmut gekennzeichneten Lebensweisen wechseln sich mit Phasen hoher Aktivität und sportlicher Betätigung ab. Dabei schwanken wir, wie es Treutlein schon formulierte, zwischen Körperbesessenheit und Körpervergessenheit. Der Körper wird – in typisch westlicher, durch Descartes geprägter Denktradition – nicht selten als Maschine aufgefasst, die zu funktionieren habe. Ruhe, Gelassenheit und körperlich-seelische Selbstwahrnehmung, hier als körperlich-seelische Einheit verstanden, verlieren ihren Stellenwert.

Mit dem vorliegenden Buch hat die Autorin ein praxisnahes Konzept erarbeitet, das auf ihrer langjährigen und sehr persönlichen Erfahrung basiert und das vom Leser auch praktisch erfahren werden sollte. Es will helfen, eine bessere Körperwahrnehmung und Selbstaufmerksamkeit zu vermitteln, und spricht daher nicht nur die Experten, sondern indirekt auch die Laien an. Kursleiter wie auch Patienten sollen lernen, gerade die alltäglichen und immer wiederkehrenden Motoriken wie Gehen, Stehen, Sitzen und Liegen zu nutzen, um alte stereotype und oft verspannende Bewegungsmuster zu reflektieren und sensibel zu werden für veränderte, individuell-ökonomische Bewegungsmöglichkeiten. Damit kann das dargestellte Übungsmaterial sowohl in der Prävention als auch in der Therapie Anwendung finden.

Dem Buch ist eine weite Verbreitung zu wünschen; Übungsleiter, Sportlehrer, Physiotherapeuten, Psychotherapeuten und Ärzte wie überhaupt gesundheitsbewusste Menschen werden es mit Gewinn lesen.

Im März 2000

Prof. Dr. phil. J. Freiwald M.A.
Westfälische Wilhelms-Universität
Münster

Vorwort

Was hat mich veranlasst, dieses Buch zu schreiben?

Es war letztlich die Nachfrage vieler Seminarteilnehmer, Rückenschullehrer, Studenten und auch vieler Patienten nach praktischen Anregungen. Ihnen möchte ich dafür danken, dass sie die „Initialzündung" für die schriftliche Fixierung vieler eigener Erfahrungen gegeben haben. Ursprung dieser Erfahrungen war und ist immer noch mein eigener Körper, der mir sowohl in meiner damaligen sportlichen Wettkampfzeit als auch während des Diplomsportstudiums viele Rätsel aufgegeben hat und sie mir weiterhin aufgeben wird. Dabei ist die grundlegende Fragestellung für mich immer die gleiche: Was signalisiert mir mein Körper bei Schmerzen? Wie kann ich ihn unterstützen, wieder ins „Lot" zu kommen?

Hinzu gekommen sind Erkenntnisse, die ich vor allem während meiner über 10jährigen Tätigkeit als Rückenschullehrerin und Ausbilderin von Rückenschullehrern gewonnen habe. Eine zentrale Bedeutung bei meiner Arbeit hat die Erkenntnis erlangt, dass „Verhaltensveränderungen" sowohl im motorischen als auch im psychosozialen Bereich weder über Lippenbekenntnisse (z. B. „10 Regeln der Rückenschule" o. ä.) noch über Modellvorstellungen im Sinne von „rückengerecht" oder gar „idealer Haltung" zu erreichen sind. Wenn es notwendig ist, eine Bewegung effizienter und ökonomischer zu gestalten, wird diese Änderung nur durch eine bewusste Sensibilisierung der Wahrnehmung angebahnt werden können. Sie ist dann der Schlüssel zu jeglicher Veränderung und letztlich auch zur Schmerzbewältigung.

! **Wenn man nicht weiß, was man tut, kann man nicht tun, was man will.**

Dieses Buch möchte ich meiner Familie widmen: Meinen Eltern, die bei der Therapie meiner Armplexuslähmung große Mühen auf sich genommen und mich in meinem Wunsch, Diplomsportlehrerin zu werden, immer unterstützt haben.

Meinem Mann, der meinen Optimismus immer dann zu retten wusste, wenn die Tastatur unter meinen unwilligen Anschlägen litt und natürlich meinen Kindern Janosch und Janina, die sehr viel Verständnis für emotionale Höhen und vor allem Tiefen ihrer Mutter hatten.

Besonderen Dank möchte ich auch Frau M. Botsch vom Springer-Verlag und Frau Dr. G. Seelmann-Eggebert aussprechen, die zu jeder Zeit ansprechbar waren und mir hilfreich zur Seite standen, genauso wie Herrn Professor Freiwald, der sich trotz großer zeitlicher Nöte noch gern die Zeit für dieses Geleitwort genommen hat.

Donaueschingen, im Februar 2000   Petra Mommert-Jauch

Inhaltsverzeichnis

Einführung:
Fragen und Antworten zu Grundbegriffen

Bei demoskopischen Umfragen kommt auf Fragen wie: „Was wünschen Sie sich für die Zukunft?" besonders häufig die Antwort: „Gesundheit". Gesundheitsrelevantes Verhalten stellt sich „vor dem Hintergrund sozialer Normen, die sowohl medizinisch wie kulturell-religiös und gesellschaftlich legitimiert werden" (Troschke 1993) bei jedem Individuum allerdings sehr unterschiedlich dar. Umso schwieriger ist es, gesundheitsvorbeugende Strategien zu entwickeln und umzusetzen, die nicht nur auf einen möglichst großen Personenkreis zugeschnitten sind, sondern die auch *langfristige Verhaltensänderungen und Bewusstseinsveränderungen* bewirken können (Abb. 1).

Im Zusammenhang mit der Frage *„Was hält gesund?"* verweisen die Wissenschaftler inzwischen nicht mehr nur auf rein körperorientierte Aspekte wie ballaststoffreiche Ernährung, Bewegung und Verzicht auf das Rauchen. Inzwischen sind *soziale Beziehungen, Sinnhaftigkeit des Lebens, Selbstbewusstsein* und vor allem *Selbstwirksamkeit* die „Renner" unter den Gesundheitstipps. Man geht davon aus, dass der Mensch neben der rein leiblich-körperlichen Dimension von vielen weiteren Dimensionen bestimmt wird, die einander gegenseitig beeinflussen.

Davon leitet sich auch der Ansatz dieses Buches und der hier vorgestellten Kursinhalte ab. Um dies verständlich zu machen, soll zunächst einmal der Begriff *Selbstwirksamkeitsüberzeugung* erklärt werden:

> **Hat ein Mensch eine geringe Selbstwirksamkeitsüberzeugung, ist damit gemeint, dass er an seiner „Fähigkeit zweifelt, eine bestimmte Situation erfolgreich zu meistern bzw. bestimmte angestrebte Effekte zu erzielen"**
> *(Becker 1995).*

Mit dem hier dargestellten Konzept der bewussten Körperwahrnehmung und Köperarbeit werden jedem einzelnen Teilnehmer Hilfsmittel und Strategien an die Hand gegeben, die eine *Erhöhung seiner Selbstwirksamkeit* provozieren und bewirken können.

> **!** **Der Aufbau von Erwartungen, *selbst etwas zu bewirken*, steigert die Wahrscheinlichkeit für Verhalten, das etwas bewirkt.**

Das Gefühl, ihr Schicksal zu meistern, erwerben Menschen dadurch, dass sie sich erreichbare Ziele setzen, realistische Strategien entwickeln, um diese Ziele zu erreichen und die Rückmeldungen zu den gewählten Strategien auf realistische Weise auswerten.

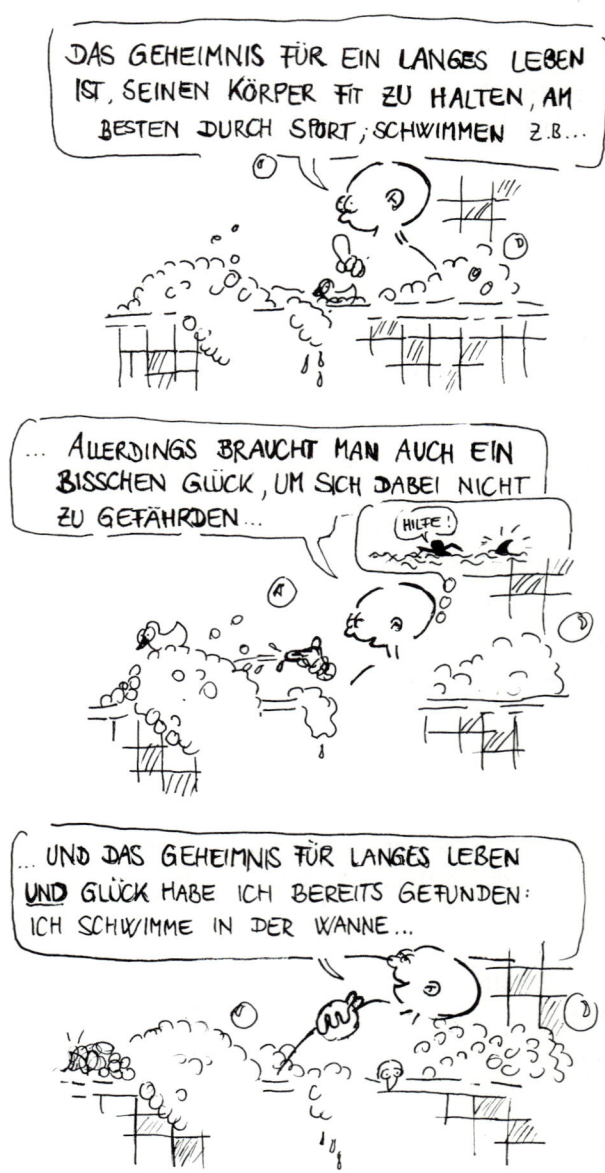

Abb. 1.
Was ist wohl das
Geheimnis für ein
langes Leben?

Begriffsdefinitionen:
Gesundheit und Wohlbefinden

Frage:

Gesundheitsvorbeugende Strategien: Was ist Gesundheit überhaupt? Gesund ist doch, wer sich wohlfühlt, oder?

Antwort:

Die Begriffe „Wohlbefinden" und „Gesundheit" weisen in der Fachliteratur tatsächlich eine zunehmende Übereinstimmung auf. Nicht nur viele Definitionen, auch empirische Studien zum Thema „Gesundheit" heben das physische, psychische und soziale Wohlbefinden als den Hauptindikator von psychosozialer Gesundheit hervor (u. a. Abele u. Brehm 1994, Alfermann et al. 1993). Im allgemeinen wird also angenommen, dass der Gesundheitszustand profitieren und positives Gesundheitsverhalten gefördert werden kann, wenn u. a. über Erfolgserlebnisse und neue Körper- und Selbsterfahrungen das gewohnheitsmäßige Wohlbefinden positiv beeinflusst wird (Abb. 2).

Frage:

Kann es nicht sehr gefährlich sein, Wohlbefinden mit Gesundheit gleichzusetzen?

Antwort:

Tatsächlich: Die Steigerung des Wohlbefindens als zentralen Gesichtspunkt der Gesundheitsförderung zu bezeichnen, birgt zwei substantielle Gefahrenquellen:

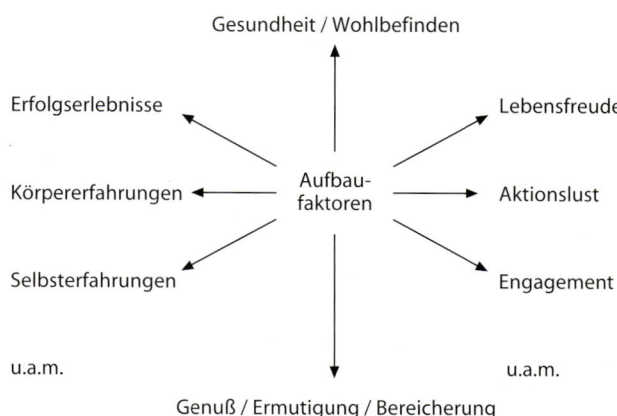

Abb. 2.
Aufbaufaktoren der Gesundheit und des Wohlbefindens. (Modifiziert nach Knörzer 1994)

■ Zum einen wirkt individuelles Wohlbefinden als Verhaltensverstärker, ganz gleichgültig, ob das vorausgegangene Verhalten als gesundheitsdienlich oder eher -schädlich einzustufen war: Dass der gemütliche Fernsehabend mit Alkoholika und Knabbereien als wohlbefindlichkeitssteigernde Variante der Freizeitbeschäftigung wahrgenommen und dementsprechend ständig wiederholt wird, ist wohl kaum Spekulation, sondern eher Realität.

■ Zum anderen führt ein Gesundheitsverständnis, das jenes Wohlbefinden als „gesund" deklariert, das durch jede mit Spaß, Freude und Vergnügen verbundene Aktivität zustande gekommen ist, zu einem „neuen Menschentyp" ... „egozentrisch und darauf bedacht, jegliches Engagement, das unangenehm sein könnte, zu vermeiden" (Nitsch 1996).

Hierbei wird die soziale Verantwortung jedes Einzelnen für das Funktionieren unserer Gesellschaft angesprochen. Sie wird dadurch in Frage gestellt, dass das passive Konsumieren von Gesundheit und nicht das eigenverantwortliche Handeln mit dem Ziel der Gesundheit im Vordergrund steht.

Grupe (1994) spricht daher von einem anzustrebenden „aktiven Wohlbefinden, das ... aus der aktiven Gestaltung des Verhältnisses zum Körper, zu sich selbst und zur Umwelt entsteht, wobei dessen Kennzeichen nicht Verwöhnung, Bequemlichkeit, Inaktivität und Schonung sind, sondern eher *Eigenaktivität* und *Selbstgestaltung* in sozialer Verantwortung".

Ziele des Kurskonzepts

Frage:

Was heißt das konkret für mich als Kursleiter?

Antwort:

Für Sie als Kursleiter bedeutet das, bezogen auf das hier besprochene Kurskonzept,

■ Lernsituationen zu schaffen,

■ Erfahrungen zu initiieren,

■ externe Bedingungen bereitzustellen,

■ individuelle Fähigkeiten entdecken zu lassen,

■ Eigenverantwortung zu stärken und

■ Angebote zu machen, die sich für das Erleben und Erreichen von aktivem Wohlbefinden als günstig erweisen (Abb. 3).

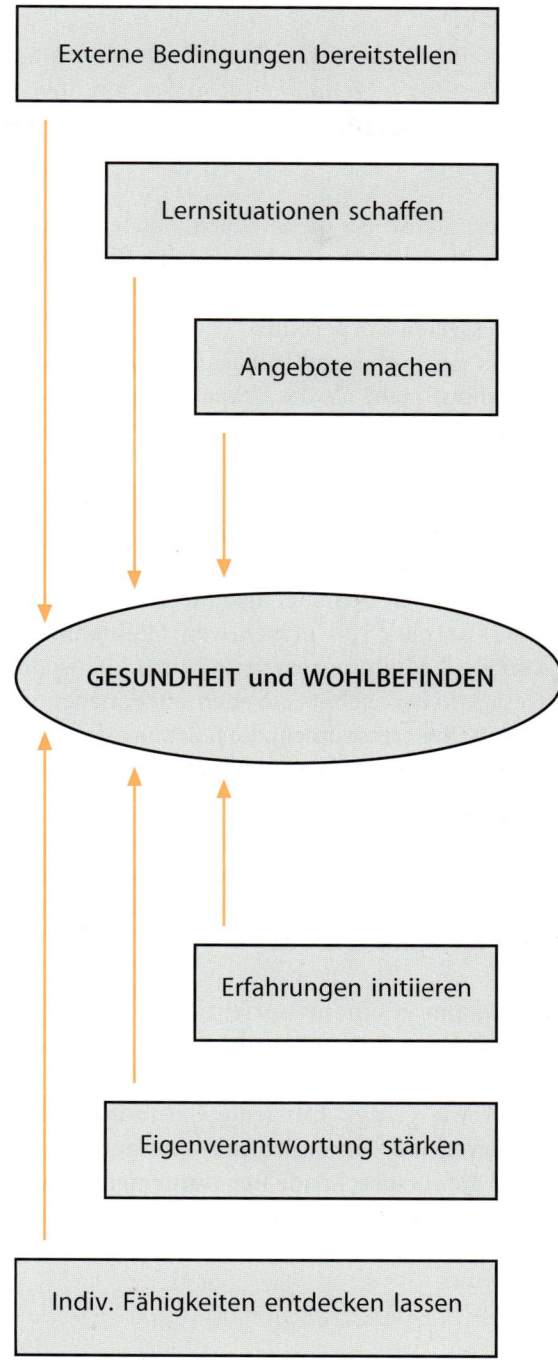

Abb. 3. Ziele bei der Umsetzung des vorliegenden Gesundheitsangebots „Körperwahrnehmung und Schmerzbewältigung"

Frage:

Wo bleibt da die Gesundheit? Kann ich nicht ganz direkt und gezielt auch auf bestimmte gesundheitliche Beschwerden einwirken und darüber ein verbessertes Wohlbefinden schaffen?

Antwort:

Sicher. Dafür ist dieses Buch entstanden, nämlich um einen Teil zur Gesundheitsförderung, aber auch zur Wohlbefindenssteigerung beizutragen, und zwar mit Hilfe einer besseren Körperwahrnehmung und eines verbesserten Körperbilds.

Als gesundheitspolitisches Konzept bedeutet „Gesundheitsförderung" allerdings mehr als die Bekämpfung von Risikofaktoren. Gesundheit und Wohlbefinden sind nach dem inzwischen wissenschaftlich bestätigten Salutogenese-Verständnis (s. unten) von Gesundheit nicht dichotom, also zweigeteilt zu sehen, sondern manifestieren sich in einem lebenslangen Prozess, in dem gesundheitliche Probleme durch die Stärkung der eigenen Gesundheitsressourcen bewältigt werden.

Gesundheit bedeutet also mehr als „Nicht-Krank-Sein" (vgl. z. B. WHO 1990) so dass von präventiven Maßnahmen nicht allein die Reduktion von Risikofaktoren erwartet wird. Ein wichtiger Qualitätsbereich eines Gesundheitsangebots ist eben auch, neben der Stärkung der physischen Gesundheitsressourcen, die Stärkung der psychosozialen Gesundheitsressourcen („Salutogenese-Verständnis").

> **!** **Maßnahmen der Gesundheitsförderung sollen die Gesundheit des Menschen sichern, seine Lebensqualität verbessern, ihn handlungskompetent in Sachen Gesundheit machen und damit seine Lebensfreude und sein Wohlbefinden erhöhen.**

Nur so kann gesundheitsorientiertes Verhalten auf Dauer implantiert und damit effektive Gesundheitsförderung betrieben werden.

> **!** **Aber wie gesagt: Effiziente Gesundheitsförderung darf dabei *nicht* als Intervention von außen missverstanden werden, die passives Verhalten und die entsprechende Reparaturmentalität fördert, sondern zielt ab und ist angewiesen auf *individuelle Verhaltensänderungen* und *Bewusstseinsveränderungen*.**

Verhaltensänderungen und Selbstwirksamkeit

Frage:

Kann ich mir mit Hilfe dieses Kurskonzepts zutrauen, Verhaltens- und Bewusstseinsveränderungen zu initiieren?

Antwort:

Ich denke sogar, dass gerade dieses Konzept wichtige Voraussetzungen und Vorbedingungen mitbringt, um genau dies zu erreichen. Dazu einige Erläuterungen: Nachgewiesenerweise haben gerade auch psychosoziale Gesundheitsressourcen einen großen Anteil daran, Verhaltensänderungen zu bewirken. Einer der maßgeblichen psychischen Faktoren ist dabei die sog. *„Selbstwirksamkeit"*. Sie hat sich im Laufe der Jahre als wohl wichtigstes Kriterium für Verhaltensänderungen herauskristallisiert (u. a. Bandura 1977, 1986; Ajzen 1985, 1988; Weinstein 1988).

Frage :

Was bedeutet „Selbstwirksamkeit"?

Antwort:

Selbstwirksamkeit ist die Überzeugung, Gesundheitsbedrohungen durch eigenes Handeln abwenden zu können.

Die Erwartung zu haben, eine spezifische Bewältigungshandlung auch tatsächlich ausführen zu können (Bandura 1977, 1986, 1988), erweist sich in Untersuchungen zum Gesundheitsverhalten als wesentliches Vorhersagekriterium für gesundheitsprotektives Verhalten. Ein Beispiel dazu:

In dem Maße, wie eine Person über Selbstwirksamkeit verfügt, ist sie weniger anfällig für das „Zurückfallen in alte Bequemlichkeiten und Gewohnheiten". Jemand, der sich zutraut, sein Bückverhalten immer wieder zu korrigieren (Abb. 4 a), wird eher den Versuchungen widerstehen, wieder auf sein altes, subjektiv bequemeres, aber auf Dauer rückenunfreundlicheres „Bücken" zurückzugreifen (Abb. 4 b).

Weiterhin bestimmt die Selbstwirksamkeit auch „... das Ausmaß der Anstrengung, mit der man eine Aufgabe zu lösen versucht und die Ausdauer bei der Bewältigung von Anforderungen" (Schwarzer 1992). Je geringer demnach die Selbstwirksamkeit einer Person ist, desto eher wird sie eine Handlung gegen Widerstände (z. B. bei geringer Akzeptanz durch den Partner) nicht aufrechterhalten, z. B. die für sie notwendige Gymnastik, die sie aufgrund ihrer Rückenprobleme täglich durchführen sollte. Desto früher wird sie also aufgeben.

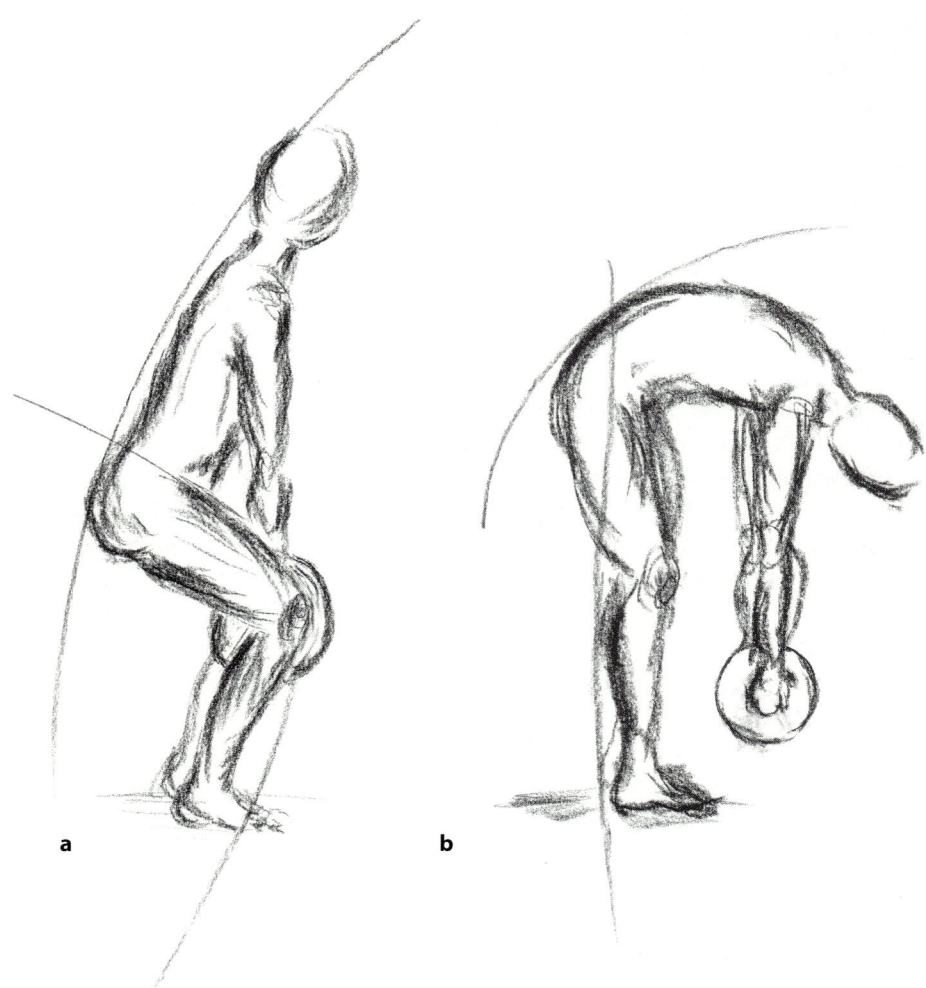

Abb. 4a,b. Rückenfreundliches (oft ungewohntes) Bücken (**a**) gegenüber gewohntem, aber rückenunfreundlichem Bückverhalten (**b**)

Frage:

Selbstwirksamkeit zu fördern ist also wichtig, um Verhaltensänderungen zu initiieren. Ist das mit Hilfe des Konzepts „Körperwahrnehmung und Schmerzbewältigung" leistbar?

Antwort:

Wie schon vorher angedeutet, kann gerade dieses Konzept hier realistische Möglichkeiten bieten. Denn:

> **!** In engem Zusammenhang mit der Selbstwirksamkeit ist das *Selbstkonzept* zu sehen, im allgemeinen definiert als die Sicht oder die Wahrnehmung einer Person von sich selbst.

Für die Zielgruppe derer, die sich für diesen Kurs anmelden und die neue Wege der Bewusstwerdung über Bewegung suchen, ist das „Körperbild" offenbar als eine Dimension des Selbstkonzepts für den Gesundheitszustand, aber auch für eine erfolgreiche Veränderung des Gesundheitsverhaltens von besonderer Bedeutung. Demzufolge haben wir reelle Möglichkeiten, über die Verbesserung oder auch Erfahrung des Körperbilds und der Körperwahrnehmung den Teilnehmern neue Möglichkeiten und Handlungsalternativen an die Hand zu geben, mit deren Hilfe sie indirekt auch ihre Selbstwirksamkeit erhöhen.

Eine positive Veränderung auf der emotionalen und funktionalen Ebene (Bewegungsebene) des Körperbilds, d. h. in den auf den Körper bezogenen Wahrnehmungen, Kognitionen, Affekten und Wertungen, kann zu einer Verbesserung des habituellen Wohlbefindens und damit zu einer Änderung im Lebensstilkonzept führen und letztlich zu einer positiven Gesundheitsverhaltensänderung beitragen.

1 Medizinisch-theoretische Grundlagen, Kurslernziele und Kurskonzept

> **Gesundheit findet im Alltag statt, nicht im medizinischen System. Das Alltägliche aber ist uns häufig zu selbstverständlich – es entschwindet fast unserem Bewusstsein. In unserer westlichen Kultur pflegen wir unsere Gesundheit nicht wirklich – unsere Körperfunktionen sollen funktionieren, damit wir unseren gesellschaftlich umschriebenen Pflichten nachgehen können (!), und es scheint, dass für diese Pflichten der Körper immer weniger Bedeutung hat.**

Diese Aussage von Kickbusch (1983) kann, als Paper im Gymnastikraum aufgehängt oder als Folie eingangs der Stunde per Overheadprojektor dargestellt, Aufhänger für die in den Kap. 2 („Mein Alltag unter der Lupe – Sitzen") und Kap. 3 („Mein Alltag unter der Lupe – Stehen") behandelten Themen sein. Dabei bleibt es dem Kursleiter überlassen, ob über dieses Zitat gemeinsam reflektiert wird oder sich jeder Teilnehmer selbst seine Gedanken dazu machen kann.

Rückenschullehrer wissen, dass gerade das Selbstverständliche sehr schwer bewusst zu machen ist. Noch schwerer ist aber, es durch Neues, nicht Selbstverständliches zu ersetzen oder zu ergänzen.

! **Nichts ist schwerer als bereits gekonntes Verhalten durch neues Verhalten zu ersetzen.**

Leider unterliegen viele Therapeuten und im Gesundheitsbereich tätige Lehrkräfte dem Trugschluss einer mechanistischen Denkweise: Sie „behandeln" den Patienten bzw. den Teilnehmer von Gesundheitskursen in der Vorstellung, der menschliche Organismus orientiere sich ausschließlich an klassischen, physikalischen und mechanischen Gesetzmäßigkeiten. So schreibt z. B. ein bekannter Vertreter des orthopädischen Turnens zur Bekämpfung von Haltungsschäden:

> **Für alle diese Tätigkeiten (z. B. dem Sitzen und Gehen) und somit auch für die Mechanik des Stehens in aufrechter Körperhaltung gelten die gleichen physikalischen Gesetze wie für alle anderen Körper.**
>
> *U. Seemann (1994)*

Der menschliche Körper wird mit einer Maschine verglichen, die sich mechanisch, automatisch und ohne Eigenleben bewegt. Noch heute orientiert sich die Orthopädie – wie auch in der ehemals klassischen Rückenschule immer wieder zu sehen – fast ausschließlich an den physikalischen und mechanischen Gesetzmäßigkeiten von Newton, der – um es hier zu betonen – seine Gesetze *nicht* in Bezug auf die selbstätigen Bewegungen lebender Organismen aufstellte.

Versucht die Orthopädie nun, Gründe für die Rückenerkrankungen der lebendigen menschlichen Organismen zu definieren, stehen immer mechanische Gesetze im Vordergrund. So ist es nicht verwunderlich, dass rückengerechtes Verhalten *rein biomechanisch* (z. B. in Winkelgraden der Gelenke zueinander oder in Belastungsgewichten der Bandscheiben) abgeleitet und erklärt wird.

> **Die Zersplitterung des Körpers in Einzelteile, die es zu reparieren gilt, wird von Ratschlägen zur Vermeidung der kleinen und großen Gesundheitssünden des Alltags begleitet. Das Wort „Sünde" ist bewusst gewählt – die Religion ist die des Körpers als Maschine, als System der ineinandergreifenden Zahnräder, die es im Namen von „Gesundheit" zu erhalten gilt. Wer krank wird, ist selber schuld. Der „gesunde Körper" ist zum neuen Schönheitsideal geworden – braun, schlank, mit Muskeln am rechten Fleck und mit Selbstzucht und Wohlverhalten erarbeitet. Er symbolisiert eine neue Erfolgsmoral.**
>
> *H. Milz (1992)*

Dagegen hat die Weltgesundheitsorganisation und die Mehrzahl der Gesundheitswissenschaftler ein ganz anderes Verständnis von Gesundheit: Gesundheit ist eher als eine Vernetzung von somatischen (körperlichen), psychischen und sozialen Dimensionen zu betrachten (Abb. 1.1, evtl. auf Folie per Overheadprojektor darstellen).

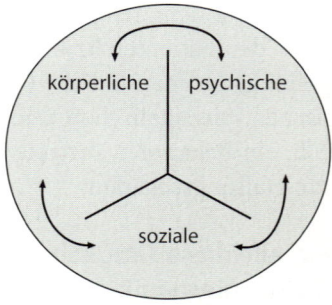

Abb. 1.1.
Dreidimensionalität von Gesundheit und
deren Wechselbeziehungen

Genausowenig kann das Erleben von körperlicher Bewegung ausschließlich auf den motorischen Bereich begrenzt werden. Mit Bewegungen sind Empfindungen und Wahrnehmungen gekoppelt. So befassen wir uns in diesem Kurs mit einem Aspekt aus dem gesamten Geschehen, der dieses widerspiegelt, der Sensomotorik. Sie bildet die Basis effizienter und ökonomischer Bewegung, da sie die funktionale Einheit von Wahrnehmung und Bewegungshandlung betont.

1.1 Medizinisch-theoretische Grundlagen

Sensomotorik

Nach v. Weizsäcker (1990) befinden sich Sensorik und Motorik in einem gegenseitigen Bedingungsverhältnis und auf der Peripherie eines Gestaltkreises, bei dem es naturgemäß keinen Anfang und kein Ende gibt.

Wenn wir diese Überlegung in einem systemtheoretischen, d. h. einem logisch-mathematisch begründeten Ansatz differenzierter darstellen (Abb. 1.2), wird auch der Mechanismus klar, der durch Provokation der Sensomotorik (*Aktionsfunktion*) in Gang gesetzt wird und zur Auswahl effizienterer, ökonomischerer Bewegungshandlungen führt.

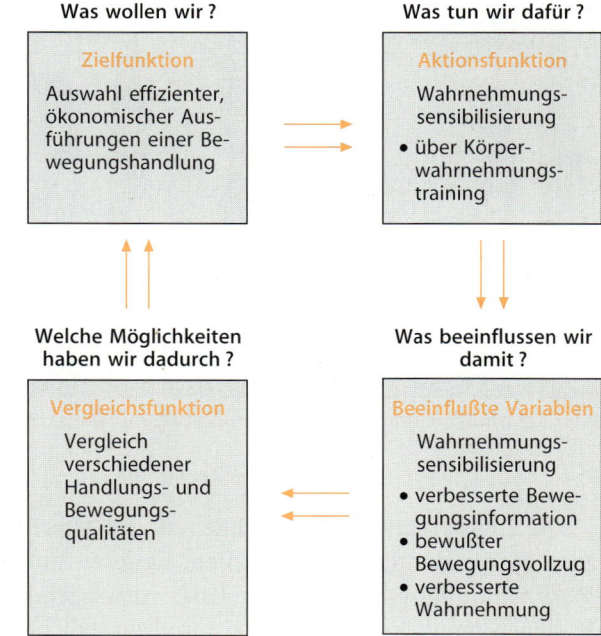

Abb. 1.2.
Sensomotorik im systemtheoretischen Ansatz:
Ein Mechanismus,
der durch Provokation
der Sensomotorik
(*Aktionsfunktion*) in Gang
gesetzt wird und zur Auswahl effizienterer, ökonomischerer Bewegungshandlungen führt

Was wollen wir?

Zielfunktion
Auswahl effizienter, ökonomischer Ausführungen einer Bewegungshandlung

Was tun wir dafür?

Aktionsfunktion
Wahrnehmungssensibilisierung
• über Körperwahrnehmungstraining

Welche Möglichkeiten haben wir dadurch?

Vergleichsfunktion
Vergleich verschiedener Handlungs- und Bewegungsqualitäten

Was beeinflussen wir damit?

Beeinflußte Variablen
Wahrnehmungssensibilisierung
• verbesserte Bewegungsinformation
• bewußter Bewegungsvollzug
• verbesserte Wahrnehmung

Zielfunktion bzw. Zielgedanke dieses Kurses ist es, unseren Teilnehmern die Auswahl effizienter, ökonomischer Ausführungen von Bewegungshandlungen zu ermöglichen. Sicherlich ist damit auch verbunden, dass „schlechte", vielleicht auch gesundheitsschädliche Verhaltens- bzw. Bewegungsweisen erkannt und eliminiert werden können. Der Teilnehmer soll von uns *nicht*, wie es im Gegensatz dazu in vielen anderen Bewegungskonzeptionen der Fall ist, behandelt, sondern handlungskompetent gemacht werden in seinen Bewegungsausführungen und Verhaltensgewohnheiten. Dazu geben wir ihm Möglichkeiten und Alternativen an die Hand, die selbstbestimmt im Alltag nachvollzogen werden oder zum experimentieren anregen (Abb. 1.3).

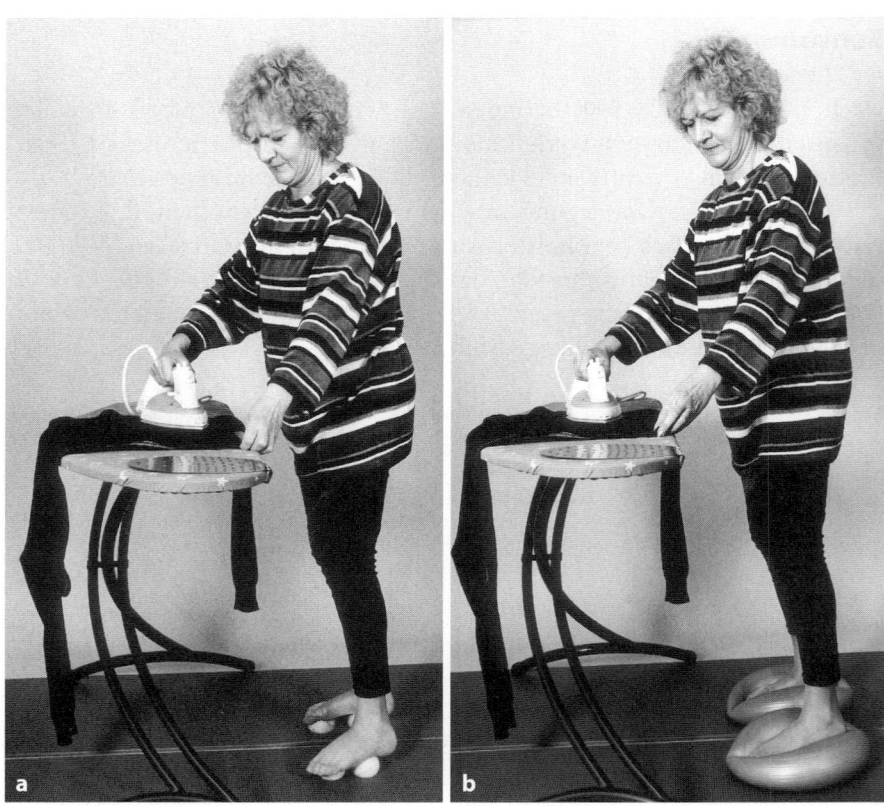

Abb. 1.3a, b. Warum nicht Haltungsschulung mit Hausarbeit verbinden?

Die angesprochenen Möglichkeiten und Alternativen, die Bewegungsvollzüge transparenter machen sollen, basieren auf der Handlungsebene der *Wahrnehmungssensibilisierung*: Über vorwiegend taktile und kinästhetische Wahrnehmungsprozesse einerseits und zusätzlich koordinative Stimulationen

(z. B. des Vestibularapparats, s. Abb. 1.3) andererseits, werden nicht nur die sensorischen „Input-Informationen" quantitativ und qualitativ verbessert, sondern nachweislich auch die Qualität der Bewegungskoordination insgesamt.

! Sinnesrezeptoren und Bewegungseffektoren bilden eine enge Funktionseinheit.

Die zu *beeinflussenden Variablen* sind zum einen auf der „Einnahmeseite" der Sensorik und zum anderen auf der „Ausgabeseite" der Motorik zu finden:

> **Jede Informationsverbesserung durch Wahrnehmungssensibilisierung bewirkt eine Verbesserung der Handlungsqualität. Umgekehrt führt jeder willkürmotorische Akt und jede adaptive motorische Reaktion zu einer besseren Wahrnehmung und damit zu einer Erhöhung der Organisation und Integration neurologischer Regelkreise.**
>
> *E. J. Kiphard (1989)*

Werden Wahrnehmung und Bewusstwerdung von Handlungs- bzw. Bewegungsvollzügen verbessert bzw. geschult, können konsequenterweise auch verschiedene Handlungsqualitäten erkannt und verglichen werden (*Vergleichsfunktion*).

Jetzt haben wir die Möglichkeit, selbstbestimmt zwischen verschiedenen Ausführungen von Bewegung zu wählen und werden uns, ähnlich selbstverständlich wie Kinder ihrem Bewegungsinstinkt folgen, die ökonomischste und damit natürlichste aussuchen (Rückkehr zur *Zielfunktion*).

Altersbedingte Veränderungen in der Sensomotorik

Betrachten wir Kinder in ihrem natürlichen Bewegungsablauf und beim Erlernen neuer Fertigkeiten, fällt auf, dass mit einer erstaunlichen Selbstverständlichkeit auf eine ökonomische Bewegungsausführung hingesteuert wird. „Altes" muss nicht erst aus dem Bewegungsrepertoire entfernt werden und „Neues" wird über die unverbrauchte sensorische Wahrnehmung schnell integriert.

Bei Erwachsenen muss der Kursleiter aber mit folgenden sensomotorischen Gegebenheiten rechnen:
- Altersrigidität,
- Abbau von Ganglienzellen des Gehirns,
- Altersdyspraxie,
- verminderte Nervenleitgeschwindigkeit.

Altersrigidität

Mit zunehmendem Alter werden unsere Bewegungen steifer, unharmonischer, härter, weil angespannter, und damit auch unökonomischer. Individuell abhängig von den gemachten Bewegungserfahrungen und dem Bewegungsengagement der jeweiligen Person wird dieser Prozess schon im jugendlichen Alter eingeleitet, wenn keine neuen Bewegungsreize gesetzt und Alltagsmotorik stereotyp ausgeführt wird.

Die Gründe dafür sind einmal in einer alterstypischen Verminderung motorischer Erregung und Impulstätigkeit zu sehen, zum anderen aber auch in der oft übertriebenen Einschränkung des gesamten „Bewegungshaushalts" auf das Allernotwendigste. Neue motorische Erfahrungen werden, häufig aus Bequemlichkeits- oder auch Angstgründen, nicht mehr gemacht und „alte", bekannte Bewegungen monoton ausgeführt. Es ist also durchaus möglich, dass wir 40 jährige Erwachsene im Kurs haben, die von einer gewissen „Alterssteifigkeit" schon stark betroffen sind und gleichzeitig 60 jährige mit einem umfassenden Bewegungsrepertoire und -engagement, bei denen von einer ausgeprägten Altersrigidität bei weitem nicht gesprochen werden kann.

Aufgabe des Kursleiters ist hier, das angstabbauende, einfühlsame Hinarbeiten auf neue motorische Erfahrungen, so dass Bewegungs- und Ausdrucksarmut durch spontane Bewegungsproduktionen ersetzt werden (Abb. 1.4).

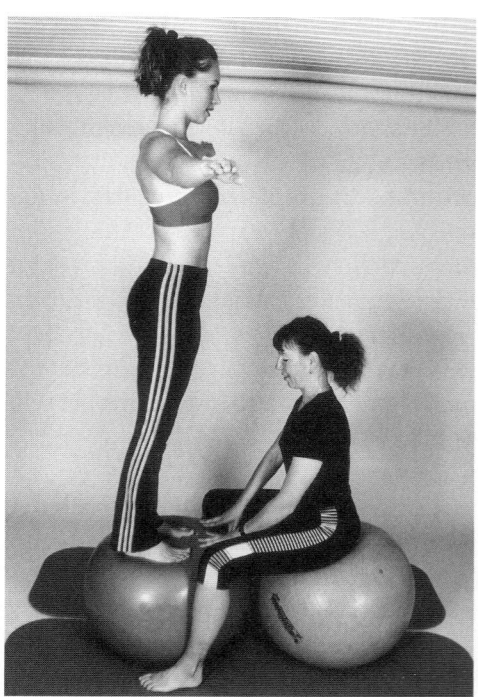

Abb. 1.4.
Freude bei und Lernzuwachs
durch ungewohnte Aufgaben

Abbau von Ganglienzellen des Gehirns

Durch den Nichtgebrauch vieler Koordinationsmuster, die ehemals erlernt und gekonnt waren, kommt es im Laufe des Alterungsprozesses zu Abbauerscheinungen in Form von Verminderung und Gewichtsverlust der Ganglienzellen des Gehirns (Leach 1971). Zudem wird eine Abnahme funktionstüchtiger Synapsen (Nervenschaltstellen) festgestellt.

Damit wird die sensomotorische Situationsbewältigung und die Bewegungskontrolle bei feineren Präzisionsbewegungen mangelhaft, so dass das Neuerlernen grobmotorischer Bewegungsaufgaben zwar noch möglich ist, die feinkoordinierten Ausführungen allerdings nur mit großer Mühe und größter Bewegungskontrolle noch realisierbar sind.

Hier gilt es für den Kursleiter, dem methodisch-didaktischen Leitsatz zu folgen: „Hole den Teilnehmer da ab, wo er sich befindet". Es macht wenig Sinn, die Teilnehmer mit einer Balljonglage zu konfrontieren, wenn allein das Werfen und Fangen eines Balls Mühe bereitet. Genausowenig dienlich, wenn nicht sogar fahrlässig, ist es (wie man es in Fitnesscentern immer wieder beobachtet), in der Bewegungskontrolle ungeübte Menschen auf ein Minitrampolin zu stellen, wenn sie sogar mit dem Einbeinstand auf dem Boden Probleme haben.

Altersdyspraxie

Die oben beschriebene Beeinträchtigung der neurologischen Organisation und Neuintegration ist auch Ursache für die mit zunehmendem Alter auftretende „Altersdyspraxie". Mit ihr bezeichnet man eine sog. kombinationsmotorische Insuffizienz, d. h. ursprünglich gespeicherte Bewegungsmuster können nicht mehr oder schwerlich gleichzeitig bzw. in Kombination abgerufen werden. Dieses alterstypische Problem der Bewegungskopplung kann gut mit der Situation von zwei Spaziergängern verglichen werden, die stehenbleiben müssen, um ein Gespräch zu beginnen.

Selbstverständlich ist die Altersdyspraxie das Ergebnis eines langfristig erfolgten Prozesses, der bei unseren Teilnehmern möglicherweise noch gar nicht oder kaum in Gang gesetzt wurde. Dennoch gibt es Anlass, darauf hinzuweisen, dass wir diesem Prozess sehr wohl entgegenwirken können, indem wir bewusst anbieten und darauf hinarbeiten, Einzelbewegungen miteinander zu verknüpfen und Handlungsschritte nacheinander in logischer Reihenfolge auszuführen. Das kann in Form eingestreuter leichter choreographischer Bewegungskombinationen realisiert werden oder auch in der Kombination „Balancehalten im Einbeinstand und gleichzeitiges Hochwerfen eines Reissäckchens oder Balles" (Abb. 1.5). Hier ist der Einfallsreichtum des Kursleiters gefragt, an dem es sicher nicht mangelt. In Kap. 3 wird dieses Thema speziell behandelt.

Abb. 1.5.
Balancehalten im Einbeinstand und
gleichzeitiges Hochwerfen eines Balls

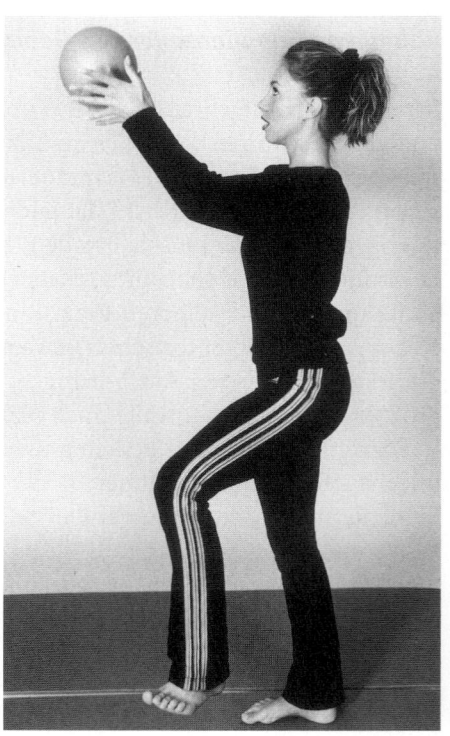

Verminderte Nervenleitgeschwindigkeit

Die Folge einer mit zunehmendem Alter abnehmenden Nervenleitgeschwindigkeit ist das verminderte Reaktionsvermögen auf Wahrnehmungsreize aller Art. Besonders die nachlassende Sinnesleistung im *taktil-kinästhetischen* Wahrnehmungsbereich führt zu einer ungenügenden situativen Orientierung und konsequenterweise dann auch zu einer unpräzisen und oft unökonomischen situativen Anpassung. Bewegungen werden mit übermäßig viel Anspannung und damit verbundenem Verschleiß in den Bewegungsstrukturen ausgeführt. Erschreckend ist, dass diese nachlassende taktil-kinästhetische Wahrnehmung immer früher, ja oft schon im jugendlichen Alter, zu beobachten ist.

Besonders über taktil-kinästhetische Wahrnehmungsprovokationen, beispielsweise über das Auflegen der Hände auf „Bewegungszonen" während einer Bewegung, wird bei den Teilnehmern ein „In-sich-Hineinspüren" und ein „Sich-selbst-Entdecken" initiiert, welches Sinnesrezeptoren und Nervenbahnen weckt und neue Lebenserfahrungen, sowohl körperliche als auch geistige und seelische, ermöglicht.

Dychtwald (1981) sagt dazu in seinem Buch „Körperbewusstsein":

> **Mich hat die Entdeckung überrascht, dass das Körperbewusstsein auch noch in den späten Lebensjahren zum Wachsen, zur Veränderung, zur Erneuerung von Muskelgewebe und zur Linderung von Stress fähig ist.**

Sicherlich ist von Seiten des Kursleiters ein gewisses Fingerspitzengefühl notwendig, um die bisher von jedem Einzelnen für sich selbst festgelegten Grenzen im Umgang mit dem eigenen Körper zu erspüren, darauf zu reagieren und wenn möglich diese auch, Neugier weckend, zu verändern.

> **Um zu wachsen, muss ein Hummer seine Schale immer wieder abwerfen. Das Tier ist dann so lange ohne jeden Schutz, bis sich die neue Schale ausgebildet hat. Wenn also ein Risiko beängstigend wird, sollte man an den Hummer denken: Verletzlichkeit ist der Preis dafür, dass man sich weiterentwickelt.**
>
> *R. Armstrong (1986)*

1.2   Kurslernziele

Die in diesem Buch vorgestellten Übungen zur Verbesserung der Körperwahrnehmung verfolgen fünf wichtige Ziele:

✔ Körpereigene Wahrnehmungsprozesse über u. a. experimentierenden Umgang mit sich selbst und neue (Bewegungs- und Haltungs-) Situationen stimulieren und sensibilisieren.

✔ Differenzierungsfähigkeit fördern, um „schlechte", unökonomische Bewegungen von „guten", effizienten Bewegungen unterscheiden zu können. Damit wird Handlungskompetenz in „Sachen" Gesundheit und Wohlbefinden vermittelt.

✔ Das Bewegungsvokabular erweitern, um Auswahlmöglichkeiten zur Verfügung zu stellen.

✔ Die Koordinations- und Reaktionsfähigkeit sowie die situative Anpassungsfähigkeit erhalten und erweitern, um letztlich die Handlungsfähigkeit aufrecht erhalten zu können.

✔ Die Handlungsfähigkeit provozieren und das Selbstvertrauen durch kombinationsmotorische Aufgaben fördern.

> **Erst das Zusammenwirken von Wahrnehmen, Erleben, Denken und Handeln macht Bewegungsvollzüge zu Handlungsvollzügen.**
>
> *Prof. Ernst Kiphard*

1.3   Kurskonzept

Struktur und Methodik der Kurseinheiten

Dieses Buch geht zum einen wahrnehmungsbezogen auf Haltungen und Bewegungen des Alltags ein: Sitzen – Stehen – Gehen/Laufen – Liegen werden in einer spezifischen Bestandsaufnahme individuell wahrgenommen, um später im Vergleich dazu möglicherweise ökonomischere Alternativen zur gängigen automatisierten Verhaltensweise zu finden. Dabei wird nicht nur auf die Schulung der Körperwahrnehmung Wert gelegt, sondern auch darauf, Interesse für neue Bewegungs-und Haltungsmuster zu wecken, die eine Erweiterung des Handlungsrepertoires darstellen können.

Zum anderen aber bietet das Buch auch ein effizientes Training zur Schulung und Wiederbenutzung oft verkümmerter „Sinnesverarbeitungen": In Kap. 4 („Mit (den) Sinn(en) leben – sinnvolle Erfahrungen machen") und Kap. 5 („Der Rücken – eine unbekannte Körperregion") werden Übungen vorgestellt, die diese „verschütteten Verschaltungen" wieder auf Empfang stellen. Dadurch wird es möglich, schon im Vorfeld Überlastungen und deren pathologischen Folgen vorzubeugen. Der Kursleiter gibt den Teilnehmern damit eine effektive Strategie an die Hand, Eigenvorsorge zu betreiben (und damit Selbstwirksamkeit zu stärken). Speziell in Kap. 7 („Liegen – Wege zum Umgang mit Schmerz") werden zusätzlich Vorgehensweisen angeboten, wie bereits vorhandene Schmerzen und Überlastungssymptome im Bereich Nacken und Rücken in Eigeninitiative zu bewältigen sind.

Die Kapitelinhalte sind in sich abgeschlossen und können unabhängig voneinander behandelt werden.

Aufbau der Buchkapitel

Für ein Kursmanual bietet es sich an, Einführung, Hauptteil und Abschluss einer Kursstunde exemplarisch darzustellen. Diese Struktur wurde in allen Themenkapiteln durchgängig angewandt. So hat der Kursleiter einerseits eine Modellstunde zum jeweiligen Thema vor Augen und gleichzeitig eine Fülle von Übungen zum Hauptteil, von denen er die für ihn und seine Gruppe passenden aussuchen kann.

Aufwärmen bzw. Einführung ins Thema

Jedem Themenkapitel steht beispielhaft eine themenbezogene Einführung bzw. ein Aufwärmen voran, die schließlich in den theorie- und praxisbezogenen Hauptteil überleiten. Um die Teilnehmer zu Beginn einer Kursstunde vom Alltag zu lösen und für das kommende Thema auch physiologisch vorzubereiten und zu motivieren, hat sich der Einsatz von Musik bewährt. So werden zu jeder „Musikalischen Einführung in das Thema" neben Hinweisen zur Organisationsform, zum benötigten Material und der Intention der Einleitung auch „Tipps zur Musik" gegeben.

Theoretischer und praktischer Hauptteil

Anders als in vielen praxisorientierten Fachbüchern bilden in diesem Buch die theoretischen Grundlagen und die Übungsanleitungen zum jeweiligen Thema eine Einheit. Die einzelnen Übungen werden jeweils theoretisch untermauert, damit der Kursleiter die Möglichkeit hat, jede Übung gesondert für sich aus dem Gesamtkomplex herauszunehmen und trotzdem die wichtigsten theoretischen Informationen zur jeweiligen Übung parat zu haben. So kann er sich aus verschiedenen Themenbereichen ein Übungsrepertoire zusammenstellen und den Teilnehmern den theoretischen Hintergrund der jeweiligen Übung dennoch optimal vermitteln.

Abschluss und Ausklang der Kursstunde

Wie schon zur Einführung in das Thema, wird in „Vorschläge für einen Ausklang der Einheit" eine Variante dargestellt, die einen themenbezogenen Abschluss des jeweils behandelten Themas bilden kann. Damit wird deutlich, dass auch beim Thema „Körperwahrnehmung" ein Spannungsbogen über die Kurseinheit gezogen wird, der dadurch gekennzeichnet ist, dass nach dem Interessewecken für das Thema eine längere Konzentrationsphase dominierend ist, die sich zum Ende hin in eher entspannenden Übungen auflöst.

Methodik der Kurskonzeption

Der Einstieg in die jeweiligen Themen ist meist theoretisch, in Diskussionsform gestaltet und stets alltagsbezogen, um eine Identifikation der Teilnehmer mit dem bevorstehenden Thema zu schaffen.

Das Aufwärmen und die Einführung sind dann kursleiterzentriert und eher darbietend, während der wahrnehmungsorientierte Hauptteil der Stunde prozessorientiert und dadurch geprägt ist, dass die Teilnehmer vorwiegend selbsttätig ausprobieren und Lösungen zu finden versuchen.

Der Ausklang schließlich wird vom Kursleiter meist rezeptiv gestaltet und führt zu einem harmonischen Konzentrations- bzw. Spannungsabfall.

2 Mein Alltag unter der Lupe – Sitzen

Mit den Themenbereichen „Mein Alltag unter der Lupe – Sitzen" und „Mein Alltag unter der Lupe – Stehen" (s. Kap. 3) werden zwei Tätigkeiten bzw. Situationen in den Mittelpunkt gestellt, die einen Großteil unseres Alltags bestimmen: Das *Sitzen* und das *Stehen*. Anhand dieser zwei Beispiele wird deutlich gemacht, dass innere Stimmungen und Einstellungen sowohl unsere Haltung als auch unsere Bewegungen mitbestimmen. Deshalb soll bei diesen Themen das *psychische Empfinden mit dem körperlichen Aspekt verknüpft* und die Aufmerksamkeit der Teilnehmer diesbezüglich gelenkt werden.

2.1 Musikalische Einführung in das Thema: „Elastizität und Statik – scheinbare Gegensätze ziehen sich an"

Hinweise zur Musik:
Wechsel zwischen ruhiger, entspannender Musik (z. B. Klassik) und eher schwungvoller, peppiger Musik (z. B. Rondo Veneziano, Rossini o. ä.).

Organisationsform:
Sitzen und Stehen wechseln sich ab. Der Abschluss findet im Liegen statt. Zu Anfang im Kreis auf Stühlen oder Bänken sitzend.

Material:
Stühle oder Bänke und Matten.

Ziel:
Aufforderung zu Elastizität und Bewegung in statischen Positionen (sitzen, stehen) und Bewusstmachung des Einflusses von Bewegung und Elastizität auf Sitzen und Stehen. Aufwärmen.

Übung 1

Schwungvolle, peppige Musik. Die Teilnehmer sitzen aufrecht und voller Erwartung auf dem ersten Drittel ihres Stuhles (Bank) und wollen auf den Rhythmus der Musik einen „fiktiven" Ball mit beiden Händen auf den Boden prellen:

Den Ball mit beiden Händen prellen, leicht mit dem Oberkörper nach vorne gelehnt und im Sektor zwischen Ihren Beinen.
■ *Was macht dabei Mühe?*
■ *Wie könnte es leichter gehen?*
■ *Lässt sich der ganze Körper in diese Bewegung integrieren?*

Der Ball soll jetzt von links nach rechts geprellt werden.
■ *Hat das Becken an dieser Bewegung Anteil oder ist nur der Oberkörper gefordert?*
■ *Welche Rolle spielen Kopf und Blick für die Bewegung?*

Nachvollziehen der gleichen Übungen diesmal *mit* Ball (Abb. 2.1).
■ *Ändert sich etwas an der Bewegungsausführung insgesamt oder an der Wachsamkeit für einzelne Körperteile?*

VARIATION
Verschiedene Prellvariationen
in die Übung einbauen:
tief/hoch – schnell/langsam –
linke/rechte Hand im Wechsel
usw.

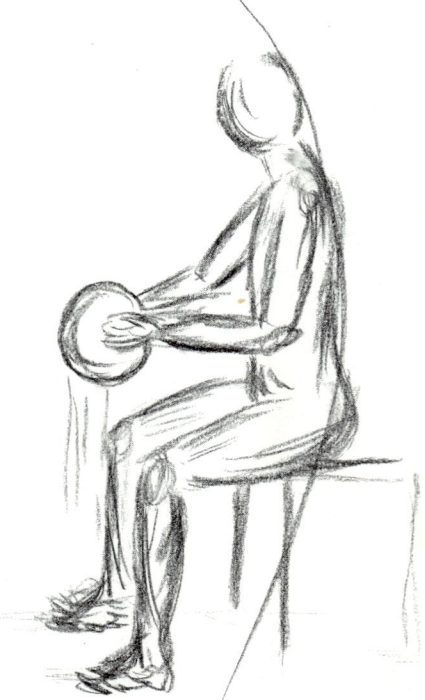

Abb. 2.1.
Elastisch sitzen – der Ball kann animieren

Übung 2

Bei dieser Übung wird ähnliche Musik ausgewählt wie bei Übung 1.

Diesmal *stehen* die Teilnehmer, während sie zuerst wiederum den „fiktiven" Ball mit beiden Händen bzw. abwechselnd mit linker und rechter Hand prellen.

VARIATIONEN
Die gleichen verschiedenen Prellvariationen in die Übung einbauen wie bei Übung 1: tief/hoch – schnell/langsam – linke/rechte Hand im Wechsel usw.
- *Fällt die Übung im Stehen leichter als im Sitzen?*
- *Wenn ja, aus welchem Grund?*

Die Teilnehmer sollen nun versuchen, die Ballbewegung mit dem ganzen Körper zu begleiten.
- *Stellen Sie sich vor, in Fuß-, Knie- und Hüftgelenk ganz elastisch zu sein, um die Arm-, Hand- und damit Ballbewegung leicht und rhythmisch begleiten zu können.*

Ausführen der gleichen Übungen *mit* Ball (Abb. 2.2).
- *Fällt die Begleitung des Balls durch den Körper mit Ball oder ohne Ball leichter?*
- *Wird Elastizität und Schwingung als anstrengend empfunden oder eher als wohltuend leicht?*

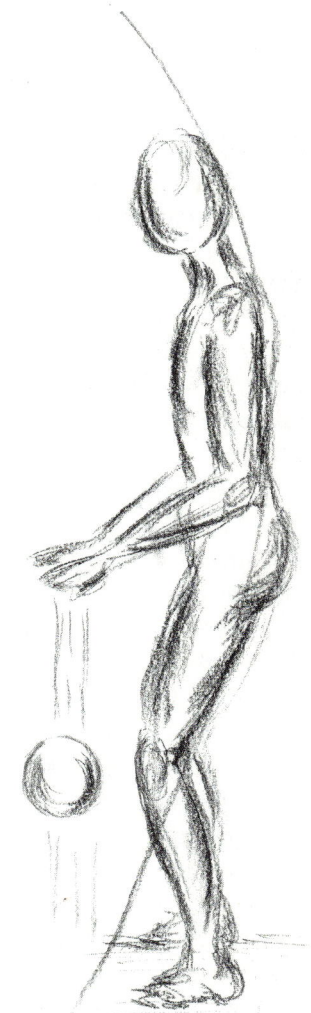

Abb. 2.2.
Elastisch stehen – es dem Ball nachmachen

Übung 3

Für diese Übung wird schwungvolle Musik mit eher langsamem Tempo ausgewählt.

Jeder Teilnehmer steht entweder an einem Stuhl, sich seitlich an der Lehne festhaltend und mit *einem* Bein auf einer Turnmatte oder einer zusammengerollten Iso-Matte, oder seitlich an einer Wand auf einer Bank.

Die Teilnehmer heben ein Knie leicht zum Oberkörper hin an, um es danach entspannt und locker nach unten fallen zu lassen. (Da ein Bein erhöht steht, ist es möglich, das andere Bein entspannt, ohne dass der Boden bremst, „aus dem Körper herausfallen zu lassen").

■ *Welche Erfahrungen werden bei dieser Übung gemacht, bei der es darum geht, Spannung zu lösen – möglicherweise Kontrolle kurzfristig aufzugeben?*

VARIATION

Die oben beschriebene Übung wird dadurch erweitert, dass das angehobene Bein nicht nur locker nach unten fallen soll, sondern weiter nach hinten hin ausschwingt: „Das Bein nach hinten durchschleifen lassen".

Daraus ergibt sich weiterhin eine schwungvolle Pendelbewegung vor und zurück des ganzen Beins, die von der Elastizität des Standbeins mitbestimmt wird.

Übung 4

Der Übungsleiter wählt eine ähnliche Musik wie bei Übung 3 aus.

Alle sitzen am Boden auf Matten. Im Rhythmus der Musik sollen die Teilnehmer verschiedene Körpergelenke (Fuß-, Knie-, Hüft-, Hand-, Ellbogen- und Schultergelenke sowie Wirbelsäule) erst beugen und strecken und schließlich alle Bewegungsmöglichkeiten ausprobieren.

Aus der Beugung und Streckung der Wirbelsäule im Sitzen, in der Bankstellung und im Kniestand ergibt sich schließlich die Beugung und Streckung der Wirbelsäule im Stand:

● *Beugung*: in Knie- und Hüftgelenk in sich zusammensinken,
● *Streckung*: mit beiden Armen Richtung Decke hochziehen, sich dabei auf die Zehenspitzen stellen.

■ *Sind mit diesen beiden recht unterschiedlichen Körperhaltungen bzw. -positionen auch unterschiedliche Gefühle und Empfindungen verbunden? Wenn ja, wann fühlen Sie sich besser?*

Übung 5

Die Teilnehmer sollen versuchen, das Beugen und Strecken der Gelenke im Gehen und später im Laufen umzusetzen.

- *Wie kommen Sie mit der Koordinierung der einzelnen Gelenke zurecht?*
- *Gibt es „Gelenkspiele", die Ihnen bekannter sind und welche, auf die Sie sich konzentrieren müssen?*
- *Können Sie beschreiben, welche Gelenke Sie beim Gehen oder Laufen bewusst beugen und/oder strecken?*
- *Probieren Sie bewusst Ungewohntes!*

Übung 6

Die Teilnehmer „ziehen sich wie eine Schnecke in ihr Schneckenhaus zurück" und machen sich in Päckchenlage ganz klein am Boden. Auf Anweisung des Kursleiters öffnet sich das Päckchen nach und nach, die Fühler strecken sich langsam aus, bis die Schnecke zum Schluss hin langgestreckt daliegt und sich genussvoll rekelt (Abb. 2.3).

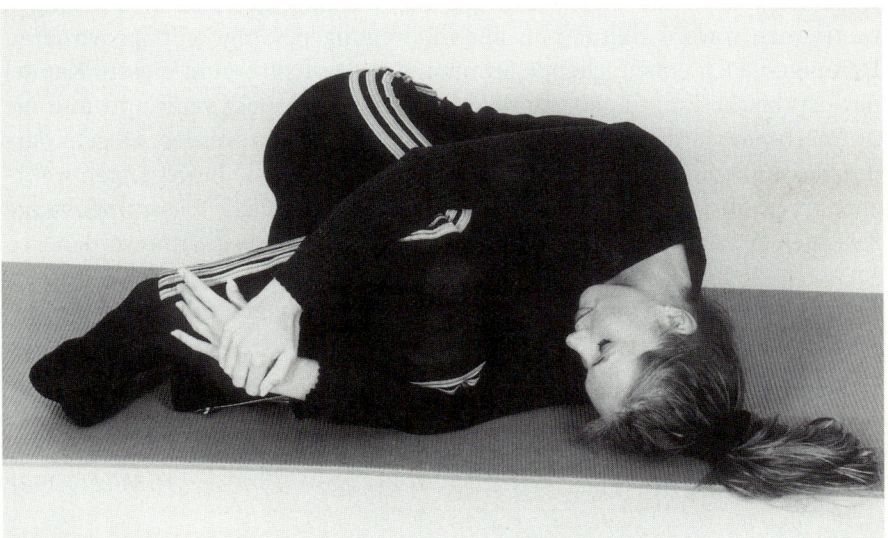

Abb. 2.3. „Sich wie eine Schnecke in sein Schneckenhaus zurückziehen"

2.2   Theoretische Grundlagen und Übungssammlung

Bevor Sie als Kursleiter mit praktischen Übungen in diese „Alltagskapitel" einsteigen, suchen Sie das Gespräch mit den Kursteilnehmern. Beginnen Sie mit einer Reflexion:

- *Welchen Raum nehmen die Tätigkeiten „Sitzen" und „Stehen" in Ihrem normalen Alltagsablauf in Anspruch?*
- *Könnten Sie ggf. an der jetzigen Verteilung etwas verändern oder glauben Sie Zwängen zu unterliegen, die Sie fest in dieses Schema pressen?*
- *Würden Sie eine Umverteilung überhaupt gerne vornehmen?*
- *Verbinden Sie angenehme Gefühle mit dem Wort „Sitzen" oder „Stehen"?*

!   Erst das Feststellen des IST-Zustands macht es möglich, über Veränderungen nachzudenken, Wünsche zu entwickeln und Ziele zu setzen. Kann der Kursteilnehmer diese Ziele dann aus eigener Kraft ansteuern und bestenfalls erreichen, hat er einen wesentlichen Schritt in Richtung persönlicher Gesundheitsvorsorge geleistet: Er hat seine Selbstwirksamkeit (s. „Verhaltensänderungen und Selbstwirksamkeit", S. 7) gestärkt und an Handlungskompetenz gewonnen.

Dazu trägt auch die eigene Haltung bei. Stimmungen und Einstellungen bestimmen sowohl Haltung als auch Bewegungen. Umgekehrt provozieren Haltungen auch entsprechende Stimmungen. Deshalb soll in diesem Kapitel das psychische Empfinden mit dem körperlichen Aspekt verknüpft und die Aufmerksamkeit der Teilnehmer diesbezüglich gelenkt werden. Es geht darum, das Alltägliche wieder zu entdecken – "gefühlvolle" Bewegungen wahrzunehmen und auszuführen. Nur so können individuelle Zusammenhänge zwischen eigener Emotion und Bewegung bzw. Haltung erkannt werden.

> **Es soll.... Sie dazu ermutigen, wieder selbstbewusster zu erforschen,**
> **WAS Sie konkret tun,**
> **WIE Sie etwas tun und**
> **WELCHE MÖGLICHKEITEN es für Sie gibt,**
> **Gewohntes auf bewusste, unterschiedliche Weise zu tun...**
> *H. Milz (1992)*

Dieses Zitat können Sie den Teilnehmern evtl. auf Folie per Overheadprojektor darstellen. Es zieht sich wie ein roter Faden durch alle folgenden Kapitel und Themen.

Beginnen Sie mit einer spielerischen Variante zum Thema „Sitzen". Hierbei können die Teilnehmer Kreativität beweisen, neue Sitzalternativen kennenlernen, ausprobieren und sich ganz nebenbei auch etwas im Gehirnjogging üben.

„Sitzeinfälle"

Alle Teilnehmer sitzen in einem Stuhlkreis. Der Kursleiter beginnt mit dem Satz: „Ich sitze häufig beim........ (z. B. Fernsehen) und zwar so". Daraufhin nehmen Sie eine Sitzposition ein, die Ihrer Kreativität überlassen bleibt. Die anderen haben jetzt die Aufgabe, Ihren Wortlaut zu wiederholen und sich ebenfalls so hinzusetzen, wie Sie das gerade demonstriert hatten. Danach wiederholt sich der gleiche Vorgang bei Ihrem Stuhlnachbarn, der zuerst noch einmal Ihre Version wiederholt, indem er sagt: „Frau (Herr).... sitzt gern beim Fernsehen so, während ich häufig beim....... (z. B. im Büro) sitze und zwar so.

Alle zusammen wiederholen beide Sitzversionen, bevor dann der Dritte eine neue Sitzvariante anschließt.

- *Welche Sitzpositionen waren Ihnen von den bisher vorgestellten am sympathischsten und warum?*
- *Welche Sitzpositionen verbinden Sie unwillkürlich mit positiven Gefühlen, z. B. guter Laune, und welche eher mit negativen Emotionen wie Müdigkeit, Abgespanntsein, Traurigkeit usw.?*
- *Bei welchen Sitzpositionen empfinden Sie körperliche Entspannung und Entlastung?*

VARIATION

Sie können auch dazu übergehen, verschiedene Sitzpositionen am Boden zu suchen (Abb. 2.4). Es ist erwiesen, dass Menschen, die traditionsgemäß eher in einer Hockposition arbeiten oder auch ruhen, weit weniger „zivilisierte" Rückenprobleme (und auch Knieprobleme) haben, als Menschen in westlichen Industriekulturen.

! **Häufig ist Reflektieren der Anfang einer Veränderung.**

Es ist sicher nicht möglich, unser traditionelles (Stuhl)Sitzverhalten von heute auf morgen völlig zu verändern. Sinnvoll ist aber, den Teilnehmern Möglichkeiten und Wege aufzuzeigen, wie rückenfreundliches Sitzen von rückenunfreundlichem Sitzen *wahrnehmbar* zu unterscheiden ist.

Hierbei ist es wichtig, dass sich jeder über den IST-Zustand klar wird. Fordern Sie die Kursteilnehmer auf, sich so hinzusetzen, wie sie *intuitiv* z. B. für einen längeren Vortrag sitzen würden.

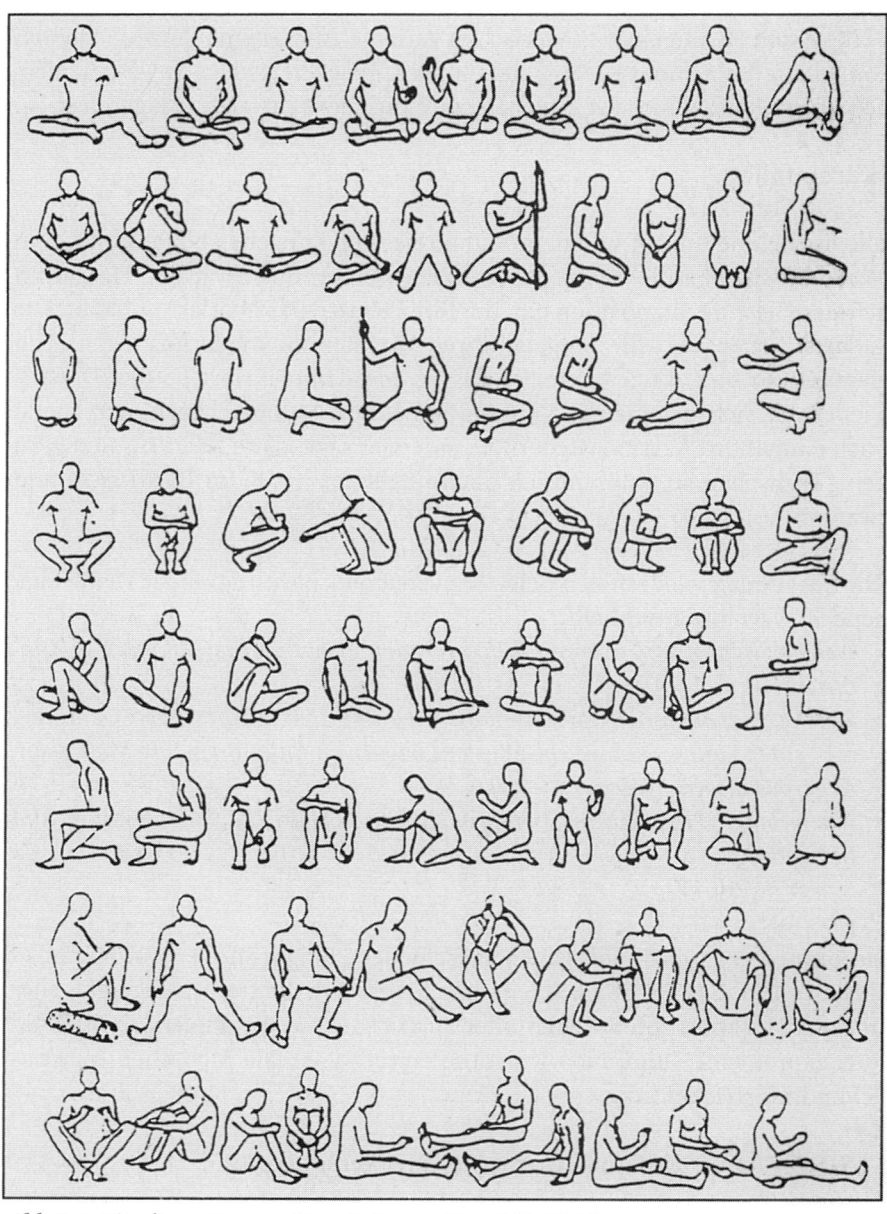

Abb. 2.4. Sitzalternativen anderer Kulturen. (Aus Milz 1992)

„Sitzanalyse"

Übung

Die Teilnehmer sitzen individuell bequem (s. oben) auf einem Hocker an der Wand oder auf einem Stuhl, haben die Augen geschlossen und beantworten sich selbst die vom Kursleiter gestellten Fragen.

- *Wo befinden sich Ihre Füße und Beine?*
- *Könnten Sie Ihre Füße vom Boden abheben ohne nach vorne zu fallen?*
- *Wo belasten Sie Ihr Gesäß am meisten: rechts, links, vorne, hinten?*
- *Wo lehnen Sie am Stuhl bzw. an der Wand an: an den Schulterblättern, an der Lendenwirbelsäule (LWS) oder irgendwo dazwischen?*
- *Wie steht Ihr Kopf auf den Schultern. Versinkt er darin leicht?*

Jeder soll sich seine individuell *bequemste* Sitzposition merken. Anschließend stehen alle noch einmal auf, um ihre Hände unter das Gesäß zu legen. Die Anregungen des Kursleiters könnten jetzt sein:

- *Bewegen Sie sich im Sitzen etwas auf Ihren Händen. Spüren Sie jetzt Ihre Sitzknochen – knochig und auf ihre Hände drückend?*
- *Wenn Sie Ihre Sitzknochen sehr gut mit Ihren Händen tasten, dann setzen Sie sich jetzt so hin, dass Sie auf diese Sitzknochen auch tatsächlich Ihr Gewicht geben: "Bohren" Sie die Knochen mit Hilfe Ihres Gewichts in den Stuhl (bzw. in Ihre Hände).*

TIPP

Das Unterlegen der Hände unter die Sitzknochen wird häufig als sehr unangenehm empfunden. Daher bietet sich der Einsatz von Reissäckchen an, die einmal gefaltet und unter die Sitzknochen gelegt werden. Sie ersetzen die Hände (Abb. 2.5).

Übung

Lassen Sie jetzt die Kursteilnehmer einen Vergleich zwischen dieser Sitzposition und der zuerst eingenommenen ziehen:

- *Können Sie jetzt immer noch die Füße vom Boden abheben ohne nach vorne umzufallen?*
- *Lehnen Sie jetzt immer noch am Stuhl bzw. an der Wand an, und wenn ja, wo?*
- *Strecken sich jetzt Nacken und Kopf eher nach oben oder versinken beide immer noch in den Schultern?*
- *Mit welchen Muskelgruppen müssen Sie arbeiten, um in der aufgerichteten Beckenposition zu sitzen?*
- *Oder haben Sie eher ein Gefühl der Dehnung in bestimmten Muskelabschnitten?*
- *Fällt Ihnen das unangenehm auf?*
- *Haben Sie möglicherweise sogar Schmerzen in einer derart aufgerichteten Haltung?*

Abb. 2.5.
Sitzknochen erspüren und
wahrnehmen mit Hilfe
untergelegter Reissäckchen

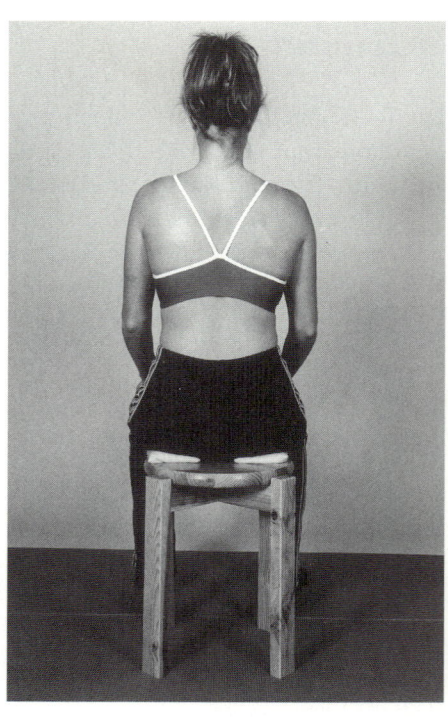

> **Willst Du Dich kennenlernen, dann musst Du Dich erproben.**
>
> *A. Camus (1952)*

VORSICHT Schmerzen in einer aufgerichteten Beckenposition können auf Probleme im Rückenbereich hindeuten, die sowohl muskulär als auch funktionell (z. B. die Bandscheiben betreffend) bedingt sein können. Hier wäre eine ärztliche Diagnostik unbedingt angebracht.

Übung

Lassen Sie die Teilnehmer in ihrer Wahrnehmung fortfahren.
- *Beobachten Sie jetzt den Zusammenhang zwischen Ihrer Beckenstellung, Ihrer Wirbelsäulenhaltung und Ihrer Kopfposition.*
- *Was die Beckenstellung anbelangt, orientieren Sie sich an den Sitzhöckern:*
  - ❏ *Stellung 1 bedeutet: Sie sitzen vor Ihren Sitzhöckern.*
  - ❏ *Stellung 2 bedeutet: Sie sitzen auf Ihren Sitzhöckern.*
  - ❏ *Stellung 3 bedeutet: Sie sitzen hinter Ihren Sitzhöckern (Abb. 2.6).*

Oft herrscht eine gewisse Unsicherheit und Orientierungslosigkeit bezüglich der Position des Beckens und der damit zusammenhängenden Stellung der Wirbelsäule. Um den Teilnehmern hier ein besseres Körper- und Bewegungs- bild zu verschaffen, bietet es sich an, sowohl den Lendenwirbelsäulen- als

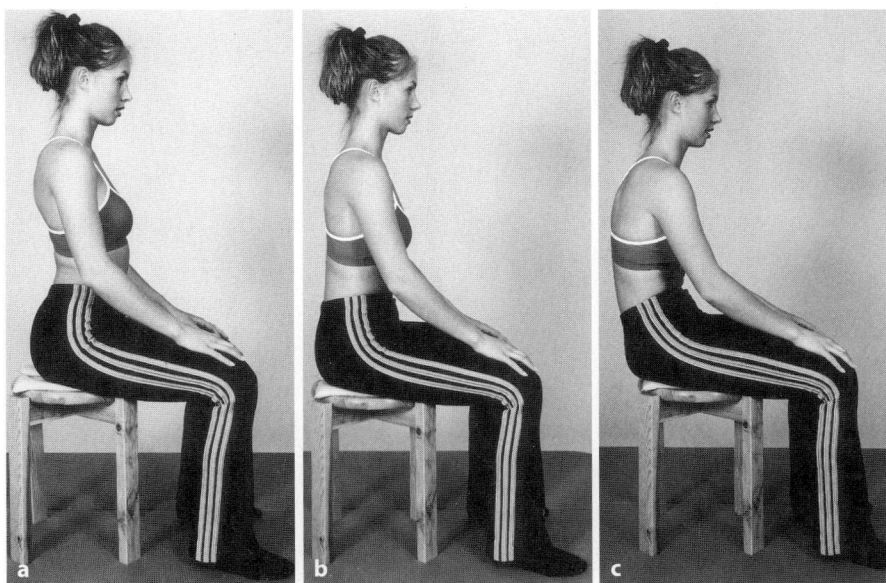

Abb. 2.6 a-c. Darstellung aller drei Beckenpositionen seitlich. **a** Stellung A: Sie sitzen *vor* Ihren Sitzhöckern. **b** Stellung B: Sie sitzen *auf* Ihren Sitzhöckern. **c** Stellung C: Sie sitzen *hinter* Ihren Sitzhöckern

auch den Brustwirbelsäulenbereich durch taktile Rückmeldung in der Partnerarbeit effektiver ins Bewusstsein zu rücken:

A sitzt und umfasst mit Daumen, Zeige- und Mittelfinger die eigenen Beckenknochen –"A nimmt sein Becken selbst in die Hände". B sitzt oder steht seitlich von A und legt eine Hand flächig auf den Lendenwirbelsäulenbereich und die andere Hand auf die Brustwirbelsäule auf (Abb. 2.7).

Während A jetzt versucht, nacheinander die drei verschiedenen Stellungen A, B und C mit dem Becken einzunehmen, gibt B durch leichten Druck auf die Bereiche Lendenwirbelsäule und Brustwirbelsäule, A Information über die jeweiligen Stellungen dieser zwei Bereiche, abhängig von der eingenommenen Beckenstellung von A.

Mit dieser Übung wird der Zusammenhang von Beckenposition und Rückenhaltung spürbar klarer und besser nachvollziehbar.

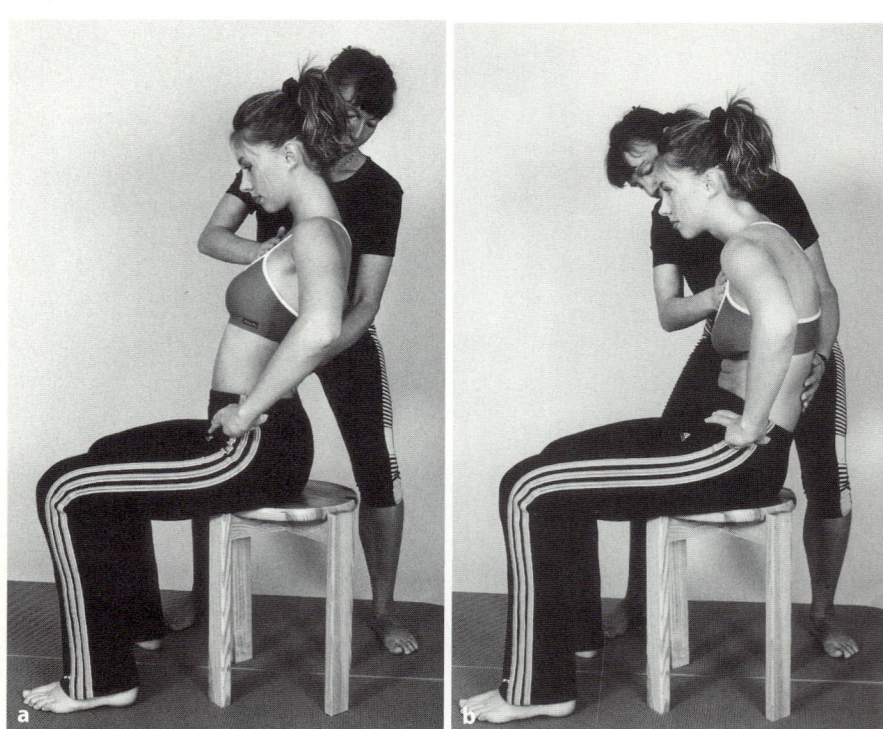

Abb. 2.7a, b. Taktile Reize erleichtern die Wahrnehmung

„Wirbel für Wirbel"

Einen Schritt weiter in der Differenzierung des Rückenbereichs geht die im folgenden beschriebene Partnerübung.

A sitzt auf einem Stuhl oder einer Bank (möglichst erhöht auf einer zusammengerollten Iso-Matte). B sitzt hinter A und legt eine Hand so an den untersten erreichbaren Wirbel von A, dass ein Finger rechts und ein Finger links vom Wirbel liegt. Mit Hilfe dieser Finger gibt B ganz leicht Druck und signalisiert so, auf welchen Bereich des Rückens A sich konzentrieren soll (s. Abb. 2.8). Der Kursleiter stellt den Teilnehmern nun verschiedene Aufgaben.

Aufgabe 1. Die Ausgangsposition von A ist eine *runde*, in sich eingefallene Sitzposition.

Richten Sie sich Wirbel für Wirbel (diese zeigt B jeweils an) vom Becken her auf, so dass Sie am Schluss in einer aufgerichteten, geraden Haltung (Stellung 2, siehe S. 32) sitzen.

Abb. 2.8.
Wirbel für Wirbel aus einer „runden"
Ausgangsstellung in die Aufrichtung
hinein: Die Aufrichtung erfolgt vom
Becken aus

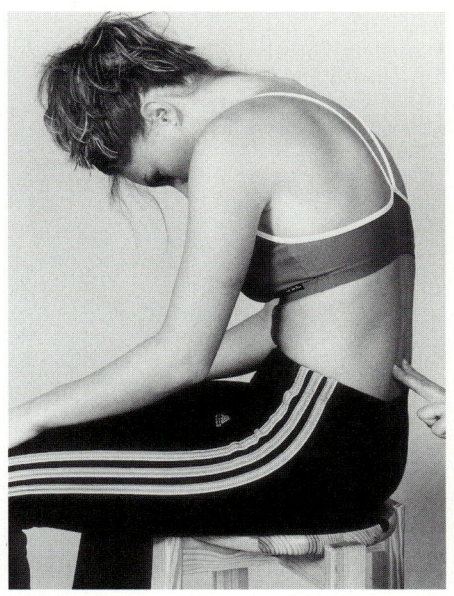

Übung

Wahrnehmungsbezogene Fragen, die für den Prozess der Aufrichtung sensibel machen sollen und ihn unterstützen können, sind dabei:

- *Gibt es irgendwo „dunkle", mir unbekannte Stellen, die ich weniger gut wahrnehmen kann?*
- *Nehme ich meine Brustwirbelsäule als so beweglich wahr, dass sich das Brustbein nach vorne öffnen und der Kopf geschmeidig mitgehen kann?*
- *Fällt es mir in bestimmten Sektoren der Wirbelsäule besonders schwer, Wirbel für Wirbel zu bewegen?*
- *Was fällt mir bei dieser Aufgabe besonders schwer?*
- *Empfinde ich die Aufrichtung vom Becken aus als angenehm und als eine natürliche Bewegung?*
- *Fühl ich mich wohler, wenn ich schließlich aufgerichtet bin?*

Aufgabe 2. Die Ausgangsposition von A ist wiederum eine *runde*, in sich eingefallene Position.

Richten Sie sich Wirbel für Wirbel (unter Unterstützung von B) von der Halswirbelsäule ausgehend auf (Abb. 2.9).

- *Ist mir die Position „aufgerichtete Halswirbelsäule – runder Oberkörper" bekannt, und wenn ja, woher? Gibt es Situationen, in denen ich häufig so sitze (z. B. im Auto)?*
- *Fällt es Ihnen jetzt leichter oder schwerer, den Fingern von ihrem Partner zu folgen?*

Abb. 2.9.
Wirbel für Wirbel:
Die Aufrichtung
erfolgt von der
Halswirbelsäule aus

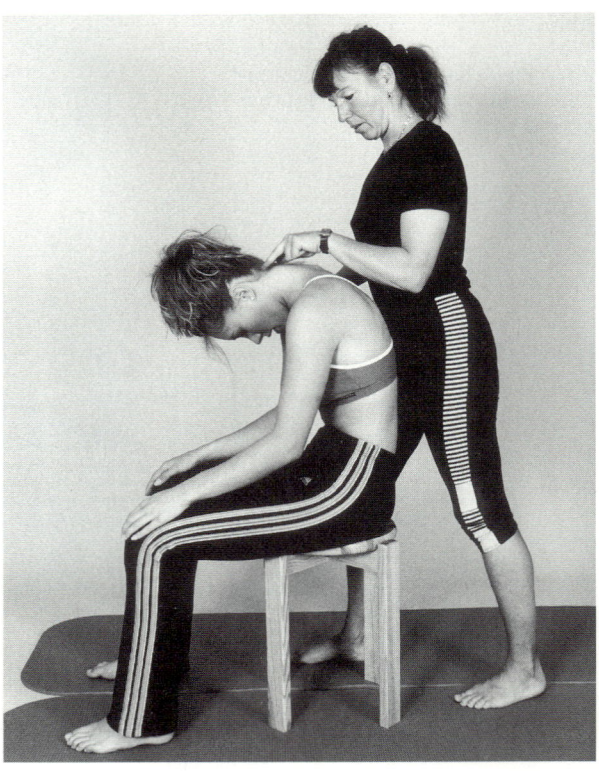

Übung

■ *Sind es immer noch die gleichen Bereiche, die Sie weniger gut wahrnehmen?*
■ *Arbeiten Sie, nachdem Sie jetzt beide Wege zur Aufrichtung kennengelernt haben, lieber aus dem Becken heraus in die Aufrichtung, oder tendieren Sie eher dazu, die Aufrichtung vom Kopf ausgehen zu lassen?*

TIPP

Für viele Menschen ist der Hinweis „Schau in den Horizont, richte deine Halswirbelsäule auf" ein wichtiges Signal, um wieder in eine aufgerichtete Haltung zu gelangen. Auf der emotionalen Ebene lautet der Tipp: „Lass den Kopf nicht hängen, schau nach vorne". An diesem Beispiel lässt sich der Zusammenhang zwischen Emotionalität und Körperhaltung beispielhaft erklären. Beides korrespondiert miteinander.

Übung

Aufgabe 3. Die Ausgangsposition von A ist bei dieser Aufgabe *aufgerichtet* und *gerade*.
   Runden Sie Ihre Wirbelsäule Wirbel für Wirbel vom Becken ausgehend. Die Finger Ihres Partners zeigen Ihnen den Weg.
■ *Fällt es Ihnen schwer oder eher leicht die Rückwärtsbewegung aus dem Becken heraus zu initiieren?*

■ *Spüren Sie eine gewisse Dominanz des Beckens, indem es die gesamte Wirbelsäule mit in die Rundung zu ziehen versucht oder können Brust- und Halswirbelsäule davon überwiegend unberührt bleiben?*

■ *Empfinden Sie es als Wohltat und Entspannung das Becken nach hinten abfallen zu lassen oder haben Sie eher das Gefühl aus dem Gleichgewicht zu geraten?*

Aufgabe 4. Die Ausgangsposition von A ist wieder *aufgerichtet* und *gerade*.

Folgen Sie den Fingern an Ihrer Wirbelsäule von der Halswirbelsäule ausgehend nach unten Richtung Becken. Werden Sie diesmal von oben nach unten hin rund.

Folgende Fragestellungen sind geeignet, um die Aufmerksamkeit zu wecken:

■ *Kommt Ihnen diese Situation bekannter vor als die vorausgegangene?*

■ *Ist es zuerst der Kopf bei Ihnen, der schwer nach unten fällt – ob aus Anstrengung, Müdigkeit oder Unwohlsein – und alle anderen Teile der Wirbelsäule nachfolgen lässt?*

■ *Wie differenziert können Sie den Fingern bei dieser Bewegung von oben nach unten in die Rundung folgen?*

> **!** **Mit dieser Übung wird den Teilnehmern die Möglichkeit gegeben, nicht nur im Kurs Selbstbeobachtungen anzustellen, sondern auch im Alltag und Beruf. Damit sind sie nicht nur in der Lage, Ursachenforschung zu betreiben, sondern können vielleicht auch Strategien entwickeln, wie man durch kleine Erinnerungshilfen wieder in die Aufrichtung gelangen kann.**

Eine am Kurs teilnehmende Sekretärin gab 3 Wochen nach Kennenlernen der Übung „Wirbel für Wirbel" im Kurs dazu folgenden Erfahrungsbericht: „Nachdem mir die Rundung der Wirbelsäule beim Kopf beginnend leichter fällt als beim Becken beginnend, scheint mein Kopf häufig der Auslöser für meine schlechte Sitzhaltung zu sein. Ich fragte mich also, ob ich im Büro vielleicht zu hoch sitze oder ob meine Hals-Nacken-Schulter-Muskulatur zu kraftlos ist, um Kopf und Schulterpartie aufrecht halten zu können (=Ursachenforschung). Meine Sitzhöhe habe ich auf jeden Fall schon nach unten korrigiert, und weil ich jetzt öfter „Kopf" denke, hilft mir das auch, meine Haltung häufiger zu korrigieren (=Strategien zur Aufrichtung).

Nachdem jeder mit seinem Partner zusammen diese „Aufrichte- und Rundungserfahrungen" gemacht hat, wird der eben noch gespürte, jetzt immerhin noch unterschwellig vorhandene taktile Reiz über die Finger des Partners genutzt, um selbstständig diese Bewegungen noch einmal nachempfinden zu können.

„Wirbel-Ketten-Reaktion"

Stellen Sie Ihren Kursteilnehmern die Wirbelsäule als eine Kette mit vielen einzeln beweglichen Gliedern vor. Die Sitzpositionen „1, 2 und 3" für die Übung „Wirbel-Ketten-Reaktion" sind auf S. 32 erläutert.

Der Kursleiter gibt jeweils im Anschluss an die einzelne Bewegungs- bzw. Haltungsaufgabe Wahrnehmungsanregungen. Diese sollte jeder für sich nachvollziehen, um „individuelle Sitzwahrnehmungen" machen zu können.

Aufgabe 1. Nehmen Sie mit dem Becken *Sitzposition 1* ein. Beobachten Sie, wie sich *LWS, Schultern und Kopf* auf diese Position des Beckens einlassen und wie sich diese Haltung für Sie anfühlt:

- *Anstrengend, unnatürlich oder sogar schmerzhaft?*

Steuern Sie ganz langsam auf Position 2 zu. Auf die Position also, in der Ihre Hände unter Ihren Sitzhöckern stöhnen würden.

- *Fangen Sie langsam an, sich in dieser aufgerichteten Beckenposition wohler zu fühlen, oder ist sie Ihnen nach wie vor unangenehm?*
- *Waren Sie sich über die Haltung der einzelnen Abschnitte klarer, als die Finger noch aufgelegt sind?*

Aufgabe 2. Wenn Sie jetzt beginnen, Ihr Becken *von Position 1 auf Position 3* zu bewegen, lösen Sie eine *Kettenreaktion* (in der Wirbelsäule) aus: Beobachten Sie wieder LWS, Schultern und Kopf!

- *Wie geht es Ihnen in Position 3?*
- *Wenn es nach wie vor die für Sie angenehmste Position ist, werden Sie sich noch einmal klar darüber, was genau in dieser Position subjektiv angenehmer ist als in den anderen beiden Positionen.*

Achten Sie in der Position 3 jetzt nochmals ganz besonders auf Ihre Kopf-und Nackenhaltung.

> **!** Häufig geht eine im Oberkörper runde Sitzposition mit einer Überstreckung der Halswirbelsäule einher und damit mit einer zusätzlichen statischen Beanspruchung der Hals-Nacken-Schulter-Muskulatur. Gerade bei langandauernden „Sitzungen", bei denen man möglicherweise auch noch leicht den Blick nach oben richten muss – beispielsweise im Kino, Theater oder im Auto – führt die Konstellation „Rundrücken – Halswirbelsäulenüberstreckung" zu schmerzhaften Veränderungen in der „Wetterecke" Hals-Nacken.

Übung

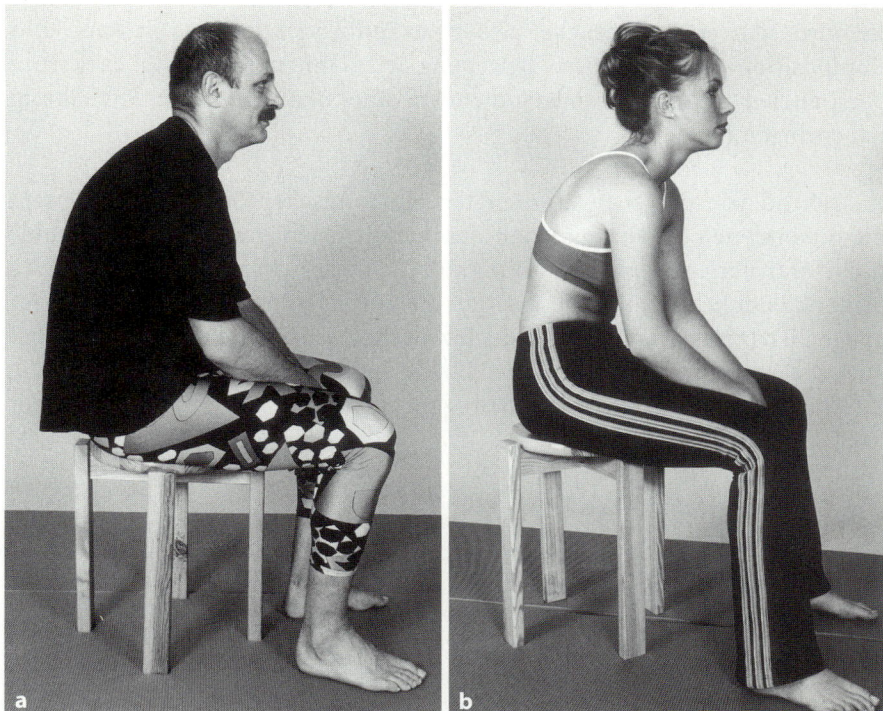

Abb. 2.10a, b. Überstreckte Kopf- und Nackenhaltung bei gleichzeitigem Rundrücken. **a** Für eine Person mit ausgeprägtem Rundrücken ist diese Sitzhaltung Alltag und ohne therapeutische Maßnahmen langfristig kaum zu verändern. **b** Für junge Leute ist sie häufig Auslöser einer Rundrückenpathologie

Das Becken ist nach hinten abgekippt, Sie sitzen *hinter* Ihren Sitzhöckern.

Die Schwingung Ihrer Wirbelsäule *muss* auf diese Beckenkippung reagieren, d. h. Ihre Schultern fallen nach vorne. Sie werden im Oberkörper rund. Um noch nach vorne schauen zu können, müssen Sie den Kopf aktiv aufrichten. Dadurch verspannt Ihre gesamte Nackenmuskulatur und Ihre „Ketten-Glieder" werden überstrapaziert (Abb. 2.10).

■ *Ist Ihnen diese Haltung nicht bekannt von der PC-Arbeit am Schreibtisch oder von einer langen, anstrengenden Autofahrt?*

Bewegen Sie Ihr Becken nun leicht, langsam und fließend zwischen den beiden Extrempositionen 1 und 3 hin und her. Lassen Sie die Rollbewegung des Beckens immer kleiner werden.

Seien Sie dabei auf der Suche nach Position 2 und einem Gefühl von Gleichgewicht und Leichtigkeit. Lassen Sie dabei ihre Gliederkette dem Verlauf des Beckens folgen.

Es wird sich eine natürliche, selbstverständliche Schulter-, Nacken- und Kopfposition ergeben. Diese Bewegung wird Ihnen nach und nach Ihre persönliche, individuell entspannendste und ökonomischste Sitzhaltung nahebringen.

Ausgehend von der eben erarbeiteten ökonomischen Sitzposition können die gewonnenen Erkenntnisse auf das Sitzen auf einem beweglichen Stuhlmöbel transferiert werden (s. Übung „Im Gleichgewicht sitzen"). Nachdem es bisher ausschließlich um die sagittale Bewegungsrichtung des Beckens gegangen ist, bieten einige im Handel inzwischen erhältliche mobile Sitzmöbel auch Gelegenheit, auf *horizontaler* Ebene das Becken zu bewegen und die Zusammenhänge dieser Beckenbewegungen mit der Wirbelsäule und dem Kopf wahrzunehmen.

„Im Gleichgewicht sitzen"

Für diese Übung bietet sich sowohl der Pezzi-Ball als auch die Sitzscheibe an. Alle Teilnehmer sitzen auf dem entsprechenden Hilfsmittel. In der vorangegangenen Übung hatten die Teilnehmer ihre Sitzhöcker kennengelernt. Diese stellen Orientierungspunkte dar, um im Gleichgewicht zu sitzen. Am Anfang dieser Übung sollten Sie ebenfalls auf Ihren Sitzhöckern sitzen.

Im Gleichgewicht sitzen bedeutet:
- minimaler Kraftaufwand und Schonung der Band- und Knochenstrukturen,
- Entspannung, in sich ruhen können, Lösen von Verspannungen und Sammeln von Kräften.

! **Körperliches Gleichgewicht vermittelt psychisches Gleichgewicht.**

Bevor sich die Teilnehmer wieder auf die Suche nach Zusammenhängen und Verbindungen machen, lockern Sie als Kursleiter die Atmosphäre etwas auf, indem Sie das Sitzen auf Scheibe oder Ball musikalisch begleiten lassen (geeigneter Musiktitel: Das Instrumentalstück „Der große Blonde" aus dem gleichnamigen Film).

Folgende Aufgaben werden vom Kursleiter gestellt:

Übung

Aufgabe 1. Bewegen Sie auf den Rythmus der Musik ihr Becken möglichst geradlinig von links nach rechts und zurück. Dabei werden sich abwechselnd einmal die linke, dann die rechte Hüfte der entsprechenden Schulter annähern.

Übung

Aufgabe 2. Nehmen Sie die Beckenbewegung aus der letzten Übung noch einmal auf und bewegen Sie, ebenfalls im Rythmus der Musik, ihr Becken von Position 1 auf Position 3 und zurück.

Aufgabe 3. Verbinden Sie jetzt beide Bewegungsrichtungen, indem Sie mit ihrem Becken einen halbmondartigen Kreis von links nach rechts (von X nach Y) und nach vorne hin zur Position 1 zeichnen (Abb. 2.11).

Aufgabe 4. Wiederholen Sie die 3. Aufgabe so, dass Sie den Bogen nicht zur Position 1, sondern zur Position 3 hin zeichnen (Abb. 2.12).

Aufgabe 5. Zum Schluss bleiben Sie in aufrechter Position 2 sitzen und federn mit gerade herabhängenden Armen auf dem Ball (nicht auf der Scheibe) locker hoch und runter.

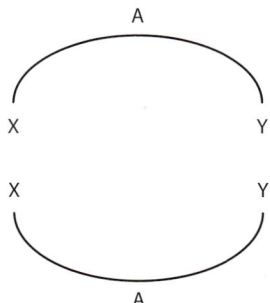

Abb. 2.11.
Beckenbewegung auf einer halbmondartigen Kreisebene nach vorne

Abb. 2.12.
Beckenbewegung auf einer halbmondartigen Kreisebene nach hinten

„Wäscheleine kürzen"

Die Teilnehmer sitzen jetzt wieder auf Hockern oder Stühlen und umlegen ihre Beckenknochen mit Daumen, Zeige- und Mittelfinger.

TIPP

Achten Sie darauf, dass die Schultern in dieser Position nicht nach oben angehoben werden. Sobald sich die Arme in einer Beugehaltung befinden, tendieren die Schultern dazu, sich nach oben Richtung Kopf zu verlagern.
Geben Sie den Teilnehmern die Vorstellung, zwischen linkem und rechtem Beckenknochen sei ein roter Faden, wie eine horizontale Wäscheleine an zwei Pfosten, gespannt.

Die Kursteilnehmer sollen verschiedene Aufgaben nacheinander durchführen.

Übung

Aufgabe 1. Heben Sie zuerst den rechten Pfosten der Wäscheleine etwas Richtung Schultern an und das andere Mal den linken Pfosten.
- *Bei welchem Pfosten fällt es Ihnen leichter ihn anzuheben?*
- *Was stört Sie beim Hochziehen des anderen Pfosten?*

Aufgabe 2. Konzentrieren Sie sich jetzt ausschließlich auf den linken Pfosten. Stellen Sie sich die Wäscheleine jetzt zwischen dem linken Pfosten am Becken und ihrer linken Schulter gespannt vor. Versuchen Sie diese Wäscheleine zu verkürzen, indem Sie den linken Beckenknochen der linken Schulter annähern und kehren Sie dann wieder in die Ausgangslage zurück (Abb. 2.13).
- *Wie bewegt sich Ihre Wirbelsäule, wenn Sie Becken und Schulter einander annähern? Können Sie sich ein Bild von ihr machen?*
- *Wie reagiert Ihre Halswirbelsäule und damit auch Ihr Kopf bei dieser Bewegung?*
- *Können Sie sich vorstellen, wie sich Ihre Rippen auffächern?*
- *Was tun Sie, um wieder in die Ausgangsposition zurückzufinden?*

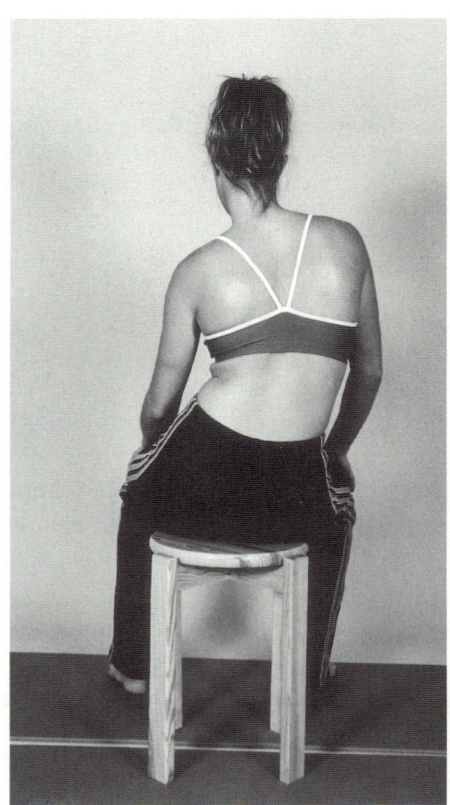

Abb. 2.13.
Eine Wäscheleine zwischen dem
linken Beckenknochen und der linken
Schulter soll verkürzt werden:
Der linke Beckenknochen nähert sich
der linken Schulter an

Übung

Aufgabe 3. Probieren Sie aus, wie Sie mit möglichst wenig Kraft und Aufwand in die Ausgangsposition zurückkehren können.

■ *Was ist der Auslöser der „Rückwärtsbewegung" bei Ihnen?*

■ *Gibt es andere Möglichkeiten, die Rückwärtsbewegung einzuleiten?*

■ *Mit welchen Muskelgruppen arbeiten Sie bei der „Verkürzung der Wäscheleine" und mit welchen beim Zurückkehren in die Ursprungslage?*

Aufgabe 4. Setzen Sie sich wieder in Position 2 zurück und spüren Sie nach, wie Sie jetzt auf dem Stuhl sitzen.

■ *Gibt es Unterschiede bei der Auflagefläche des Gesäßes auf dem Stuhl?*

■ *Haben Sie das Gefühl mit der linken Beckenhälfte tiefer/höher/weicher/härter bzw. anders auf dem Stuhl zu sitzen?*

■ *Nehmen Sie Unterschiede in der Länge oder Breite Ihrer linken Seite des Oberkörpers gegenüber Ihrer rechten Seite des Oberkörpers wahr?*

Aufgabe 5. Setzen Sie sich noch einmal auf den Pezzi-Ball bzw. auf die Sitzscheibe zurück. Bewegen Sie jetzt wie in Aufgabe 1 zuerst den rechten Wäscheleinepfosten und anschließend den linken Pfosten in die Richtung der entsprechenden Schulter.

■ *Hat sich etwas verändert im Vergleich zum ersten Mal, als Sie diese Bewegung ausführten?*

■ *Kann jetzt einer der Pfosten leichter angehoben werden wie beim 1. Versuch?*

■ *Hat sich etwas in der Beweglichkeit der Wirbelsäule verändert?*

■ *Haben Sie das Gefühl, dass es auf einer Seite oder auch auf beiden Seiten der Wirbelsäule wärmer oder kälter geworden ist?*

Bieten Sie die gleiche Bewegung noch auf der rechten Seite an, um „Ungleichgewichte", die möglicherweise aufgetreten sind und Unbehagen vermitteln, wieder auszugleichen.

Um diese auf vertikaler Ebene erfolgte Übung zu ergänzen und gleichzeitig den Becken- und LWS-Bereich zu entspannen, der beim Sitzen besonders strapaziert wird, fordern Sie Ihre Teilnehmer zur folgenden Übung auf.

„Sitzhöcker rühren"

Übung

Geben Sie den Teilnehmern jeweils ein Reissäckchen und lassen Sie sie möglichst *aufrecht und ausbalanciert* auf einen ungepolsterten Stuhl, Hocker oder auf die Bank sitzen (diesmal ohne Iso-Mattenunterlage). Die Füße stehen hüftbreit auf dem Boden auf, die Arme sind im Ellbogen leicht gebeugt und die Hände liegen locker mit den Handflächen auf den Oberschenkeln auf.

Übung

Wie immer, wenn Unterschiede wahrgenommen werden könnten, sollten Sie die Teilnehmer zuerst den IST-Zustand analysieren lassen:

■ *Wie bequem sitzen Sie jetzt auf diesem Stuhl?*

■ *In welcher Position befinden sich jetzt Becken, Wirbelsäule, Schultern und Kopf?*

■ *Haben Sie den Eindruck, schwer und tief oder eher oberflächlich, fast schwebend auf dem Stuhl zu sitzen?*

Legen Sie jetzt Ihr Reissäckchen (evtl. einmal gefaltet) unter Ihren linken Sitzhöcker.

■ *Ist die Sitzposition unbequem oder nur ungewohnt?*

Sagittalebene

Die Teilnehmern führen nun zuerst Übungen auf der *Sagittalebene* durch.

Übung

Aufgabe 1. Schieben Sie jetzt Ihr linkes Knie mit leichter Unterstützung der linken Hand etwas nach vorne, weg von Ihrem Körper. Beobachten Sie dabei Ihre Beckenverlagerung und Wirbelsäulenbewegung (Abb. 2.14, rechte Person).

■ *Wie würden Sie die Bewegung der Wirbelsäule dabei beschreiben?*

■ *Ist Ihnen diese Bewegung unangenehm, und wenn ja, wo?*

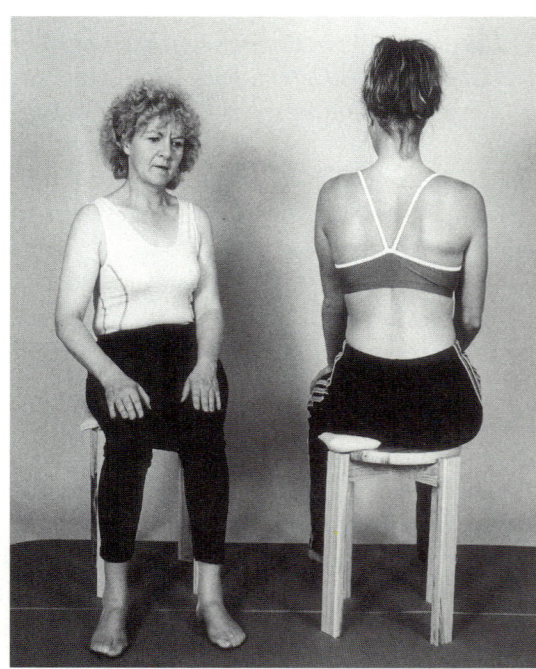

Abb. 2.14.
Becken und Schultergürtel verlagern sich bei Vorschieben eines Knies: Wird das rechte Knie vorgeschoben (linke Person) verlagern sich linke Schulter und Beckenhälfte nach hinten

Übung

Stellen Sie sich wieder Ihre Wäscheleine vor – diesmal gespannt zwischen linkem Knie und rechtem Beckenknochen.

- *Was passiert mit der Wäscheleine, wenn Sie das linke Knie nach vorne schieben?*
- *Was macht Ihre linke Schulter dabei?*
- *Wo spüren Sie Kraft und/oder Anspannung, wenn Sie das linke Knie nach vorne schieben?*

Aufgabe 2. Ruhen Sie sich aus, und machen Sie die gleiche Bewegung dann mit Ihrem rechten Knie (s. Abb. 2.14, linke Person).

- *Fällt Ihnen diese Bewegung rechts leichter/schwerer, oder nehmen Sie keine Unterschiede wahr?*
- *Warum fällt es Ihnen leichter/schwerer?*

Aufgabe 3. Ruhen Sie sich wieder aus, und setzen Sie nun beide Bewegungen zusammen: Lassen Sie beide Knie abwechselnd immer schneller nach vorne und wieder zurück wandern bis sich eine kleine, schnelle, vibrationsartige Bewegung im Bein- und Beckenbereich einstellt.

TIPP Diese Bewegung wird von der Autorin lautmalerisch „diddeln" genannnt. Selbstverständlich können Sie sich einen anderen Ausdruck dafür ausdenken. Wichtig ist nur, dass die Teilnehmer dieses Wort gut mit der Bewegung verbinden können, um die Möglichkeit zu haben, sich zu Hause daran zu erinnern.

! Die Bewegung soll *leicht* und *ohne Anstrengung* ausführbar sein.

Übung

Aufgabe 4. Ruhen Sie sich wieder aus.

- *Wie unbequem oder ungewohnt ist Ihnen das Reissäckchen jetzt?*

Aufgabe 5. Entfernen Sie das Reissäckchen und nehmen Sie wahr:

- *Wie oberflächlich oder tief sitzen Sie jetzt auf diesem Stuhl?*
- *Können Sie Unterschiede zwischen Ihrer linken und rechten Körperseite feststellen?*
- *Wie fühlt sich Ihre Lendenwirbelsäule an – warm, entspannt, wach und aufgerichtet – oder eher angestrengt, verspannt und beansprucht?*

TIPP Um das oft unangenehme Gefühl der Einseitigkeit zu beseitigen, können Sie den Teilnehmern anbieten, alle Anregungen nochmals mit dem Reissäckchen unter dem *rechten Sitzhöcker* zu wiederholen.

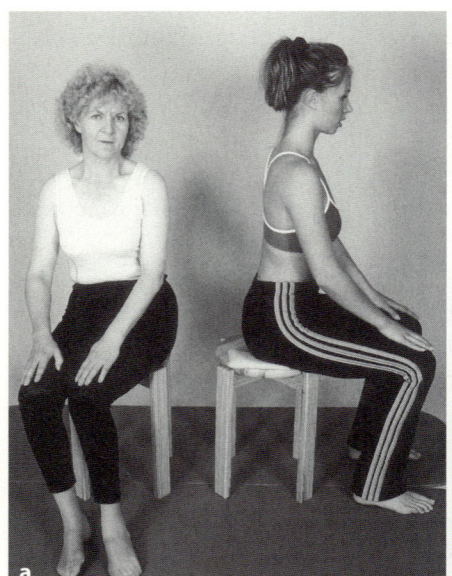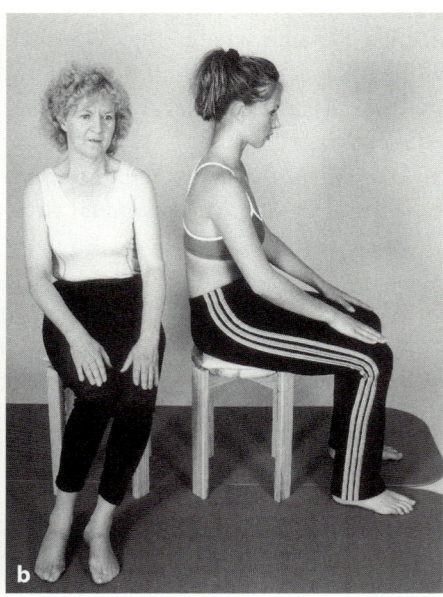

Abb. 2.15. a Fokussierung auf das Vorwärts-und Rückwärtsbewegen beider Knie gleichzeitig und damit des Abkippens und Aufrichtens des Beckens. **b** Beide Knie werden langsam und gleichzeitig von links nach rechts und zurück bewegt ohne die Füße vom Standpunkt wegzubewegen. Fokussierung auf die Reaktion des Beckens und der Wirbelsäule

Horizontalebene

Eine Ergänzung zur eben vorgeschlagenen Übung auf der sagittalen Ebene
sind die folgenden Anregungen auf der *Horizontalebene,* bei der sich die
Teilnehmer ein Reissäckchen unter ihren rechten Sitzhöcker legen.

Aufgabe 1. Diesmal werden beide Knie langsam und gleichzeitig von links
nach rechts und zurück bewegt, ohne die Füße vom Standpunkt wegzu-
bewegen. Seien Sie aufmerksam für die Reaktion Ihres Beckens und Ihrer
Wirbelsäule (Abb. 2.15, linke Person).
- *Verlagern Sie Ihr Gewicht? Wenn ja, wie?*
- *Was machen Schultern und Kopf, wenn Sie beide Knie nach links bewegen
  und was, wenn Sie die Knie nach rechts bringen?*
- *Wie empfinden Sie diese Bewegung in der Lendenwirbelsäule?*

Aufgabe 2. Auch diese Bewegung lassen Sie immer leichter, selbstverständlicher und schneller werden: Sie „diddeln".

Aufgabe 3. Ruhen Sie sich aus. Gehen Sie dann in Gedanken nochmal zurück
zu Ihrer ersten „Sitzanalyse".

Übung

Aufgabe 4. Bewegen Sie jetzt Ihr Becken leicht und flüssig zwischen Position 1 und 3 vor und zurück. Nehmen Sie jetzt bei dieser Beckenbewegung ganz bewusst Ihre Knie wahr: Probieren Sie aus, wie Sie Becken- und Kniebewegung (vor und zurück) angenehm und natürlich koppeln können (s. Abb. 2.15, rechte Person).

- *Kann Ihnen die Kniebewegung nach vorne bei der Aufrichtung des Beckens dienlich sein?*

Die bewusste Aufrichtung des Beckens ist für viele Personen eine der schwierigsten wahrnehmungsbezogenen Aufgaben. Der Grund dafür ist, dass das Becken in unserem soziokulturellen Gefüge immer noch eine Tabuzone darstellt. Hemmungen, sich in diesem Bereich zu „öffnen", d. h. diesen Sektor auch bewusst in Bewegung zu bringen, führen dazu, dass – auch aufgrund fehlender taktiler Reize – die Wahrnehmungsfähigkeit auf ein ganz niedriges Niveau zurückgeführt wurde. Oft gelingt es über die Bewegung der Knie an die Aufrichtung des Beckens heranzukommen, so dass erste Bewegungserfahrungen im Bereich Becken überhaupt erst möglich werden.

Aufgabe 5. Spielen und experimentieren Sie noch etwas mit Knie und Becken.

Aufgabe 6. Ruhen Sie sich aus. Dann entfernen Sie Ihr Reissäckchen und nehmen erneut Ihr Sitzgefühl wahr.

- *Können Sie jetzt bewusst wahrnehmen, wie Sie Körpergewicht über die Beine an den Boden abgeben können und das Tragen des Gewichtes nicht ausschließlich Ihren Bandscheiben überlassen?*
- *Ist Ihnen jetzt auch bewusst geworden, dass Sie sich mit Hilfe Ihrer Knie in eine ausgewogenere Beckenposition bringen können?*
- *Haben Sie beim Sitzen jetzt eher das Gefühl, in sich ruhen zu können?*

TIPP Im Zusammenhang mit dem Thema „Sitzen" würde sich auch ein Gespräch über das Thema „Körperkommunikation" anbieten: Körperhaltung und Persönlichkeit sind oft eng miteinander verbunden. Mit unserer Haltung geben wir Erläuterungen zu unserer *Persönlichkeit* aber auch zu unserem *momentanen Befinden*.

Versuchspersonen haben die Haltung Ihres Partners beispielsweise dann als *lässig-dominant* empfunden, wenn der Oberkörper seitwärts oder rückwärts gelehnt und die Haltung durch eine asymmetrische Arm- und Beinhaltung gekennzeichnet war (Abb. 2.16).

Ohne dass es uns oft bewusst ist, senden wir in unserer Kommunikation mit anderen ganz unspektakulär – auch während des Sitzens – kleine, fast unscheinbare Signale aus. Durch übereinandergeschlagene verschränkte Arme und Beine ergibt sich beispielsweise eine doppelte Barriere. Vor

Abb. 2.16.
Eine lässig-dominante Sitzhaltung:
Der Oberkörper ist seitwärts-rückwärts
gelehnt und die Haltung durch eine
asymmetrische Arm- und Beinhaltung
gekennzeichnet

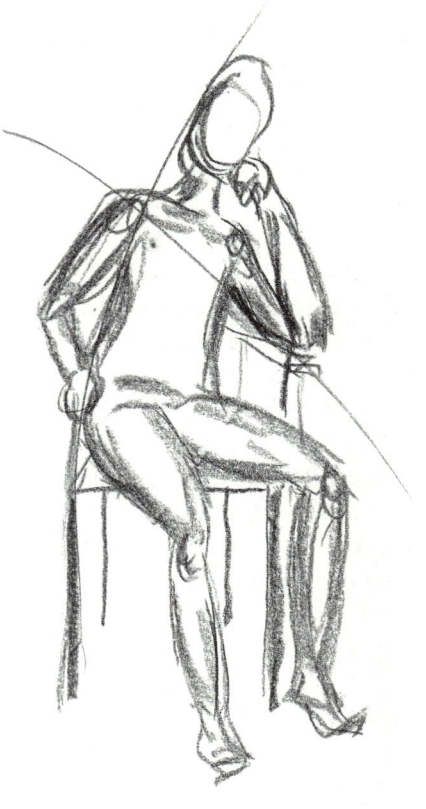

TIPP

**beiden Körperhälften liegen Schranken: ein möglicherweise unangeneh-
mer Verhandlungspartner. Diese Signale werden von unserem Gegenüber oft ebenso unbewusst registriert, verarbeitet und führen meistens
auch zu einer entsprechenden wiederum unbewussten Reaktion. Wer sich
also sympathisch ist, zeigt dies oft durch eine Haltungsimitation.**

Die bis hier vorgestellten Übungen sollen den Teilnehmern die Möglichkeit
geben, Verspannungen zu lösen und „gutes" Sitzen von „schlechtem" Sitzen
wahrnehmbar unterscheiden zu können.

In den anschließenden beiden Übungen aus der Reihe „Aktion=Reaktion"
(s. auch Kap. 3, „Mein Alltag unter der Lupe – Stehen") geht es darüber hinaus um die bewusste Wahrnehmung und die Kompensation von Muskelanspannungen, die in dem Moment zum Tragen kommen, wenn der Körperschwerpunkt aus dem Gleichgewicht zu geraten droht.

„Sesshaft"

Übung

Die Teilnehmer finden sich partnerweise zusammen. A sitzt auf einem Pezzi-Ball oder einer Sitzscheibe, während B steht. Falls beide Materialien nicht vorhanden sein sollten, ist diese und die folgende Übung auch auf einem Stuhl oder einer Bank sitzend möglich (evtl. mit zwei Reissäckchen unter den Sitzhöckern oder einer zusätzlich untergelegten zusammengerollten Iso-Matte).

A befindet sich auf einem Ball bzw. einer Sitzscheibe sitzend, in Position 2 und hat die Arme etwa 90 ° im Ellbogen gebeugt und brusthoch angehoben (*Achtung*: Die Schultern nicht anheben!). Die Hände greifen ineinander und ziehen leicht auseinander, so dass die Schulterblattmuskulatur aktiviert und die Brustwirbelsäule aufgerichtet wird.

Der Partner B hat nun die Aufgabe, A aus dem Gleichgewicht zu bringen, indem er mit seinen Händen beispielsweise im Ellbogenbereich von A in verschiedene Richtungen Druck und Zug ausübt (Abb. 2.17). Dieser Druck bzw. Zug sollte sich langsam aufbauen und anschließend mehrere Sekunden gehalten werden. Nur so ist es A möglich, Muskelbereiche und Körperteile, die den Körper im Gleichgewicht zu halten versuchen, bewusst wahrzunehmen.

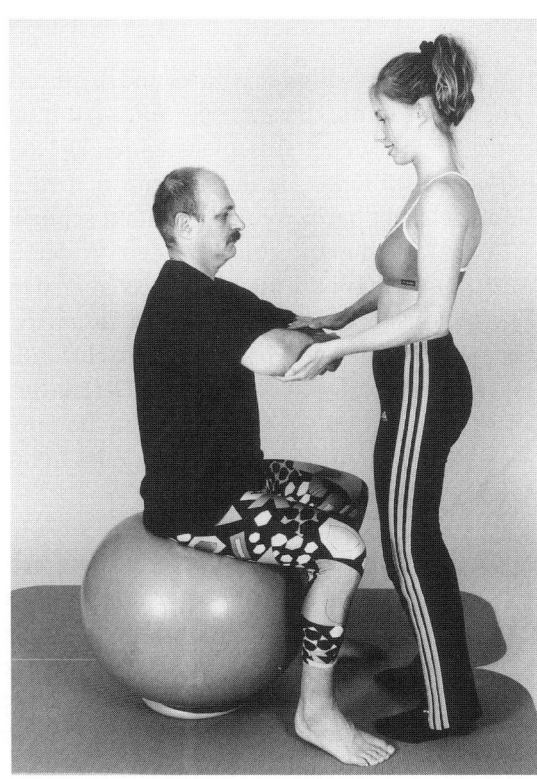

Abb. 2.17.
Sesshaft: Über eine derartige Stabilisationsübung wird es möglich, Muskelbereiche und Körperteile, die den Körper im Gleichgewicht zu halten versuchen, bewusst wahrzunehmen

Übung

Der Druck sollte, wie im Folgenden aufgelistet, gegeben werden:

- an den Ellbogen – einzeln – von oben/unten/außen/innen,
- an beiden Ellbogen gleichzeitig symmetrisch und asymmetrisch (d. h. diagonale Druckpunkte) (s. Abb. 2.17),
- an den Schulterblättern von hinten nach vorne,
- an den Oberarmen seitlich,
- an den Knien von außen nach innen und umgekehrt,
- an beiden Knien gleichzeitig symmetrisch und asymmetrisch.

VARIATION

Eine andere Möglichkeit, „sensiblen" Widerstand zu geben wäre, ein Theraband um den Beckengürtel von A zu schlingen und B anzuweisen, mit Hilfe dieses Therabands feinfühligen Zug auf A auszuüben, und zwar aus allen Richtungen. Das bedeutet, dass B mit Zug am Theraband langsam um A herumwandert.

„Wankelmütig"

Diese Übung rückt – ebenso wie die Übung „Sesshaft" – die Wahrnehmung und das Ausbalancieren des Körperschwerpunkts in den Mittelpunkt.

Übung

Die Ausgangspositionen von A und B sind die gleichen wie in der vorhergehenden Übung. Diesmal allerdings hat B folgende Aufgabe:

Geben Sie wieder einschleichenden Druck auf die verschiedenen Körperbereiche und lösen Sie dann, wenn A dem Druck einige Sekunden Widerstand geleistet hat den Körperkontakt schnell und spontan auf.

A hat jetzt die Aufgabe, zwar dem Widerstand zu widerstehen und in der Ausgangsposition zu bleiben, muss aber dann beim plötzlichen Lösen des Widerstands ebenfalls unmittelbar darauf reagieren, um *bewegungslos* verharren zu können und nicht dem entschwundenen Widerstand nachgeben zu müssen. Das heißt für A, ein gutes Gefühl für die *optimale* (nicht maximale) Muskelanspannung genauso wie für die optimale (in diesem Fall reaktive) Muskelspannungslösung zu entwickeln. Agonisten und Antagonisten korrespondieren miteinander.

TIPP

In Zusammenhang mit den letzten beiden Übungen bietet sich im Gespräch mit den Teilnehmern das Thema „Bewegtes Sitzen" an. Für berufliche „Dauersitzer" beispielsweise gibt es inzwischen eine ganze Reihe von Sitzgelegenheiten, die das Dauersitzen erleichtern und „bewegtes Sitzen" ermöglichen sollen. Das Sitzen selbst bewegter zu gestalten, beugt nach neuesten wissenschaftlichen Erkenntnissen gerade bei Dauersitzern Bandscheibenbeschwerden vor.

TIPP Das durchaus positiv zu sehende *bewegte Sitzen* wird allerdings dann zur Farce, wenn man glaubt, damit einen Freibrief für „gemütliches" Sitzen zu haben. So ist es eben *nicht* damit getan, *irgendwie* auf einem beweglichen Pezzi-Ball zu sitzen. Sinnvoll wird das Sitzen auf dem Ball erst, wenn man *seinen Körperschwerpunkt wahrnehmen und ideal ausbalancieren kann* (s. Übungen „Sesshaft" und „Wankelmütig"). Das gleiche gilt für die Sitzscheibe, die sich vor allem auch aus organisatorischen Gründen immer mehr durchsetzt und „bewegtes Sitzen" zur sozial akzeptierten Alternative zum herkömmlichen Sitzen macht.

Aufrecht sein im Sitzen bedeutet neben der Aufrichtung des Beckens auch die Aufrichtung der Brustwirbelsäule, Halswirbelsäule und damit verbunden auch des Kopfes. Die Kopfhaltung und damit die Halswirbelsäule steht in Verbindung mit der Bewegung unserer Augen. Oft ist die Nackenmuskulatur das Abbild unserer Augen- und Kopfbewegungen.

„Leichter nach oben schauen"

Diese Übung fördert die Aufrichtung in Brust- und Halswirbelsäule besonders im Sitzen.

Alle Teilnehmer sitzen auf Stühlen oder Bänken, die Sitzpositionen wurden auf S. 32 erläutert. Folgende Aufgaben stellt der Kursleiter den Teilnehmern:

Aufgabe 1. Rollen Sie auf Ihrem Stuhl von Position 1 zur Position 3 und suchen Sie die für Sie komfortabelste Sitzposition.
■ *Ist diese subjektiv komfortabelste Sitzposition identisch mit der Position 2?*

Aufgabe 2. Falls sie nicht identisch sein sollte mit Position 2, rollen Sie jetzt bitte in diese mittlere Sitzhaltung 2, in der Sie aufrecht sein können.

Aufgabe 3. In dieser aufrechten Sitzhaltung schauen Sie jetzt bitte einige Male zur Decke hoch.
■ *Was tun Sie, um hochschauen zu können?*
■ *Tendieren außer den Augen noch andere Körperbereiche dazu, sich nach oben zu bewegen?*

Aufgabe 4. Beobachten Sie nun, *wie weit* Sie nach oben schauen können. Merken Sie sich einen Punkt an der Decke, den Sie gerade noch sehen können.

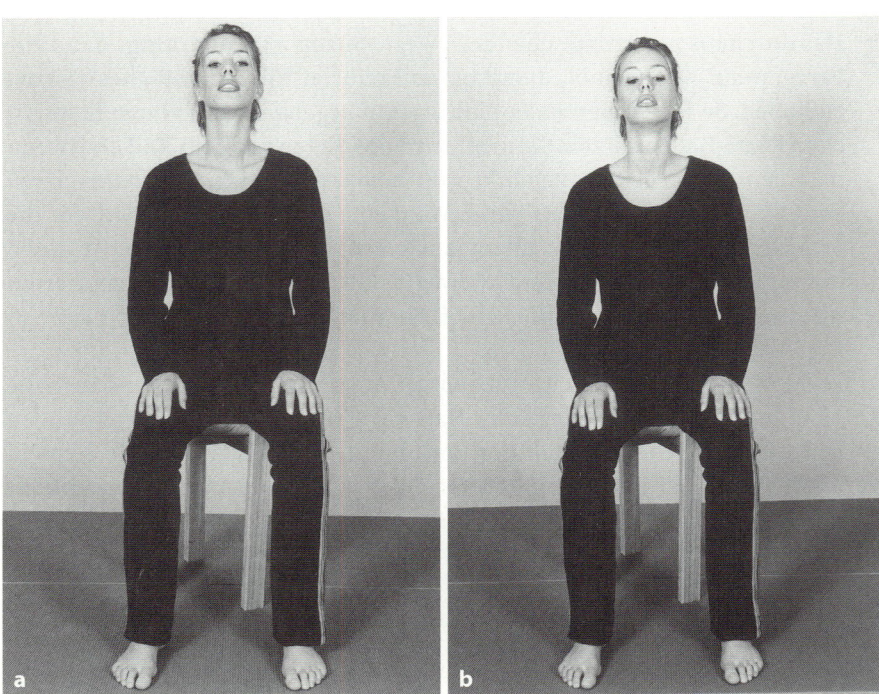

Abb. 2.18a, b. „Leichter nach oben schauen" – eine Übung, die die Aufrichtung in Brust- und Halswirbelsäule gerade im Sitzen besonders fördert. **a** Der Kopf wird leicht angehoben während die Augen starr nach vorne schauend einen Punkt anvisieren. **b** Der Kopf wird leicht zur Decke angehoben, während die Augen nach unten Richtung Boden wandern

Übung

Aufgabe 5. Schauen Sie in Ihrer aufrechten Position geradeaus nach vorne und suchen Sie sich einen *Fixpunkt*, den Sie immer *im Auge behalten*, während Sie den *Kopf leicht nach oben/hinten bewegen* und wieder zurück (Abb. 2.18 a). Wiederholen Sie diese Bewegung einige Male.

Aufgabe 6. Schwieriger wird es, wenn Sie jetzt, während Sie den *Kopf nach oben* anheben, *gleichzeitig* mit den *Augen nach unten* Richtung Boden wandern (Abb. 2.18 b). Wiederholen Sie auch diese Bewegung öfter und achten Sie auf die Gleichzeitigkeit von Kopf- und Augenbewegung.

Aufgabe 7. Wiederholen Sie Aufgabe 4, in der Sie in aufrechter Sitzposition nach oben zur Decke geschaut haben, um sich einen Punkt zu merken.

■ *Ist es derselbe Punkt, den Sie jetzt nach Anheben des Kopfes maximal sehen können?*

■ *Hat sich an der Qualität der Bewegung etwas verändert: leichter/selbstverständlicher/gehemmter/verspannter/....?*

Abb. 2.19.
Fortsetzung der Übung
„leichter nach oben schauen":
Kopf und Ellbogen bewegen
sich gleichzeitig hoch
zur Decke

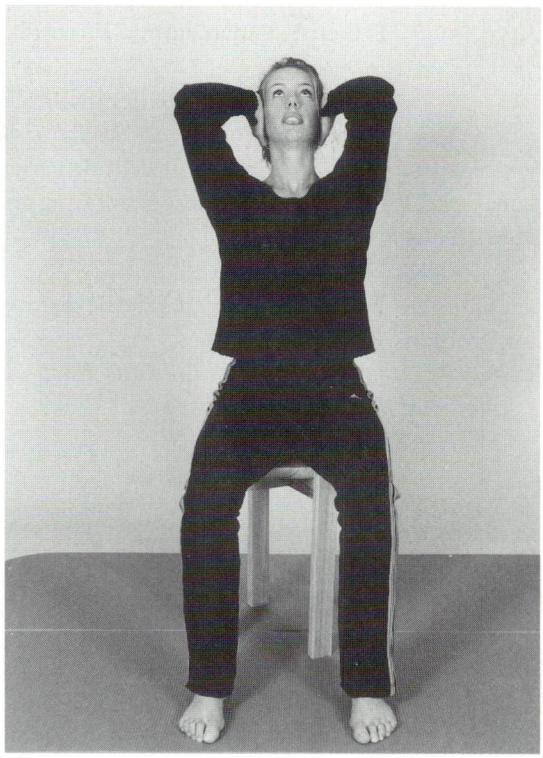

Übung

Aufgabe 8. Falten Sie Ihre Hände, und legen Sie sie so an Ihrem Hinterkopf
an, dass die Ellbogen nach vorne zeigen. Bewegen Sie nun Kopf und Ellbogen
zusammen nach oben Richtung Zimmerdecke. Wiederholen Sie diese Bewegung einige Male, und ruhen Sie sich dann wieder aus (Abb. 2.19).
■ *Wie verändert sich die Bewegung jetzt im Vergleich zur Bewegung von*
vorhin: Wo bewegen Sie sich anders? Was machen Sie anders?

Aufgabe 9. Prüfen Sie wieder Ihren Fixpunkt an der Decke!
■ *Spüren Sie mehr/weniger/gleichbleibende Bewegung im Brustbein?*
■ *Ist Ihr Schultergürtel an der Bewegung beteiligt?*

Aufgabe 10. In aufrechter Position 2 sitzend, lassen Sie die Arme neben
dem Körper nach unten hängen. Rollen Sie wieder bewusst von Position 1 auf
Position 3.
■ *Wie wirkt sich diese Rollbewegung jetzt auf den Kopf aus?*
■ *Wann wird der Kopf eher aufgerichtet, wann wandert er eher nach unten?*
■ *Haben Sie das Bedürfnis, die Bewegung mit dem Atmen zu verbinden?*

Aufgabe 11. Prüfen Sie noch einmal Ihren Fixpunkt an der Decke!

Aufgabe 12. Verschränken Sie wieder beide Hände am Hinterkopf. Die Ellbogen zeigen nach vorne. Verbinden Sie dann die Rollbewegung des Beckens von Position 1 auf Position 3 mit dem Anheben des Kopfes und der Ellbogen zur Decke. Wiederholen Sie diese Bewegung einige Male. Anschließend ruhen Sie sich aus.

Aufgabe 13. Führen Sie die gleiche Bewegung aus wie bei Aufgabe 12 und beobachten Sie zusätzlich:
- *Welche Atemphase unterstützt das Nach-oben-Schauen – die Einatmung oder eher die Ausatmung?*

Aufgabe 14. Ruhen Sie sich kurz aus.
- *Hat sich nach der Integration der bewussten Atmung in die Bewegung etwas mit der Atmung im Sitzen verändert?*

Aufgabe 15. Wiederholen Sie Aufgabe 13 und beantworten Sie sich folgende Fragen:
- *Beginnen Sie die Bewegung lieber mit der Rollbewegung des Beckens oder mit dem Anheben des Kopfes?*
- *Wann brauchen Sie weniger Kraft?*
- *Welche Bewegung ist müheloser?*

Aufgabe 16. Machen Sie noch einmal eine Bestandsaufnahme:
- *Wo ist Ihr Fixpunkt an der Decke jetzt? Hat er sich verändert?*
- *Haben sich Veränderungen in der Atmung ergeben?*
- *Ist die Organisation des Rückens bei der Bewegung anders?*
- *Fällt Ihnen der Blick zur Decke immer noch gleich schwer?*

Aufgabe 17. Schlingen Sie beide Arme um Ihren Brustkorb herum und versuchen Sie so, Ihre unteren Rippen zu fassen. Beobachten Sie die Bewegung Ihrer Rippen, wenn Sie jetzt wieder den Kopf nach oben-hinten anheben und in Ihrem bewusst wahrgenommenem Rythmus atmen.
- *Können die Rippen nach vorne kommen, wenn Sie den Kopf anheben?*
- *Was können Sie ansonsten mittels Ihrer Arme und Hände jetzt zusätzlich wahrnehmen?*

Aufgabe 18. Setzen Sie sich zum Schluss noch einmal in die aufrechte Position 2 und schauen Sie ganz normal über sich, als wenn Sie ein Flugzeug beobachten wollten.
- *Wie empfinden Sie die Bewegung jetzt? Ist sie anders geworden?*

2.3 Vorschläge für einen Ausklang der Einheit

Sich aufzurichten, bewusst aufrecht zu sein, eine gerade Haltung einzunehmen – das alles kann recht anstrengend sein. Oft sehnen sich die Teilnehmer im Anschluss an solch eine „geradlinige" Stunde nach genau dem Gegenteil: Rund zu sein, sich hängen lassen zu dürfen und schlapp in den „Seilen" (Bändern) zu baumeln. Lassen Sie das ruhig zu und bieten Sie entsprechendes an.

„Den Körper baumeln lassen"

Der Pezzi-Ball bietet eine Möglichkeit, auf angenehme Weise rund sein zu dürfen.

Die Teilnehmer legen sich mit dem Bauch ganz bequem über den Ball. Dabei sucht sich jeder die ihm angenehmste Position. Auf eine ruhige, entspannende Hintergrundmusik bewegen sich die Teilnehmer dann ganz nach eigenem Empfinden rollend und/oder schaukelnd auf ihrem Ball (Abb. 2.20).

VARIATION
Falls keine Pezzi-Bälle zur Verfügung stehen, können sich die Teilnehmer auf den Rücken legen, die Knie zum Oberkörper hin anwinkeln und mit den Händen die Oberschenkel von hinten umfassen. In dieser entlastenden Position für die Lendenwirbelsäule kann man dann ebenfalls leicht von links nach rechts rollend oder vorsichtig schaukelnd mit ruhiger harmonischer Hintergrundmusik wunderbar entspannen (s. Abb. 2.20 Person im Vordergrund).

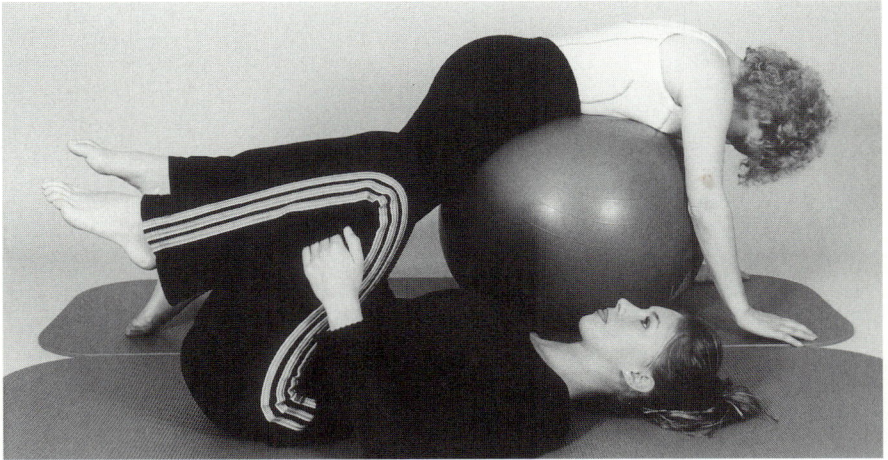

Abb. 2.20. Entlastende und entspannende Positionen

3 Mein Alltag unter der Lupe – Stehen

> **Aufrechtes Stehen ist eine ständige Herausforderung zum koordinierten Umgang mit Gleichgewicht und Balance.**
>
> *H. Milz (1992)*

Dieses Zitat kann zu Beginn der Therapiestunde den Kursteilnehmern auf Folie per Overheadprojektor oder als Poster gezeigt werden, um sie auf das Thema einzustimmen.

3.1 Musikalische Einführung in das Thema: „Lockern und Wärmen – der Auftakt zum Spüren"

Hinweise zur Musik:
Wechsel zwischen schwungvoller, peppiger Musik (z. B. Rock-'n'-Roll-Musik oder Lieder von Santana) und ruhiger, entspannender Musik (z. B. Klassik).

Organisationsform:
Stehen und Sitzen wechseln sich ab. Zu Anfang im Kreis stehend, später auf Stühlen oder Bänken sitzend.

Material:
Stühle oder Bänke.

Ziel:
Bewusstmachung der Lockerheit von Fuß-, Knie- und Hüftgelenk. Lockerung des gesamten Körpers. Sensibilisierung der Füße. Aufwärmen.

Übung 1

Peppige Musik (z. B. „Jingo" von Santana).

Die Teilnehmer stehen im Kreis und beginnen, ihre Hände, dann zusätzlich die Arme, in alle Richtungen (unten/oben/vorne/seitlich) kräftig auszuschütteln.

- *Können Sie sich vorstellen, alles was Sie im Augenblick belastet, für wenige Minuten abzuschütteln?*

Anschließend schütteln sie nacheinander die Füße, die Unterschenkel und schließlich die kompletten Beine aus.

Am Schluss der Übung gerät der gesamte Körper in Schwingung und in leichte Vibrationen, wenn Arme und Beine gleichzeitig ausgeschüttelt werden sollen.

Übung 2

Schwungvolle, getragene Musik (z. B. Rondo Veneziano).

Die Teilnehmer stehen hüftbreit und in den Knien leicht gebeugt. Sie beginnen, die Arme gegengleich und im Rhythmus der Musik vor und zurück zu pendeln. Die Knie behalten ihren leichten Winkel bei.

- *Können Sie die Schultern locker lassen?*
- *Wie kann der Oberkörper diese schwungvolle Bewegung der Arme unterstützen?*

Zusammen mit der schwungvollen Armbewegung beugen und strecken sich jetzt zusätzlich die Knie. Es kommt zu einer entspannten und lockeren Tief-Hoch-Bewegung des ganzen Körpers.

- *Wie empfinden Sie es, Teile von sich entspannt fallen lassen zu können?*
- *Was nehmen Sie bei dieser bewusst unkontrollierten Bewegung des Fallenlassens der Arme am stärksten wahr: Die Schwere der Gliedmaßen, den Zug in Bändern und Muskeln, das innerliche Aufatmen, etwas nicht kontrollieren zu müssen oder ganz andere Aspekte?*

Die oben begonnene Bewegung wird fortgesetzt, indem jetzt das linke Bein (später das rechte Bein) ebenfalls locker von hinten nach vorne durchschwingt. Dabei bewegen sich das linke Bein und der rechte Arm in dieselbe Richtung.

Übung

■ *Kann das Standbein die Schwungbewegung des Körpers ergänzen bzw. unterstützen?*
■ *Wie kann der Oberkörper unterstützend mitarbeiten?*

Nehmen Sie nach einer kleinen Pause die Bewegung von eben noch einmal auf, und lassen Sie im Oberkörper bewusst Rotation zu.
■ *Wie fühlt sich die Bewegung jetzt an?*

Übung 3

Meditations- bzw. Entspannungsmusik.

Übung

Alle sitzen in einem Stuhlkreis und haben einen Strumpf ausgezogen. Jeder nimmt sich seines strumpflosen Fußes an, indem der Fuß locker auf den Oberschenkel aufgelegt wird und beide Hände damit beginnen, den Fuß von der Ferse bis hin zu den Zehen leicht durchzukneten. Wechsel zum anderen Fuß.

Im Anschluss daran werden die Zehen einzeln in alle mögliche Richtungen bewegt, bevor sie dann von den Zehengrundgelenken bis über die Zehenspitze ausgestrichen werden.

TIPP **Die Füße sind besonders aufnahmefähig, wenn Sie geschmeidig, gut durchblutet und warm sind.**

Übung 4

Peppige Musik (z. B. „puppet on a string" von Sandie Shaw). Als Abschluss dieser Übungseinheit bietet sich das „Marionettenspiel" an:

Übung

A sitzt als Marionette auf einem Stuhl, während B als Marionettenspieler hinter oder auch vor A steht und die imaginären Fäden für die Arme und Beine von A in Händen hält. Entsprechend einer Marionette bewegt A Arme und Beine in die Richtung, in die B als Marionettenspieler seine Fäden bewegt (nach oben/unten oder auch seitlich/vorne/hinten) (Abb. 3.1).

Zwischendurch schneidet B die „Fäden" einzeln ab, so dass die entsprechenden Gliedmaßen von Marionette A nach unten fallen und locker auspendeln können.

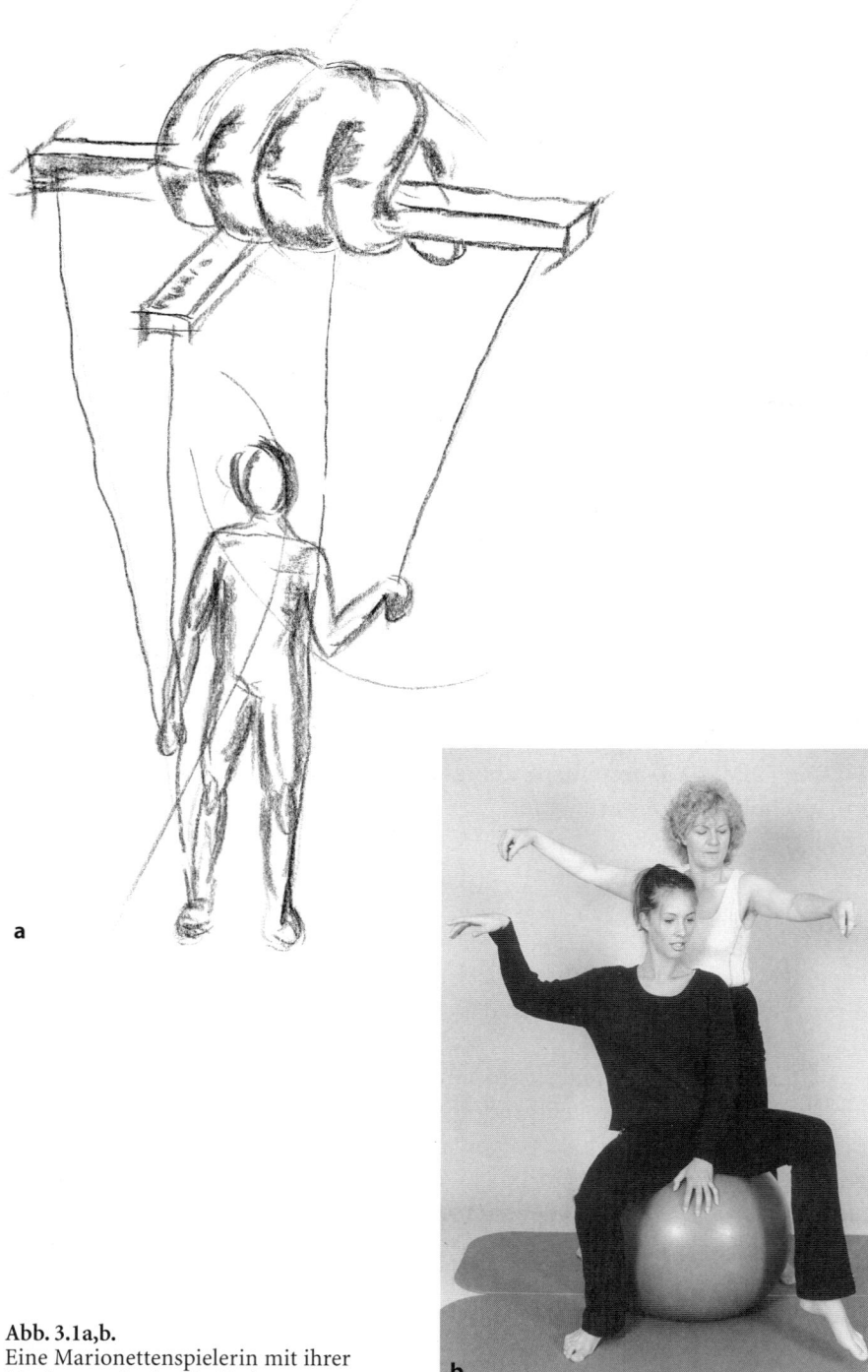

a

b

Abb. 3.1a,b.
Eine Marionettenspielerin mit ihrer
Marionette: locker (ge)halten

3.2 Theoretische Grundlagen und Übungssammlung

Die Füße

> **Der Fuß hat einen scharfen Verstand, aber er hat noch schärfere Sinne.**
> *G. Groddeck (1984)*

Infothek: Die Füße

- *Stehen* ist Auseinandersetzung mit der Schwerkraft. Eine Vielzahl kleiner Mikrobewegungen, die uns aus dem Gleichgewicht zu bringen versuchen, werden von uns reflektorisch über die verschiedenen Rezeptoren (s. Kap. 4, „Mit (den) Sinn(en) leben – sinnvolle Erfahrungen machen") so korrigiert, dass wir unseren Stand aufrecht erhalten können.
- Um dies zu erreichen, benötigt man äußerst sensible Antennen: *die Füße!* Je nachdem, wie reflektorisch aktiv die Füße agieren, reagiert der Mensch ökonomisch oder aber eher fehlerhaft. Tausende feiner Nervenendigungen, die ihre Meldungen von tausenden von Empfangsstationen im Fuß bekommen, informieren z. B. über Wärme, Kälte, Schmerz und Druck. Sie lassen uns individuell zwischen angenehmen und unangenehmen Empfindungen unterscheiden.
- Gewohnheitsmäßige Fehlhaltungen der Füße, z. B. eine falsche Gewichtsverlagerung auf die Fersen, wirken sich negativ auf die Statik der gesamten Haltung aus. Sowohl Knie-, Hüft- wie auch Beckenstellung werden ungünstig manipuliert und belasten dadurch u. a. die Wirbelsäulenstrukturen.

! Rückenschmerzen beginnen oft bei den Füßen.

Beginnen Sie die Kursstunde mit einem Brainstorming und einer anschließenden Reflexion: Fordern Sie die Kursteilnehmer doch einmal auf, Verben zu finden, die den Gebrauch der Füße charakterisieren, z. B. greifen, fühlen, klammern, stampfen, wackeln, scharren, abdrücken, federn usw.

Dabei wird Erstaunliches klar: Man ist sich der Bewegungsmöglichkeiten der Füße oft gar nicht bewußt. Darüber hinaus macht man viel zu selten von dem Gebrauch, was die Füße einmal konnten und eigentlich immer noch könnten.

- *Wann und bei welcher Gelegenheit sind Sie das letzte Mal barfuß gelaufen?*
- *Haben Sie Beschwerden beim Barfuß laufen? Wenn ja, wo?*
- *Wann haben Sie das letzte Mal Ihre Füße angenehm wahrgenommen – bei einer Massage, nach einem Fußbad oder am Sandstrand?*

Fordern Sie die Teilnehmer nach diesen ersten Reflexionen auf, die Schuhe auszuziehen und im Sitzen ihre Füße am Boden bewußt zu spüren.
- *Wieviel Gewicht spüren Sie auf Ihren Füßen?*
- *Welche Stellen an den Fußsohlen nehmen Sie besonders stark wahr?*
- *Wieviel Kontakt haben Sie mit den Füßen zum Boden – wo befinden sich Hohlräume?*
- *Ist der Abdruck von rechtem und linkem Fuß identisch?*

Danach werden diese Reflexionen im Stand wiederholt.
- *Gibt es im Stand Veränderungen im Vergleich zur Wahrnehmung im Sitzen?*

Nach diesen ersten „Eindrücken" zum Thema Stehen beginnt der Kursleiter mit der Wahrnehmungsübung „Eingefroren", die neue Aufmerksamkeiten für die meist unterschätzte Tätigkeit „Stehen" schafft.

„Eingefroren"

Die Teilnehmer werden aufgefordert, einmal ganz *bewegungslos* zu stehen.
- *Spüren Sie trotzdem Bewegung? Wo?*
- *Haben Sie das Bedürfnis nach Bewegung? Warum?*

! *Stehen* **bedeutet nie Bewegungslosigkeit.**

Danach schließen die Teilnehmer erst das eine Auge und dann auch das zweite Auge.
- *Wie bewegungslos können Sie jetzt stehen?*
- *Wie können Sie sich in Balance halten?*
- *Welche Strategien entwickeln Sie jetzt, um möglichst wenig Muskelkraft fürs Stehen aufzuwenden?*

Die Teilnehmer öffnen die Augen und lockern kurz die Fuß-, Knie- und Hüftgelenke. Anschließend konzentrieren sie sich auf ihre Zehen, die sie vorerst mit geöffneten Augen möglichst einzeln in Bewegung bringen sollen. Nach den ersten eigenen Versuchen gibt der Kursleiter die Reihenfolge der Zehen an, die bewegt werden sollen. Jeder Teilnehmer versucht, unter Einhaltung dieser vorgegebenen Reihenfolge Zugang zu seinen Zehen zu finden.
- *Müssen Sie unbedingt zu Ihren Zehen hinschauen, um sie wie gefordert bewegen zu können?*
- *Beeinflußt Ihr Blick Ihr Gleichgewicht?*
- *Wohin müßten Sie Ihrer Meinung nach schauen, um sicher stehen zu können?*

Übung

Danach schließen die Teilnehmer die Augen und bewegen in beliebiger Reihenfolge die einzelnen Zehen.

- *Wie steht es um Ihr Gleichgewicht, wenn Sie die Zehen bewegen?*
- *Müssen Sie einfach nur aufmerksamer sein oder sogar etwas mehr Muskulatur einsetzen, um weiterhin sicher im Gleichgewicht stehen zu können?*

Jetzt gibt der Kursleiter erneut eine Reihenfolge für das isolierte Bewegen der Zehen an.

Den mittleren Zeh (den „Ring"-Zeh/längsten/großen/ kleinen Zeh) bewegen.

- *Haben Sie Ihn auf Anhieb gefunden?*
- *Wieviel andere Zehen haben Sie mitbewegt?*
- *Bei welchem Zeh fiel Ihnen das am leichtesten und bei welchem am schwersten?*
- *Welche Zehen scheinen bei Ihnen persönlich untrennbar miteinander verbunden, d. h. welche Zehen bewegen sich immer nur miteinander und können nicht isoliert bewegt werden?*

! **Zu den Zehen, die am wenigsten isoliert bewegt werden konnten, hat der Teilnehmer auch am wenigsten Zugang. Deren Aufgabe beschränkt sich sehr wahrscheinlich auf eine rein statische Funktion. Bewegung wird diesen Zehen kaum abgefordert.**

Nach dieser Übung werden die Augen wieder geöffnet und die Füße und Beine gelockert. Die Teilnehmer sollten jetzt einige Minuten bewußt gehen und in ihre Zehen und Fußgewölbe hineinspüren.

TIPP **Häufig kommt es durch Gelenkbeschwerden, Schonhaltungen oder bestimmte Wirbelsäulendispositionen (z. B. Skoliose, Becken- oder Schulterschiefstand, Beinverkürzungen u. ä.) zur Änderung von motorischen Ansteuerungen. Dies bringt dann auch asymmetrische Belastungen im Stand mit sich. Um Asymmetrien – wo sie vermutet werden – sichtbar werden zu lassen, hat es sich bewährt, den Teilnehmer auf zwei geeichte Waagen zu stellen. Dadurch erhält er ein Feedback zur symmetrischen Gewichtsbelastung im Stand.**

„Der kurze Fuß"

Diese Übung macht zum einen die Bedeutung der Füße beim Stehen und zum anderen die Stabilität des Stands bewußt und wahrnehmbar.

Übung

Die Teilnehmer stehen im Kreis und haben die Schuhe und, wenn möglich, auch die Strümpfe ausgezogen. Sie werden aufgefordert, die eine Hand vorne unterhalb des Bauchnabels auf das Becken aufzulegen und die andere Hand flach auf dem Bereich der Lendenwirbelsäule ruhen zu lassen. Die Augen werden geschlossen. Mit Hilfe der Hände soll die Position des Beckens und der Lendenwirbelsäule wahrgenommen werden (Abb. 3.2), die sich mit Beugung der Knie verändert.

Dann werden die *Knie* leicht gebeugt. Dabei senkt sich das *Becken* locker nach unten, so, als wolle man sich hinsetzen.

Die *Wirbelsäule* sollte optimal aufgerichtet sein (falls notwendig, korrigieren Sie als Kursleiter Beckenstellung und Oberkörperhaltung).

Die Hände werden von Becken und Lendenwirbelsäule gelöst und hängen mit den *Schultern und Armen* zusammen locker an der Seite herab.

Der *Kopf* thront auf der Wirbelsäule und versinkt nicht zwischen den Schultern.

Die *Atmung* wird tief und ruhig.

Für einen kurzen Moment nimmt jeder Teilnehmer noch einmal ganz bewußt die Stellung des Beckens, der Wirbelsäule und des Kopfes wahr. Dann werden die Augen wieder geöffnet, und ohne diesen ökonomischen Stand aufzugeben, wird die Aufmerksamkeit auf die Füße gelenkt:

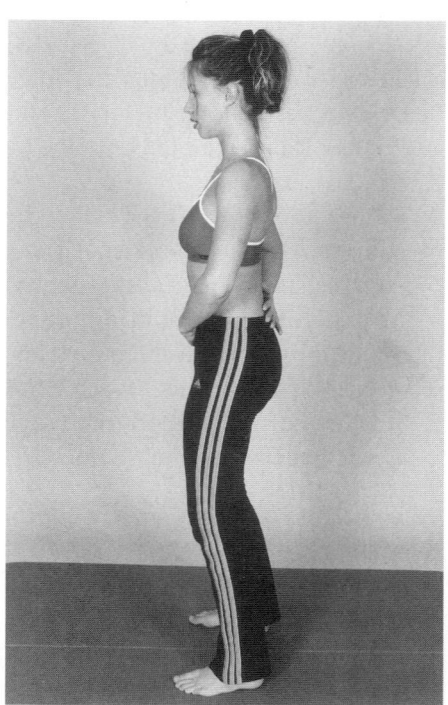

Abb. 3.2.
Wahrnehmung des Zusammenhangs
„Beckenstellung – Kniebeugung"

Übung

Schritt 1. Zuerst sollen die Teilnehmer versuchen, ihre Zehen soweit wie nur möglich *aktiv auseinanderzuspreizen* (Abb. 3.3, Doppelpfeile).

- *Wie nehmen Sie die Spreizung der Zehen wahr – als angenehm/eher unangenehm/ungewohnt/spannend...?*
- *Haben Sie das Gefühl, im Gleichgewicht beeinträchtigt zu sein, wenn Sie die Zehen gespreizt haben?*
- *Wie empfinden Sie den Kontakt zum Boden?*

Die Übung wird mit einer Lockerungsphase unterbrochen, bevor der 2. Schritt hinzugefügt wird.

Schritt 2. Vermitteln Sie jetzt die Vorstellung, sich mit Hilfe der *Fußballen –* wie Saugnäpfe an der Wand – *am Boden festsaugen* zu können. Dabei sollen die Zehen allerdings nicht ihre Spreizhaltung aufgeben und sich auch auf keinen Fall in den Boden krallen!

- *Wo spüren Sie Spannung im Fuß, wenn Sie versuchen, den Fuß an den Boden anzusaugen?*
- *Wie empfinden Sie diese bewußte Aktivität in Zehen und Fußsohle?*
- *Wie würden Sie jetzt Ihr Fußgewölbe beschreiben – flach/brückenhaft geschwungen/eingefallen...?*

TIPP   **Um die Vorstellungskraft der Teilnehmer zu mobilisieren, können Sie Luft mit spitzgeformten Lippen in sich hineinsaugen und/oder unter den Fußballen eine Münze ansaugen und hochheben.**

Die Übung wird wieder mit einer Lockerungsphase unterbrochen.

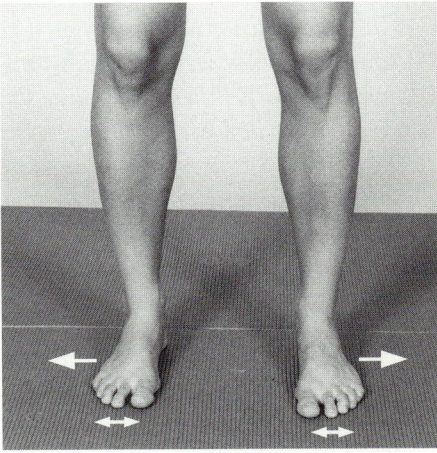

Abb. 3.3.
„Der kurze Fuß": Zehen aktiv auseinanderspreizen – Fußballen am Boden festsaugen – das fiktive Tuch am Boden mit Hilfe der Füße nach links und rechts auseinanderziehen, also spannen (s. Pfeile)

Übung

Schritt 3. Die Teilnehmer stellen sich jetzt ein *Tuch* vor, welches sie mit Hilfe ihrer Füße nach links und rechts *auseinanderziehen, also spannen* sollen (s. Abb. 3.3, Einfachpfeile).

■ *Der letzte Schritt ist ein sehr intensiver Schritt: Bis wohin können Sie Muskelspannung verfolgen?*

■ *Spüren Sie Auswirkungen dieses 3. Schritts auch im Oberkörperbereich?*

■ *Wie würden Sie Ihren Stand am Boden bezeichnen – als labil/stabil/ sicher/unsicher...?*

■ *Können Sie sich vorstellen, fest am Boden stehenbleiben zu können, wenn Sie jetzt jemand wegstoßen wollte?*

■ *Wie fühlt sich Ihre Bauchmuskulatur an?*

■ *Können Sie trotzdem normal atmen?*

Die Übung „Der kurze Fuß" wird mit einer intensiven Lockerung des gesamten Körpers und einer Geh- oder sogar Laufphase beendet.

„Fels in der Brandung"

Die Übung „Der kurze Fuß" ist die Basis für die Übung „Fels in der Brandung", die wie beim Sitzen (s. Kap. 2, Übung „Sesshaft") dazu provozieren soll, seinen Körperschwerpunkt bewußt wahrzunehmen und immer wieder auszubalancieren.

Übung

A steht stabil im „kurzen Fuß" und bekommt von B ein Theraband oder Deuserband um den Beckengürtel gelegt. A hat die Aufgabe, wie ein Fels in der Brandung die Position, d. h. den Stand zu fixieren, während B abwechselnd mit viel und wenig Zug an beiden Enden des Thera- bzw. Deuserbands versucht, A aus dem Gleichgewicht zu bringen (Abb. 3.4 a).

■ *Mit Hilfe welcher Muskelgruppen versuchen Sie, Ihre Position zu sichern?*

■ *Könnten Sie mit weniger „Aufwand" das gleiche Ziel erreichen?*

■ *Inwieweit hilft Ihnen der „kurze Fuß" standfest zu bleiben?*

■ *Nehmen Sie bei diesen Übungen Ihre Körpermitte bewußter wahr?*

■ *Wo meinen Sie, kommt bei Ihnen die entscheidende Energie und Kraft her?*

■ *Spielt die Atmung eine Rolle bei der Sicherung Ihrer Position?*

■ *Könnten Sie sich vorstellen, dass ein derart sicherer Stand auch dazu beitragen kann, nicht mehr so schnell aus der Bahn geworfen zu werden?*

VARIATIONEN

Um den Schwierigkeitsgrad zu steigern, sind folgende Variationen zur Basisübung „Fels in der Brandung" möglich. (Die wahrnehmungsbezogenen Fragen der Ausgangsübung gelten auch für die Variationen):

Abb. 3.4. a, b
„Fels in der Brandung" -
eine Übung zur Wahrneh-
mung von Standfestigkeit
und Haltung

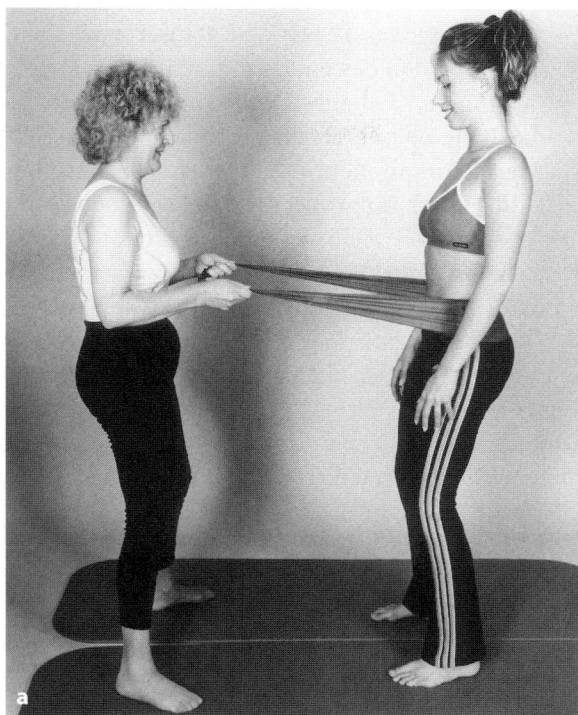

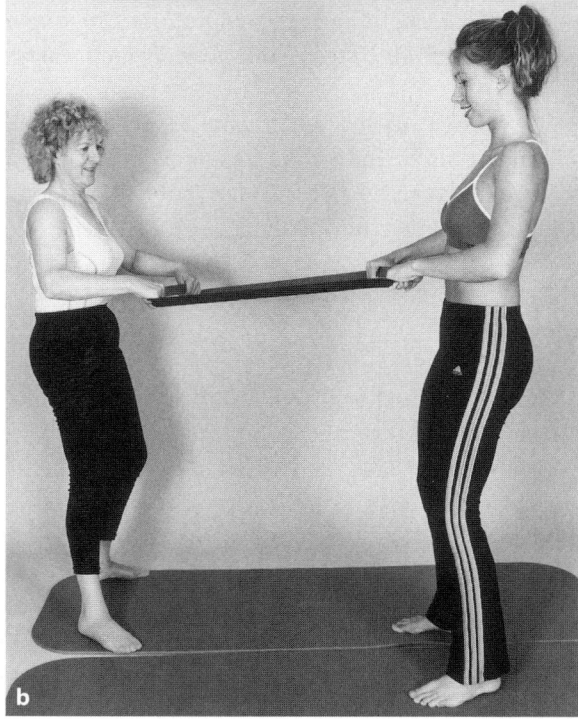

→ A bekommt das Thera- bzw. Deuserband nicht umgelegt, sondern hält die beiden Enden des Bands mit den Händen fest. Die Arme sind mit leichter Beugung im Ellbogen maximal in Brusthöhe nach vorne gestreckt. B fasst das Band ebenfalls schulterbreit mit beiden Händen und versucht, A jetzt wiederum mit mehr oder weniger Zug aus dem Gleichgewicht zu bringen (Abb. 3.4 b). Aufgrund der erschwerenden labilen Hebelverhältnisse muss A jetzt noch mehr Konzentration für die Fixierung des Körperschwerpunktes aufbringen. B kann sich dabei auch in einem Sektor von einem halben Meter nach links und rechts bewegen.

→ Die oben beschriebene Basisübung „Fels in der Brandung" wird jetzt so ausgeführt, dass A auf einem labilen Untergrund stehend (z. B. auf Sitzscheibe oder Weichbodenmatte) versuchen soll, mit Hilfe des „kurzen Fußes" den Körperschwerpunkt zu fixieren, um nicht aus dem Gleichgewicht zu geraten, wenn B an verschiedenen Körperteilen (Arme, Becken) Druck gibt.

→ Die letzte Steigerung der Übung erfolgt derart, dass sich die 1. Variante wiederholt, wobei A jetzt ebenfalls auf labilem Untergrund steht.

TIPP **Es würde sich anbieten – abhängig von der jeweiligen Gruppe – Themen wie „Standfestigkeit", „Unsicherheiten" und vielleicht auch „Labilität" anzusprechen. Diskussionsgrundlage könnte z. B. folgende Frage sein:** *Hat Sicherheit im Auftreten und im Umgang mit anderen auch etwas mit Sicherheit im Umgang mit dem eigenen Körper zu tun?*

Nach diesen nicht nur muskulär, sondern auch mental anstrengenden Übungen sollte man darauf achten, dass nun automatisierte Bewegungsabläufe folgen, die eher einen entspannenden, vielleicht sogar spaßigen Charakter haben. Beispielhaft dafür sei das Spiel „Standbild" erklärt.

„Standbild"

Jeweils zwei Personen finden sich zusammen und gehen oder laufen zu einer Begleitmusik kreuz und quer durch den Raum. Beim plötzlichen Stoppen der Musik verharrt eine der beiden in der Position, in der sie sich gerade befand, als die Musik stoppte. Die andere Person versucht jetzt, ein originelles Standbild aus der versteinerten Person zu modellieren (Abb. 3.5 a). Wichtig ist nur, dass das Standbild recht unbewegt, eben versteinert, in dieser Position verharren kann bis alle anderen Personen ebenso zu Standbildern geworden sind (der Kursleiter gibt eine bestimmte Zeit zum Modellieren vor, z. B. 1 Minute). Danach wird gemeinsam entschieden, welches Standbild wohl das originellste ist.

Abb. 3.5.a,b.
„Standbild": kreativ und
kommunikativ „spielen"

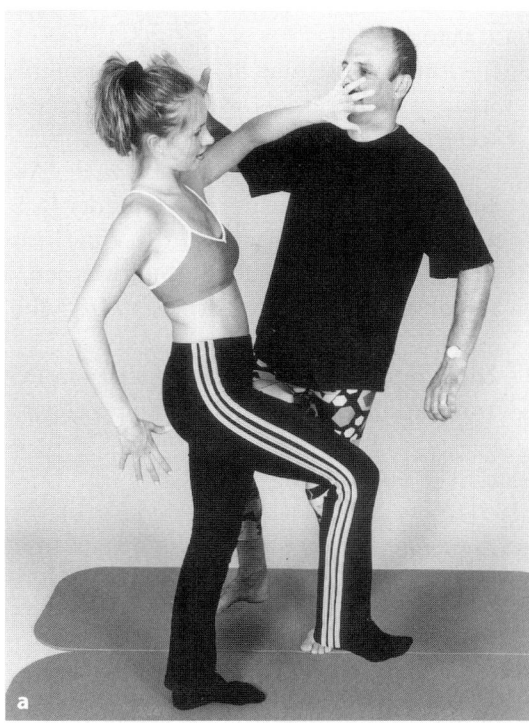

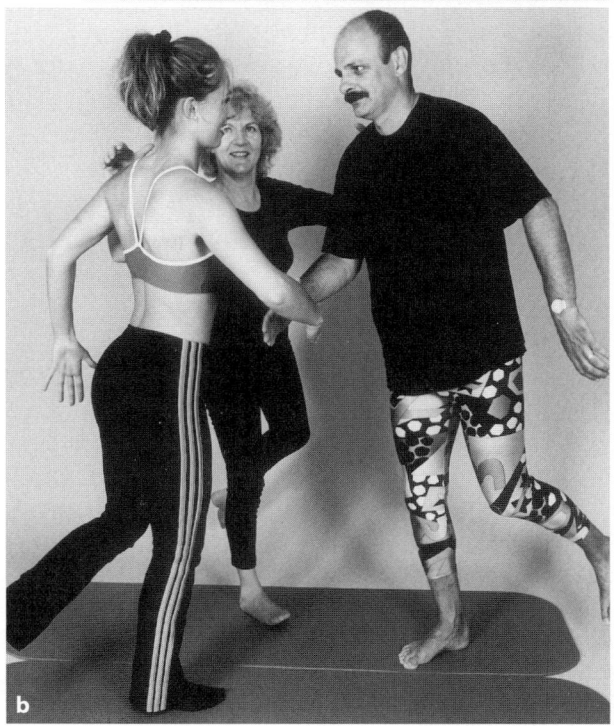

Übung

VARIATION

→ Die Aufgabenstellung ändert sich insofern, als nicht mehr die originellste Standposition gesucht wird, sondern eine *originelle entspannende* Position kreiert und geformt werden soll.

→ Die gleiche Aufgabenstellung wie in der Ausgangsübung „Standbild", allerdings sollen jetzt mehrere Standbilder (z. B. drei) miteinander in Kommunikation treten. Das heißt, die einzelnen Standbilder müssen in ihrer Modellierung darauf abgestimmt werden, damit von außen ein Bezug der Standbilder zueinander sichtbar wird (Abb. 3.5 b).

❗ Nicht nur das aufrechte Dasein ist ein Privileg der Menschheit, auch die Innovation und Kreativität ist ihm eigen.

Infothek: Fußtraining

Nach Erfahrungen vieler Experten ist es selbst nach 40, 50 oder mehr Jahren noch möglich, Platt- und Senkfüße in ihrer Funktionsfähigkeit wesentlich zu verbessern. Dazu bedarf es vor allem einer besseren Koordinierung von Beinen und Füßen und damit einer erhöhten Aufmerksamkeit und Wahrnehmungsbereitschaft für die „Stützen" des Körpers.

Die besten Voraussetzungen dafür sind:

- So oft wie möglich *barfuß* laufen und *neue Reize* (Sand, Kies, Wasser, Schlamm usw.) willkommen heißen.
- Balancier- und Bewegungsübungen dienen der systematischen Schulung der Aufmerksamkeit. Die *Ballenmuskulatur* (Achtung! *Nicht* das Krallen der Zehen) sollte bewusst eingesetzt werden:
  - beim Abdrücken vom Boden, wenn man *geht oder joggt,*
  - als Klammerhilfen beim *Balancieren und Bergansteigen,*
  - beim *Aufheben von Gegenständen* (z. B. Kleenex-Tüchern, Münzen, Steinen usw.).
- *Das Warten* an der Fußgängerampel, am Bankschalter oder bei anderen Gelegenheiten nutzen, um:
  - durch *Experimentieren mit dem Stand* (Ver)Spannungen zu erspüren und zu lösen,
  - durch *Anspannungs-* und *Entspannungsübungen* Zehen- und Fußmuskulatur (s. folgende Übung „Roll den Fuß") wohltuend zu regenerieren,
  - den *Stand bewegt* zu *gestalten* zur systematischen Schulung der Aufmerksamkeit und zur Sensibilisierung des Nervensystems durch Balancier- und Bewegungsübungen (s. Kap. 4, „Mit (den) Sinn(en) leben – sinnvolle Erfahrungen machen").

❗ Gleichförmigkeit erschöpft die Wahrnehmung und läßt Kreativität verkümmern.

„Roll den Fuß"

Diese Übung soll als Anregung dienen, die eigenen Füße wieder oder neu zu entdecken und ihnen gleichzeitig Entspannendes zukommen zu lassen.

Als Materialien werden entweder von den Teilnehmern mitgebrachte Sauna- oder Badehandtücher benötigt oder auch größere Reissäckchen, die doppelt gelegt werden können.

Aufgabe 1. Die Teilnehmer stehen im Kreis, neben sich ein eng zusammen-gerolltes Handtuch oder ein doppelt gelegtes Reissäckchen. Es wird mit einer Bestandsaufnahme begonnen:

Jeder Teilnehmer macht sich ein *Bild von seinen Kontaktflächen am Boden* und merkt sich diese.

- *Spüren Sie Ihr Fußgewölbe? Wo ist es am weitesten entfernt vom Boden?*
- *Welche Teile des Fußes liegen besonders belastet auf?*
- *Haben Sie das Gefühl mehr auf der Innenkante/Außenkante oder in der Mitte des Fußes zu stehen?*
- *Spüren Sie Ihre einzelnen Zehen? Könnten die Zehen entspannter sein?*
- *Wird Ihr Körpergewicht mehr von der Ferse oder dem Ballen getragen oder stehen Sie eher zentriert?*

Danach wird das Handtuch bzw. das doppelt gelegte Reissäckchen *quer und mittig unter das rechte Fußgewölbe* gelegt. Vorerst wird ausschließlich mit dem *rechten Fuß* gearbeitet. Das linke Bein dient als Standbein und ist leicht gebeugt. Jetzt wird das Körpergewicht nach hinten auf die rechte Ferse verlagert. Von hier aus *rollt der Fuß mit Druck langsam nach vorne zu den Zehen ab* (Abb. 3.6).

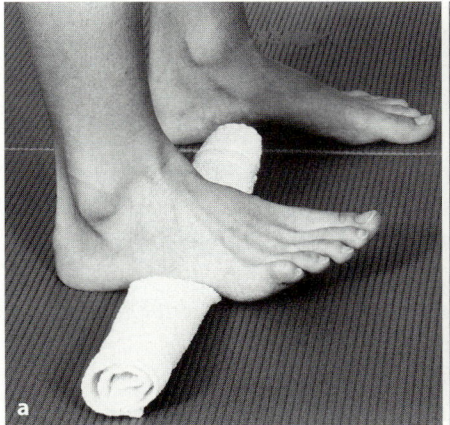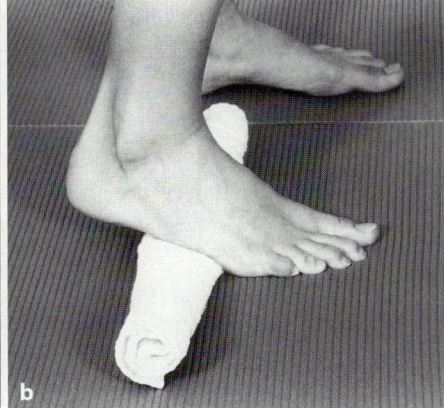

Abb. 3.6a,b. Eine geradlinige Rollbewegung von hinten nach vorne

(Seitenrand, vertikal) Übung

Bewegungsablauf: Ferse – Fußgewölbe auf Handtuch – Großzehenballen – Zehen. Der Rückweg erfolgt ebenso langsam über das bewußte Zurückrollen der Zehen, des Fußballens, des Fußgewölbes bis hin zur Ferse.

Während dieses Bewegungsablaufs soll der „Fußweg" bewußt wahrgenommen werden:

- *Ist diese Rollbewegung eine ganz geradlinige Bewegung für Sie oder eher eine leicht gebogene?*
- *In welcher Position beim Abrollen Ihres Fußes haben Sie die meiste Kraft?*
- *Welche Bewegung ist die angenehmere für Sie – das bewußte Abrollen nach vorne oder eher die Abrollbewegung nach hinten zur Ferse?*
- *Gibt es Stellen am Fuß, die bei Belastung schmerzen?*
- *Nehmen Sie durch diese Rollbewegung Stellen an Ihrem Fuß bewußter wahr, die Sie vorher weniger gut wahrnehmen konnten?*

Anschließend stellen sich wieder alle mit beiden Füßen flach auf den Boden:

- *Können Sie Unterschiede in den Kontaktflächen zwischen linkem und rechtem Fuß feststellen?*
- *Haben Sie das Gefühl mit dem rechten Fuß tiefer im Boden oder eher weiter weg vom Boden zu stehen?*
- *Hinterläßt diese Übung den Eindruck, dass ein Bein oder ein Fuß im Vergleich zum anderen länger ist?*

TIPP **Das Zurückrollen des Fußes erfolgt meist recht schnell und daher ungenau. Ursache dafür ist, dass die Rollbewegung rückwärts eine meist unbekannte Bewegung ist, die in ihrer Ausführlichkeit bei dieser Übung vernachlässigt wird.**

Aufgabe 2. Das eng zusammengerollte Handtuch bzw. Reissäckchen wird nun *längs unter die Mitte des rechten Fußes,* d. h. dem Fußgewölbe entlang gelegt (der Durchmesser des Handtuchs sollte dabei zwischen 3 und 4 cm betragen).

Der rechte Fuß rollt nun langsam und bewußt *geradlinig von der Außenkante auf die Innenkante* und zurück (Abb. 3.7).

Bei dieser Übung sollen die Teilnehmer nicht soviel Druck geben wie bei der geradlinigen Rollbewegung von hinten nach vorne (s. Abb. 3.6). Dafür sollen sie aber der *Bewegung ihres Sprunggelenks* mehr Beachtung schenken.

- *Teilt sich diese Bewegung im Fuß auch dem Knie, Hüftgelenk und sogar Rücken mit?*
- *Welche Bewegung ist Ihnen hier angenehmer – die zur Innenkante des Fußes hin oder doch eher die in Richtung Außenkante?*
- *Was tun die Zehen bei der einen und anderen Richtung?*
- *Haben Sie Veränderungen in der Atmung bemerkt, wenn Sie einmal zur Innenkante und das andere Mal zur Außenkante des Fußes hin belasten?*

Abb. 3.7a,b.
Eine geradlinige Bewegung
von außen nach innen

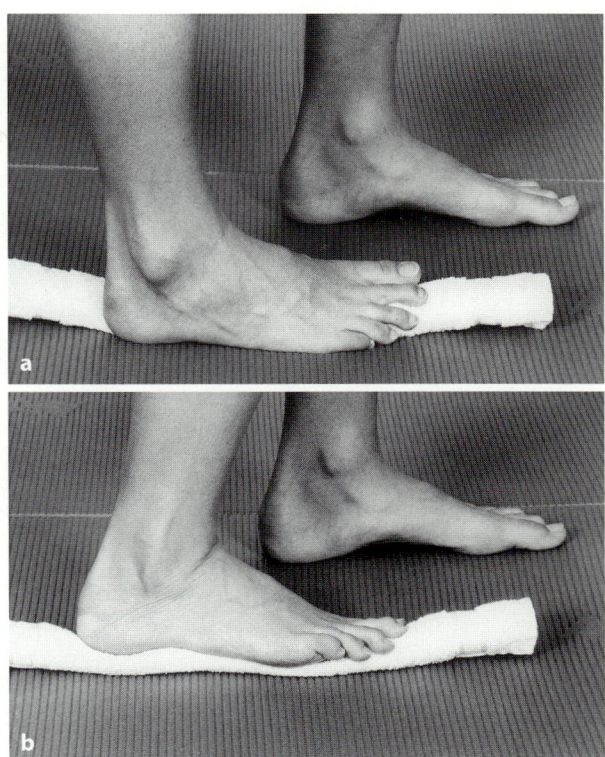

Übung

Aufgabe 3. Aus dieser eher geradlinigen Bewegung von links nach rechts und zurück machen die Teilnehmer dann eine *ellipsenförmige Bewegung*.

Dabei setzen sie bewußt das „Kraftwerk" Großzehenballen mit Druck ein, als wenn sie mit seiner Hilfe eine Walnuß öffnen wollten (Abb. 3.8).

Bewegungsablauf: Ferse – Außenkante – Zehen – Großzehenballen – Innenkante – Ferse. Der Rückweg sieht entsprechend aus: Ferse – Innenkante – Großzehenballen – Zehen – Außenkante – Ferse.

- *Ist Ihnen die Bewegung „Ferse-Außenkante-Zehen-Großzehenballen" vielleicht vom Gehen oder Laufen bekannt?*
- *Spüren Sie Kraft in Ihrem Großzehenballen oder „übergehen" Sie ihn gern?*
- *Welche Teilbewegung dieser ganzen ellipsenförmigen Bewegung ist Ihnen besonders angenehm und welche unangenehm?*

Abb. 3.8a,b.
Eine ellipsenförmige
Rollbewegung längs
über das Handtuch

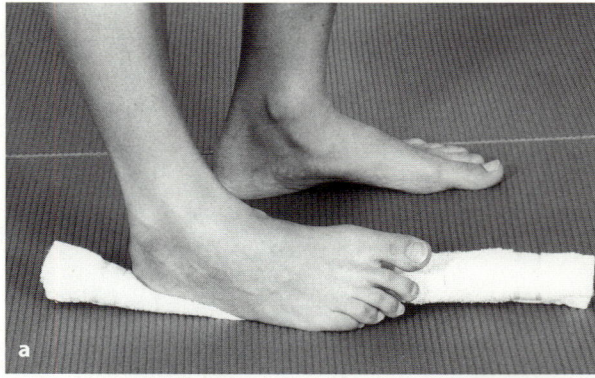

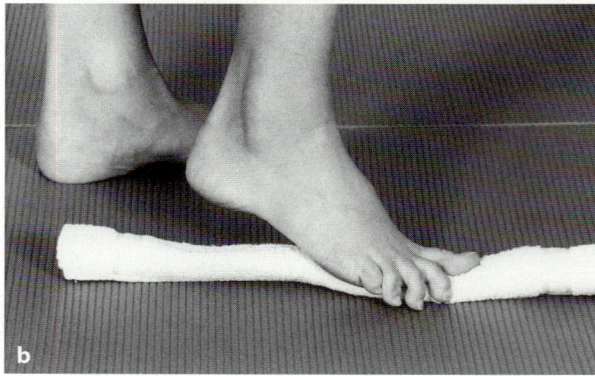

Übung

Aufgabe 4. Danach stellen sich die Teilnehmer wieder flach und ohne Handtuch auf den Boden und spüren ihren Kontaktflächen nach.

- *Gibt es Unterschiede zwischen linkem und rechtem Fuß - in der Temperatur oder in der Auflagefläche zum Boden oder ...?*
- *Gibt es Teile Ihres Fußes, die Sie jetzt klarer und intensiver wahrnehmen?*
- *Spüren Sie Veränderungen in anderen Bereichen des Körpers, die sich durch diese intensive Beschäftigung mit dem Fuß ergeben haben können?*
- *Haben Sie das Gefühl, der rechte Fuß oder sogar das rechte Bein sei länger/ kürzer/breiter/schmaler als der andere Fuß bzw. das andere Bein?*

Aufgabe 5. Es ist anzunehmen, dass sich die Teilnehmer durch diese Übungen stark einseitig „verlagert" fühlen. Lassen Sie nun die gleichen Übungen ebenso bewußt mit dem linken Fuß durchführen.

Nach den Ausführungen mit dem linken Fuß erfolgt nochmals eine abschließende Bestandsaufnahme:

- *Wie fühlen Sie sich jetzt beim Stehen?*
- *Haben Sie mehr Bodenkontakt? Fühlen Sie sich dadurch sicherer?*

Übung

- *Können Sie jetzt womöglich mit weniger Schmerzen im LWS-Bereich oder/und im Kniebereich oder/und Hüftbereich stehen?*
- *Ist Ihnen warm geworden? Wenn ja, wo?*

VORSICHT

Die vorangegangenen Übungen werden häufig als recht anstrengend empfunden, obwohl der rein muskuläre Aufwand nicht sehr groß war. Ein Zeichen dafür, dass die Teilnehmer vor allem *mental* stark beansprucht waren!

Ein Mensch, der in Gedanken vertieft ist, ist nicht untätig. Es gibt eine sichtbare Arbeit und eine unsichtbare Arbeit.

V. Hugo (1986)

Das Ausüben der bewußt wahrgenommenen Fußbewegungen und auch Ganzkörperanspannungen in diesem Kapitel soll ein besseres Verhältnis zum Stehen auf dem Boden und zur eigenen Körperlast bewirken. Dadurch gewinnt der Körperschwerpunkt an Bedeutung und Klarheit, und Bewegungen und Haltungen können ökonomischer, d. h. kraftsparender ausgeführt werden.

! Je klarer und eindeutiger die Vorstellung von den Füßen und deren „Handhabung" ist, desto stabiler können wir auf ihnen Haltung und Bewegung aufbauen.

Dieser Leitsatz sollte als Begleitung zur Thematik entweder als Poster im Unterrichtsraum aufgehängt oder als Folie per Overhead aufgelegt werden.

Die Kopfhaltung

Aufrechtes *Stehen* beginnt bei den Füßen und endet bei der Stellung des Kopfes. Diese soll jetzt, unabhängig davon, ob die Teilnehmer stehen, sitzen oder gehen, im Mittelpunkt des Interesses stehen.

Die Teilnehmer werden im Vorfeld nicht darüber informiert, dass nun das Thema „Kopfhaltung" dem Thema „Füße" folgen soll. Sie beginnen mit einer eher spielerischen Bestandsaufnahme, die partnerweise durchgeführt wird und den Teilaspekt „Kopf" integriert. Noch während dieser Bestandsaufnahme wird offensichtlich, dass die Wahrnehmung der eigenen Kopfstellung nicht unproblematisch ist. Damit sind die Teilnehmer aufgrund ihrer eigenen, eben gemachten praktischen Erfahrung für das Thema „Kopfhaltung" sensibilisiert.

„Bestandsaufnahme zur Kopfhaltung"

Lassen Sie die Teilnehmer die Augen schließen und geben Sie folgende Wahr-
nehmungsaufgaben:

■ *Wie glauben Sie, sieht Ihre gewohnheitsmäßige Kopfhaltung aus:*
  ❏ *Lassen Sie den Kopf gerne nach vorne fallen, oder schauen Sie eher in*
     den Himmel?
  ❏ *Halten Sie den Kopf gerne zu einer Seite geneigt, und wenn Sie den Kopf*
     zu einer Seite hin neigen, zu welcher? Vielleicht, weil Sie auf einer Seite
     nicht so gut hören?

Falls die Möglichkeit besteht, sollte der Kursleiter die Teilnehmer diese
Bestandsaufnahme vor einem Spiegel machen oder einen Beobachter
diese Fragen mitbeantworten lassen. Häufig werden die Teilnehmer
genau „spiegelverkehrt" antworten, z. B. wird ein Teilnehmer, der seine
Haltung jetzt „blind" beschreiben soll, möglicherweise behaupten, sein
Kopf sei leicht nach rechts geneigt, obwohl er tatsächlich nach links ge-
neigt ist. Wie sind diese „Falschaussagen" zu begründen? In vielen Fällen
ist es leider nicht unser Körperempfinden, das wir verbal wiedergeben,
sondern unser visuelles Gedächtnis. Sind wir also der Meinung, der Kopf
sei nach rechts geneigt, ist es möglicherweise unser Spiegelbild, welches
uns diese Fehlinformation aufgrund unserer visuellen Wahrnehmung
liefert; als Spiegelbild nämlich neigen wir den Kopf tatsächlich nach
rechts (Abb. 3.9).

Infothek: Kopfhaltung

Die Kopfhaltung spielt unter physiologischen Haltungsaspekten eine wesentliche Rolle. Eine gewohnheitsmäßig falsche oder ungünstige Kopfhaltung
verursachen u. a.:

● Verspannungen und Dauerverkrampfungen der gesamten umliegenden
  Muskulatur,
● Abnutzungserscheinungen der Wirbelstrukturen und Bandscheiben,
● mangelhafte Bewegungskontrollfähigkeit,
● Migräne oder sogar
● Sehschwierigkeiten.

Andererseits kann es umgekehrt auch sein, dass psychische Probleme oder
emotionale „Haltungen" zu einer unnatürlichen und/oder verkrampften
Kopfhaltung führen.

Begriffe wie halsstarrig, dickköpfig, hartnäckig, kopflastig, den Kopf
hängen lassen, auf den Kopf gefallen sein, ein Brett vorm Kopf haben, über
den Kopf gewachsen sein, jemandem den Kopf waschen, Kopf und Kragen

Abb. 3.9.
Das Spiegelbild kann irritieren:
Dominiert das Auge über das
Körperempfinden?

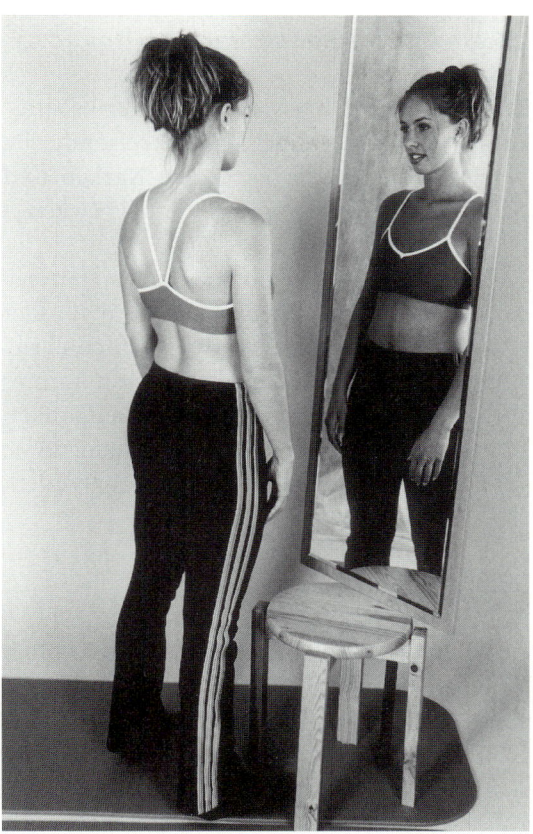

verspielen und viele andere Wörter und Redensarten weisen auf den *Zusammenhang von psychischer und körperlicher Haltung* hin. Dies kann mit der Gruppe diskutiert und erarbeitet werden.

TIPP Bevor der Kursleiter mit den Sensibilisierungsübungen im Kopf-Nacken-Schulter-Bereich beginnt, sollten Wahrnehmungsblockaden in dieser Körperregion aufgrund verhärteter und verspannter Bewegungsstrukturen aufgelöst werden. Erst dann können die Teilnehmer auf Reize sensibler reagieren und Haltungsmängel wahrnehmen. Eine Massage beispielsweise fördert die Durchblutung von Nacken und Kopfhaut und aktiviert die Aufnahmebereitschaft des Nervensystems für noch folgende Stimulationen.

Vielleicht bietet es sich in der Gruppe an, die anschließende Übung „Kopf- und Nackenmassage" im Sitzen partnerweise durchzuführen. Sie kann aber auch als Einzelübung eingesetzt werden.

„Kopf- und Nackenmassage"

Übung

Die Teilnehmer massieren sich gegenseitig ihre Kopfhaut, indem sie mit ihren Fingerkuppen kleine kreisende Bewegungen ausführen. Dabei wandern die Finger bis in den Nacken und streichen anschließend – am Scheitel beginnend – den gesamten Nacken- und Schulterbereich hinunter.

Die Aufmerksamkeit gilt vor allem schmerzhaften „Eindrücken", die bewußt lokalisiert und wahrgenommen werden sollen.

Anschließend werden den Teilnehmern über verschiedene Wahrnehmungsübungen und die Lenkung von Aufmerksamkeit Orientierungspunkte für eine ökonomische Kopfhaltung aufgezeigt. In einer spielerischen Partnerübung wird ihnen der Zusammenhang zwischen Kopf- und Nackenhaltung und der Bewegung der übrigen Wirbelsäulenabschnitte nahegebracht.

„Ballschaukel"

Übung

A begibt sich in Bankstellung, während B einen Gymnastikball (evtl. sogar einen Medizinball) in den Nacken von A legt und ihn dort leicht fixiert festhält. A hat nun die Aufgabe, den Ball abwechselnd vom Nacken hin zum Steiß und wieder zurück zum Nacken rollen zu lassen (Abb. 3.10). B fixiert den Ball leicht, so dass er – wie in einer Wanne – von einer Seite zur anderen rollen kann, ohne zur Seite abzustürzen.

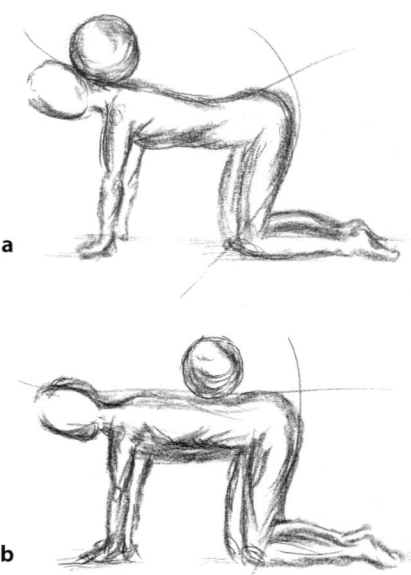

Abb. 3.10a,b.
Ein schönes Gefühl, Rücken und Ball zu einer harmonischen Einheit werden zu lassen

TIPP Um diese Aufgabe mit Erfolg zu lösen, muss A ein Gefühl dafür entwickeln, welche Bewegungen – einmal ausgehend von der Nackenregion und einmal ausgehend von der Lendenwirbelsäulenregion – notwendig sind, um dem Ball den entsprechenden Impuls mitzugeben. Dabei wird offensichtlich, wie alle Wirbelsäulenabschnitte untereinander in Verbindung stehen und auch der Kopf einleitende Impulse für Haltungen in den übrigen Abschnitten der Wirbelsäule provoziert.

„Druck und Gegendruck"

Diese Übung wird als Fortführung der Übung „Ballschaukel" gewählt.

A begibt sich auf einer Matte auf alle Viere. Falls Knieprobleme vorhanden sind, können die Knie entweder auf einer zusammengerollten Isomatte oder auf weichen Reissäckchen gelagert werden.

Dann legt der Partner ein etwa 200 g schweres Reissäckchen entlang der Halswirbelsäule in den Nacken von A und behält dabei die Hand parallel zur Wirbelsäule auf diesem Säckchen (Abb. 3.11 a). Zusätzlich zur Wärme spürt A jetzt ein entsprechendes Gewicht im Nacken.

A hat die Aufgabe, dieses Reissäckchen ganz langsam und kontrolliert *nach oben* zur Zimmerdecke hin zu schieben, d. h. sich diesem Gewicht entgegenzustemmen (Abb. 3.11 b).

Aufgabe 1. Beobachten Sie die Bewegung von Kinn und Brustwirbelsäule (BWS). Die BWS sollte gerade bleiben und nicht in einen Buckel ausweichen.

Aufgabe 2. Konzentrieren Sie sich sowohl bei der Abwärtsbewegung in die Ausgangsposition als auch bei der Streckung des Nackens nach oben auf Ihre Schulterblätter!
■ *Was tun Ihre Schulterblätter gewöhnlich bei dieser Bewegung?*

Aufgabe 3. Ziehen Sie die Schulterblätter bewusst bei beiden Bewegungen nach unten Richtung Gesäß. So werden sich auch die Schultern weit von Ihren Ohren entfernen, und der Nacken wird „lang".
■ *Wie fühlt sich der Nacken an?*
■ *Haben Sie das Gefühl, sich dem Säckchen entgegenstrecken zu können?*

Abb. 3.11a,b.
Ein Gewicht im
Nacken, das Auf-
merksamkeit
schafft und
gleichzeitig wohl-
tuend wirkt

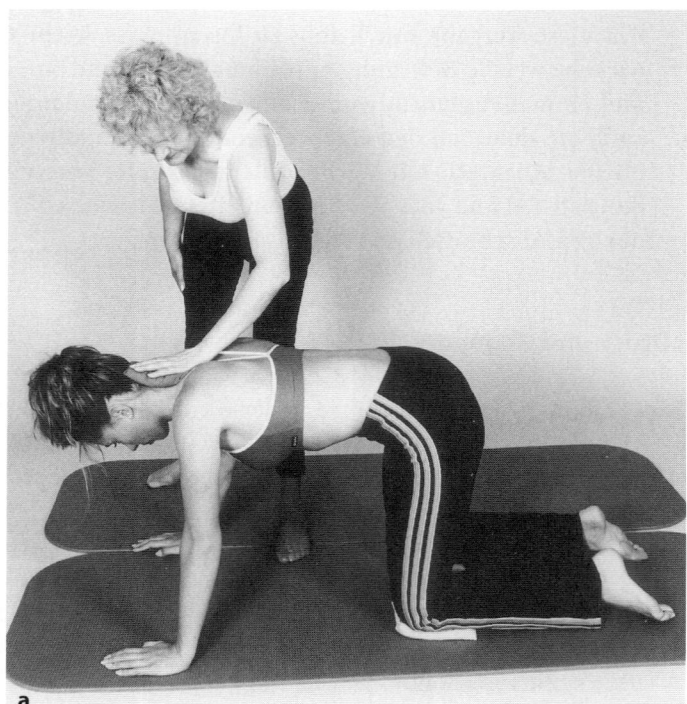

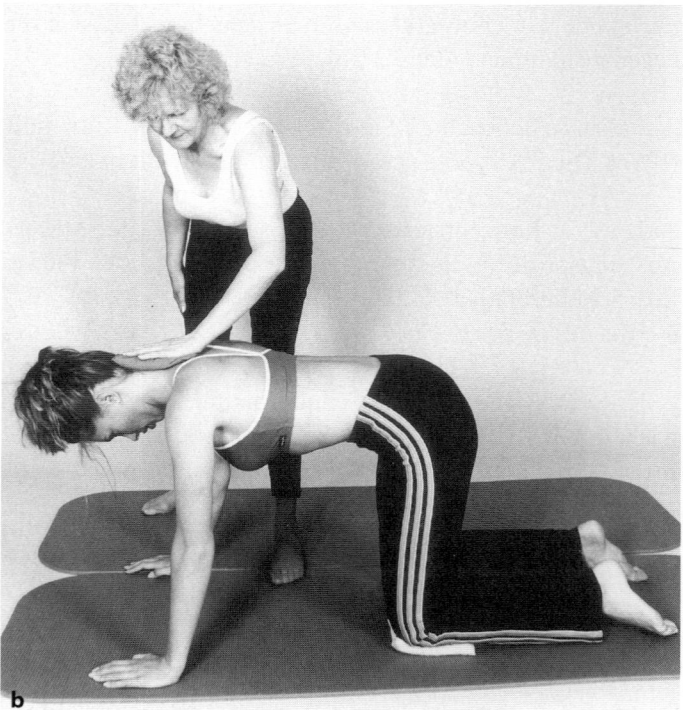

Danach wird das Reissäckchen entfernt und A versucht, ohne die Rückkopplung von Säckchen bzw. Hand den Nacken in natürlicher Verlängerung der übrigen individuellen Wirbelsäulenformation einzustellen. B korrigiert A, falls notwendig.

Anschließend legt B wieder die Hand, dieses Mal in direktem Kontakt, parallel zur Halswirbelsäule auf. A versucht jetzt, in den Stand hochzukommen ohne die aufgerichtete Position der Halswirbelsäule zu verändern (Abb. 3.12). B kontrolliert die Bewegung und gibt Rückmeldung über die Kontaktflächen der Hand an Halswirbelsäule und Kopf.

Im Stand schließlich verändert A die Stellung des Kopfes nach Belieben, während die Hand von B unverändert in der eben eingenommenen aufgerichteten Position bleibt und A immer wieder versucht, in diese „Idealposition" zurückzukehren und entsprechenden Kontakt zur Hand von B aufzunehmen. Von einer „idealen" Kopfhaltung zu sprechen wäre vermessen, da diese immer nur im Zusammenhang mit der jeweiligen gesamten individuellen Wirbelsäulenhaltung definiert werden kann. Für die Teilnehmer ist es wichtig zu wissen, dass das *Ziel* nicht das Erreichen dieses Idealtypus ist, sondern eine *gute Balance des Kopfes über dem Körper.*

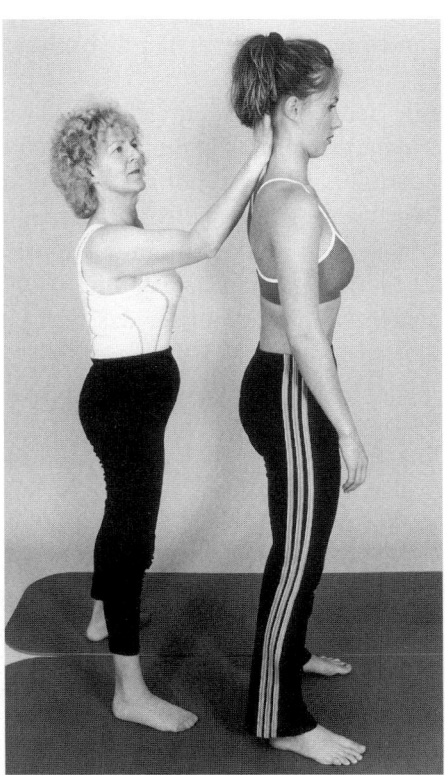

Abb. 3.12.
Mit dem Partner die aufgerichtete
Halswirbelsäule erspüren

! Es soll ein Gefühl von Leichtigkeit und Schwerelosigkeit entstehen, das Verspannungen im Kopf-Nacken-Bereich nicht mehr entstehen läßt.

Orientierungspunkte dafür sind:
- die gerade, aktiv vom Hinterkopf aus nach vorne-oben strebende Haltung,
- das Gefühl, „wie am Scheitel nach oben gezogen" zu werden,
- das Kinn ganz leicht zur Wirbelsäule hin anzuziehen,

Kontrolltipps können sein:
- die Faust immer wieder einmal kontrollierend unter das Kinn zu schieben,
- später, wenn das Gefühl für die Kopfhaltung schon bekannter ist, mit Daumen und Zeigefinger von den Nasenflügeln her sanft zu den Mundwinkeln hinunterzustreichen, um ein leichtes Anziehen des Kinns und damit eine Aufrichtung der Halswirbelsäule zu erreichen.

„Höfisch höflich"

Der Kursleiter wählt als Musik ein klassisches Menuett aus. In einer spielerischen Variante wird die Aufrichtung der Halswirbelsäule nicht zur Pflicht, sondern zur Selbstverständlichkeit.

Übung

Alle Teilnehmer legen sich ein Reissäckchen auf den Kopf und gehen im Rhythmus der Musik durch den Raum. Wenn sich die Teilnehmer begegnen, begrüßen sie sich höfisch höflich per Handschlag und Hofknicks. Zur Begrüßung können die Teilnehmer auch ihre Namen nennen, womit die Übung auch unter Kommunikationsaspekten durchaus zu empfehlen ist.

Bei jedem Handschlag und Hofknicks sollten die Teilnehmer darauf achten, ob das linke oder das rechte Bein vorne steht. Danach wechseln sie das vorne stehende Bein bewußt ab.

Es ist nicht ungewöhnlich, dass sich einige Teilnehmer plötzlich mit der linken Hand begrüßen wollen, und es im allgemeinen als schwierig empfunden wird, sich darauf zu konzentrieren, welches Bein vorne steht. Es treten sogar Unsicherheiten bei der Gleichgewichtserhaltung auf.

Diese Übung zeigt deutlich, dass wir in Bewegungsmustern und -stereotypen gefangen sind, die sich immer wiederholen und nur schwer zu verändern sind.

! Neue Bewegungskopplungen machen aufmerksam und bereichern das Bewegungsrepertoire.

Das Reissäckchen bewirkt, dass es nicht zu einer gerundeten Oberkörper-
bewegung kommt, sondern der gesamte Rücken bis hin zum Kopf in einer
klassisch aufgerichteten Position gehalten wird. Der Kopf und damit der
Nacken streckt sich dem Reissäckchen entgegen. Möglicherweise machen die
Teilnehmer jetzt erste Erfahrungen damit, sich bücken (knicksen) zu können,
ohne den Rücken dabei runden zu müssen (Abb. 3.13).

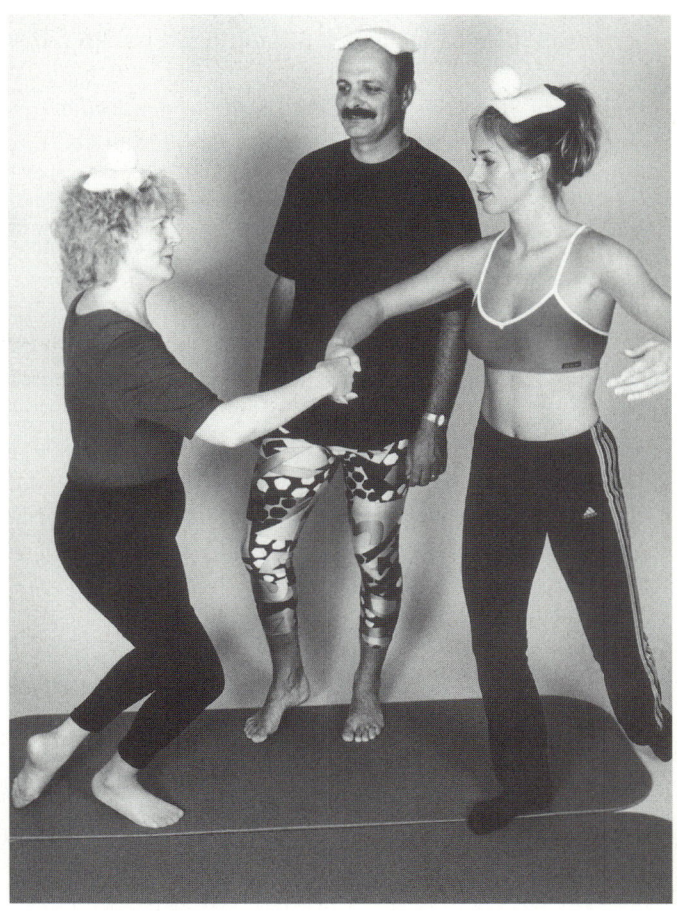

Abb. 3.13.
„Höfisch höflich"
mit aufgerichteter
Oberkörperhaltung

„Eine Nacken-Lektion"

In dieser Übung geht es darum, Sensibilität für die Wahrnehmung speziell des Nackens zu schaffen.

Übung

Alle Teilnehmer liegen entspannt in Rückenlage auf Ihren Matten und haben ein zusammengerolltes Badehandtuch neben sich gelegt. Geben Sie dann folgende wahrnehmungszentrierten Aufgaben:

Aufgabe 1. Suchen Sie nach den Hauptdruckpunkten Ihres Körpers auf dem Boden.
- *Wo geben Sie am meisten Gewicht ab an den Boden?*
- *Wo geben Sie am meisten Fläche an den Boden ab?*
- *Sind das identische Punkte?*

Aufgabe 2. Spüren Sie in jene Stellen und Bereiche Ihres Körpers hinein, die den Kontakt mit dem Boden vermeiden.

Aufgabe 3. Konzentrieren Sie sich jetzt besonders auf Ihre Nackenregion: Versuchen Sie, sich die Nackenwirbel und die Nackenwölbung vorzustellen (Abb. 3.14).
- *Welche Gegend Ihres Nackens berührt den Boden überhaupt nicht?*
- *Wo glauben Sie den meisten Abstand zum Boden zu haben?*
- *Wie groß ist der Hohlraum zwischen Boden und Nacken: Hat er die Größe einer Murmel oder sogar eines Tischtennisballs?*

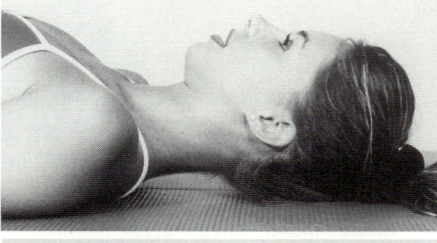

Abb. 3.14.
Der Nacken: kontaktlos

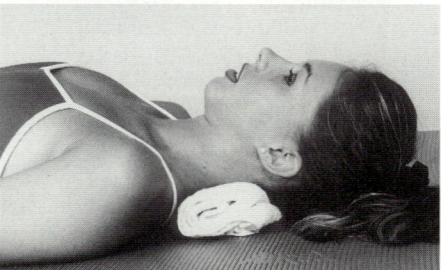

Abb. 3.15.
Der Nacken: nimmt Kontakt auf und bekommt Information

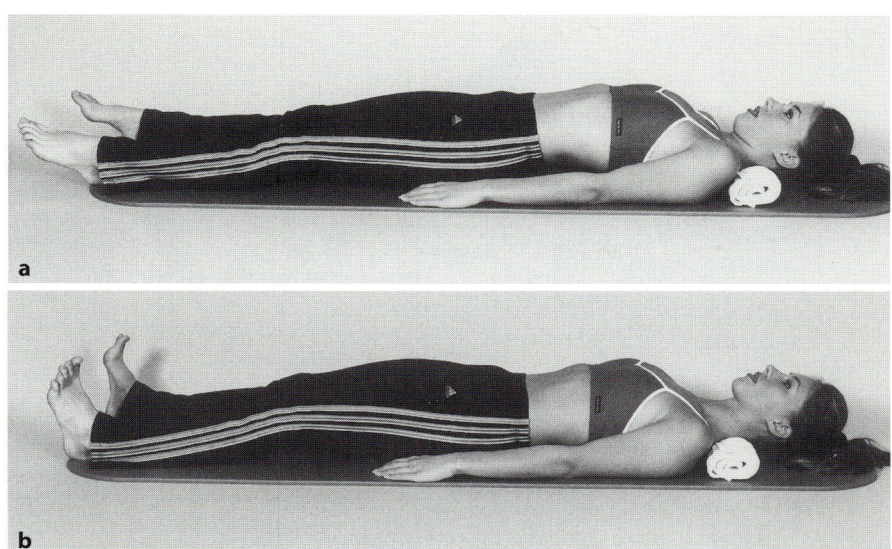

Abb. 3.16a,b. Das Beugen und Strecken in den Sprunggelenken setzt sich fort bis in die Halswirbelsäule

Übung

Aufgabe 4. Geben Sie jetzt die Anleitung, die Handtuchrolle quer unter die Nackenwölbung zu legen. Die gesamte Lücke zwischen Schultern und Kopf soll ausgefüllt sein (Abb. 3.15). Dabei liegt der Kopf *parallel* zur Hallendecke auf und ist möglicherweise am Hinterkopf etwas vom Boden abgehoben. Die Beine liegen ausgestreckt am Boden.

! Die Rolle ermöglicht es, Spannungen im Nackenbereich zu eliminieren, die ansonsten durch das „freischwebende" Halten in der Luft entstehen.

Aufgabe 5. Schließlich wird der ganze Körper durch das Beugen und Strecken in den Sprunggelenken in Bewegung gebracht (linker und rechter Fuß treten gleichzeitig die „Pedale durch"). Die links und rechts gleichzeitig ausgeführten Sprunggelenkbewegungen werden immer kleiner und schneller, so dass der Körper letztlich von kleinen Vibrationen durchzogen wird (Abb. 3.16).
- *Wie reagiert der Körper insgesamt auf das Beugen und Strecken in den Sprunggelenken?*
- *Wie reagiert der Kopf auf die Sprunggelenkbewegungen?*
- *Wie reagiert das Kinn und der Nacken auf die Bewegungen in den Sprunggelenken?*

Es folgt eine kurze Pause.

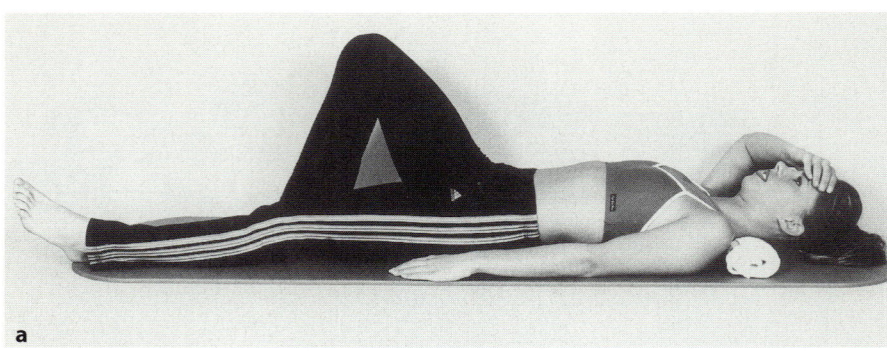

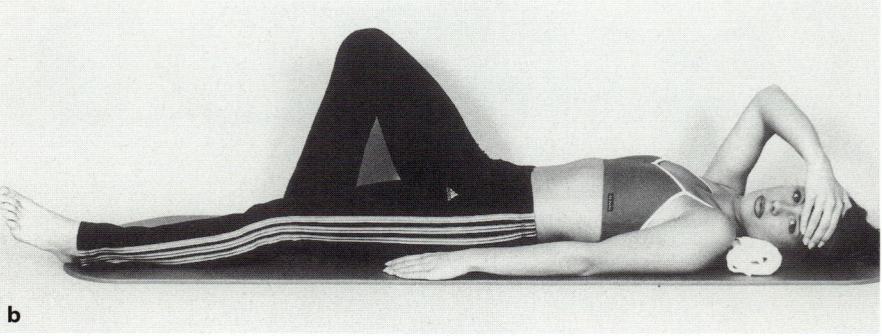

Abb. 3.17a,b. Der Nacken bleibt passiv – die Hand führt!

Übung

Aufgabe 6. Der rechte Fuß wird auf den Boden aufgestellt. Die rechte Handfläche liegt auf der Stirn auf und soll jetzt den Kopf langsam nach links rollen. Diese Position wird einige Sekunden beibehalten, bevor die Hand den Kopf dann wieder in die Mitte zurückrollt (Abb. 3.17).

! Der Nacken bleibt passiv – die Hand führt !

■ *Können Sie sich ein Bild davon machen, wie die Nackenwirbel ihre Anordnung verändern?*
■ *Bis wohin können Sie Auswirkungen dieser Bewegung in Ihrem Körper verfolgen?*

Es folgt eine kurze Pause.

Aufgabe 7. Die Beine werden wieder ausgestreckt und beginnen in den Sprunggelenken, wie bereits bekannt (s. S. 85), zu vibrieren. Währenddessen bleibt der Kopf nach links gedreht liegen. Anschließend dreht der Kopf zurück in die Mitte und mit gestreckten Beinen wird eine kurze Ruhepause eingelegt.

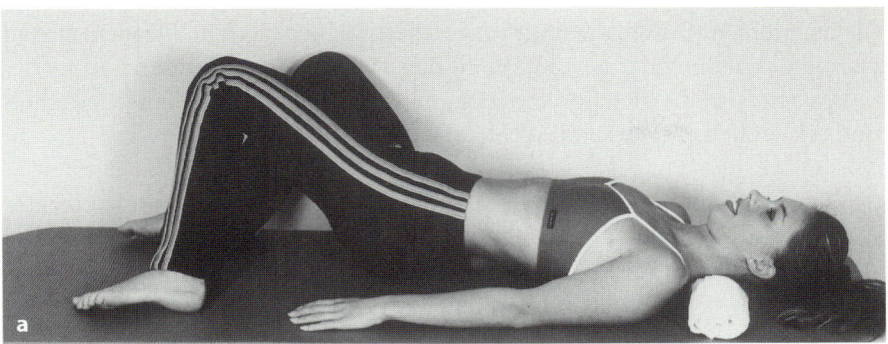

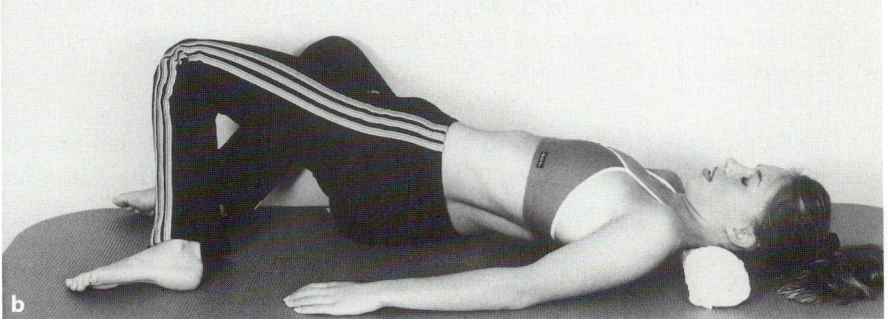

Abb. 3.18a, b. Kniebewegung provoziert Nackenbewegung

- *Können Sie Unterschiede zwischen Ihrer linken Körperseite und Ihrer rechten Körperseite wahrnehmen?*
- Wie *fühlt sich der Nacken an?*
- *Wie liegen Kopf und Nacken jetzt auf der Rolle bzw. auf dem Boden auf?*

Der gesamte Ablauf wird danach auf der anderen Seite wiederholt.

Aufgabe 8. Im Anschluß daran werden beide Beine aufgestellt und beide Knie langsam zur rechten Seite abgelegt. Aufgabe ist es jetzt, das *linke gebeugte Knie* etwas weiter weg vom Oberkörper und zu den Füßen hin wegzuschieben und wieder in die Ausgangsposition zurückzuziehen (Abb. 3.18).

- *Werden durch diese Bewegung im Knie auch Veränderungen in der Lendenwirbelsäule provoziert?*
- *Können Sie Auswirkungen auf die Brustwirbelsäule spüren?*
- *Stellen Sie eine Verbindung zwischen Kniebewegung und Beeinflussung der Nackenwirbel fest?*

In dem Moment, in dem das linke Knie weitestmöglich vom Oberkörper entfernt ist, soll der Teilnehmer bewußt durch diese Verlängerung hindurchatmen.

Danach wird die gleiche Übungssequenz auf der anderen Seite wiederholt und schließlich abwechselnd rechts und links ausgeführt.

Aufgabe 9. Zum Abschluß der Übung sollten die Teilnehmer in ausgestreckter Rückenposition nochmals vibrieren, bevor sie dann die Rolle, ohne den Kopf stark anzuheben und den Nacken anzustrengen, entfernen und in Rückenlage ebenso wie anschließend im Stehen und Gehen nachspüren.

- *Wie liegen Sie jetzt mit Ihrem Kopf und Ihrem Nacken auf dem Boden auf? Spüren Sie Veränderungen zu den Auflageflächen vor Beginn der Übung?*
- *Wie weit entfernt vom Boden liegen Sie jetzt mit Teilen Ihres Körpers?*
- *Wie fühlt sich Ihr Kopf und Ihr Nacken jetzt im Stehen und Gehen an?*

!   Die Balance des Kopfes über dem sich in Bewegung befindenden Körper ist der Schlüssel zu Freiheit und Leichtigkeit in allem Tun (aus der Alexander-Technik).

Infothek: Kopfhaltung und Blickrichtung
- Über das Gehirn – die Verarbeitungszentrale – sind unsere Augenbewegungen mit denen der Hals- und Nackenmuskeln verbunden. Kopfhaltung und Blickrichtung sind *gewohnheitsmäßig* aufeinander abgestimmt:
  - Wird der Blick nach unten gerichtet, wird sich auch der Kopf senken. Zusätzlich tendieren dann auch die Schultern nach vorne-innen. Der Rücken wird gerundet. Die Nackenmuskulatur verspannt. Das bekannte „Schreibtischphänomen".
  - Andererseits wird der Kopf automatisch angehoben, sobald sich die Augen nach oben bewegen. Bei ungenügender Beweglichkeit der Brustwirbelsäule wird dabei die Lendenwirbelsäule übermäßig strapaziert.

Diese beiden Beispielen verdeutlichen, wie die Ausrichtung der Augen die Kopfhaltung und diese wiederum die Belastung der übrigen Wirbelsäule bestimmt.
- Schon eine leicht in den Nacken genommene Gewohnheitskopfhaltung kann zu Gegenreaktionen im sonstigen Rückgrat oder auch zu unkontrollierten Reaktionen im Alltag, z. B. zu Unfällen beim Trepp-ab-Steigen oder Gehen und Laufen führen.
- Hinzu kommt eine weitere, immer öfter auftretende Situation: Vor dem PC sitzend, fixieren die Augen den Bildschirm – und dies meist über eine große Zeitspanne hinweg. Dabei ermüden nicht nur die Augen, sondern in dem

Maße wie die Augen fixiert gehalten werden, verhärtet auch die gesamte Nacken- und Schultergürtelmuskulatur. Hier wäre der Hinweis auf häufigere „Augenpausen", verbunden mit spezieller Augengymnastik, durchaus hilfreich. Denn auch über die Augen ist es möglich, Einfluß auf die Kopfhaltung zu nehmen und damit auf die Ver- oder Entspannung der Nackenmuskulatur.

Die in den drei Beispielen beschriebene Überforderung der Halswirbelsäule und der Nacken-Schulter-Muskulatur führt zwangsläufig zu einer Einschränkung der Beweglichkeit – zu einer Einschränkung im Sichtfeld, bedingt auch durch eine oft ungenügende Beweglichkeit in der Brustwirbelsäule. Eine Übung, die dem entgegenwirkt und überraschend schnell Wirkung zeigt, ist „die Eule".

„Die Eule"

Vor Beginn der eigentlichen Übung bitten Sie die Teilnehmer, ihre momentane „individuelle Beweglichkeit" festzustellen. Hierzu begibt sich jede Person an eine beliebige Stelle im Raum. Jeder dreht sich mit Kopf und Oberkörper soweit wie möglich nach links, schaut über die linke Schulter und merkt sich einen Punkt, der gerade noch sichtbar ist. Genauso wird mit der Drehung nach rechts verfahren.

Danach blicken alle über sich zur Decke, aber nur soweit, dass es weder unangenehm ist, noch einem Teilnehmer schwindlig wird. Jeder merkt sich einen gerade noch zu sehenden Punkt.

Diese drei Punkte, die sich jeder Teilnehmer für sich gemerkt hat, spiegeln die momentane individuelle Beweglichkeit wider.

Nach dieser Vorübung begeben sich alle Teilnehmer in Bankstellung. Die jetzt folgende erste Bewegung ist aus der Wirbelsäulengymnastik bekannt. Die zweite sich anschließende Kopplung von Kopf und Rücken wird zu Anfang fast unlösbar erscheinen. Sie ist ungewohnt und passt nicht in unsere übliche Körperkoordination. Als Trainingsübung ist sie eher als unfunktionell einzustufen. Motivieren Sie Ihre Teilnehmer trotzdem, Ihrer Anleitung zu folgen, es lohnt sich.

Die Teilnehmer beginnen damit, den Rücken zu runden – einen sog. Katzenbuckel zu machen.
■ *Wohin bewegt sich jetzt ihr Kopf?*

Die Teilnehmer sollen nun bewußt den Kopf in die Rundung mitintegrieren und das Kinn in Richtung Brust ziehen (Abb. 3.19 a).

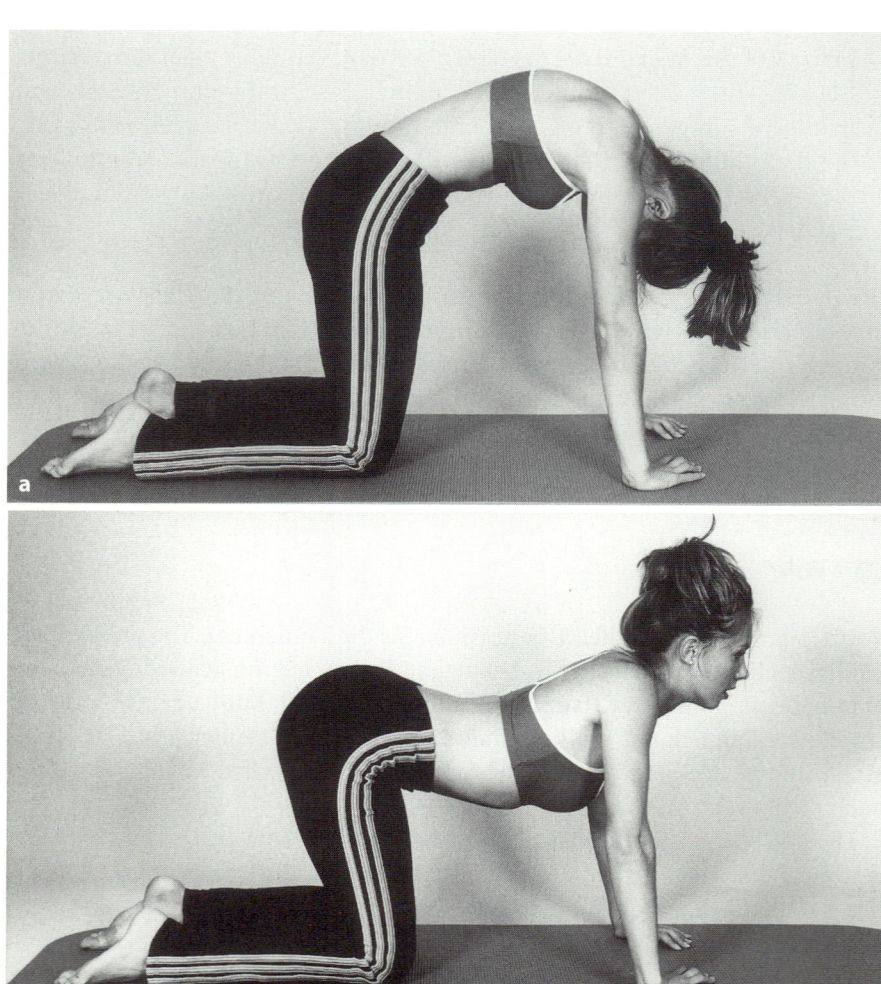

Abb. 3.19a,b. „Die Eule", Teil 1: „Katzenbuckel und Hängematte"

❗ Es wird ein Bogen vom Steiß bis zum Kopf gespannt.

Anschließend wird die Gegenbewegung eingeleitet: Die Teilnehmer sollen den Bauch nach unten Richtung Boden durchhängen lassen.

❗ Der Rücken fällt ins Hohlkreuz.

Der *Kopf* soll die Verlängerung dieser Hohlkreuzhaltung bilden und *leicht in den Nacken* gezogen werden (Abb. 3.19 b).

Übung

! **Es wird eine „Schüssel" vom Steiß bis zum Kopf gebildet.**

Nun werden beide Bewegungen leicht und fließend zusammengesetzt, und das Zusammenspiel von Rücken, Nacken und Kopf wird bewußt wahrgenommen.

- *Wie bewegen sich Ihre Augen bei den einzelnen Bewegungen des Oberkörpers und des Kopfes?*

Die Teilnehmer werden darauf hingewiesen, wahrzunehmen, wie sich die *Blickrichtung* mit der Bewegung ändert, und dazu aufgefordert, mit ihren Augen zu experimentieren, indem sie bewußt ihre Blickrichtung „ungewöhnlich" abändern.

- *Stockt dabei Ihr Bewegungsfluß?*
- *Müssen Sie sich jetzt mehr konzentrieren?*

> **Die Augen leisten Wesentliches, um die Muskulatur des ganzen Körpers zu koordinieren.**
>
> *M. Feldenkrais (1978)*

Nach diesen beiden Vorübungen können Sie die Teilnehmer auffordern, eine eher ungewöhnliche Bewegungskopplung zu versuchen.

Übung

Während die Teilnehmer den Rücken wieder zum Bogen runden, versuchen sie gleichzeitig, den Kopf leicht in den Nacken zu nehmen (Abb. 3.20 a).

TIPP **Hier bedarf es möglicherweise Ihrer Motivationshilfe, da diese Bewegung manchen Teilnehmern unangenehm erscheinen kann.**

Die Teilnehmer gehen nun zur leichteren Gegenbewegung über: Sie bilden mit ihrem Rücken wieder eine „Schüssel". Ihre Lendenwirbelsäule fällt entspannt nach unten Richtung Boden.

Der Kopf verlängert dieses Mal allerdings die „Schüssel" nicht, sondern das Kinn zieht Richtung Brust, die Halswirbelsäule wird gerundet (Abb. 3.20 b).

Anschließend werden beide Bewegungen harmonisch und fließend miteinander verbunden:

- Rücken rund – Nacken hohl,
- Rücken hohl – Nacken rund.

Nach einigen Wiederholungen dieser Bewegungskopplung ruhen sich die Teilnehmer aus und alle begeben sich wieder an die Stelle im Raum, an der sie ihre Beweglichkeit eingangs getestet hatten. Wie zu Beginn der Übung schauen alle Teilnehmer über ihre linke Schulter, dann über die rechte und zum Schluß über sich zur Decke.

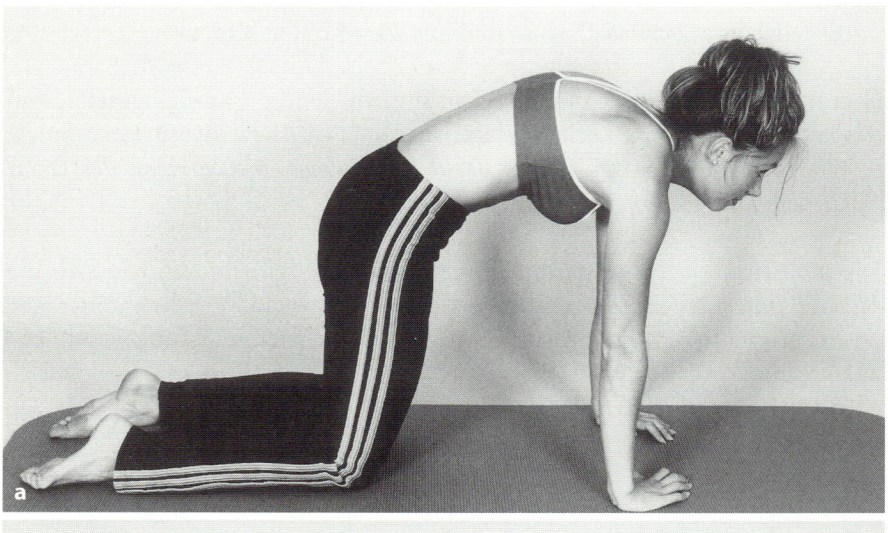

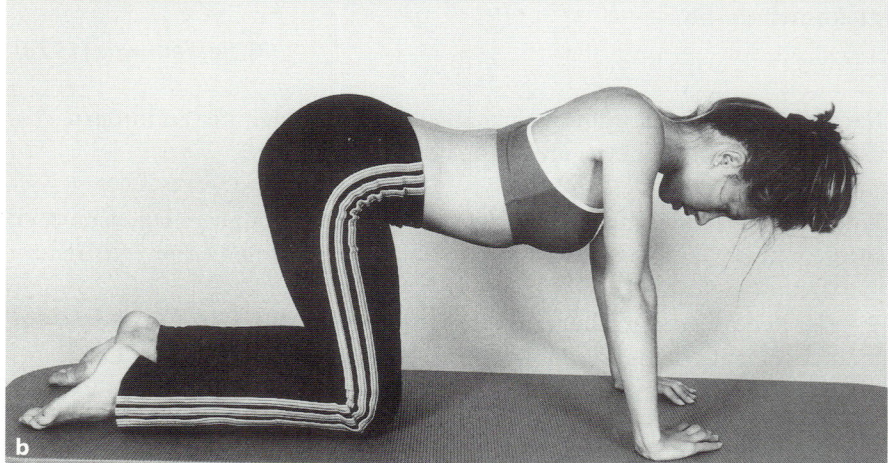

Abb. 3.20a,b. „Die Eule", Teil 2: eine Übung zur Sichterweiterung

Übung

- *Erinnern Sie sich noch an Ihre Punkte im Raum, die Sie gerade noch sehen konnten?*
- *Können Sie jetzt über diese Punkte hinaus mehr sehen ? Vielleicht auch nur zu einer Seite?*
- *Hat sich Ihr Blickfeld eher eingeschränkt oder sehen Sie jetzt weiter, nahezu wie eine Eule?*

Werden diese Fragen bejaht, hat sich das Sichtfeld aufgrund einer verbesserten Beweglichkeit in Hals- und Brustwirbelsäule erweitert.

> **Augen- und Halsmuskeln wirken auf die Muskulatur des ganzen Körpers.**
> *M. Feldenkrais (1978)*

Wie ist das möglich? Das Gehirn hat gearbeitet. Die auf dieser Ebene neue Bewegungskopplung hat der „Schaltzentrale" sehr viel Aufmerksamkeit abverlangt und neue Bewegungsmodalitäten geschaffen. Der Wachheitsgrad für neue Koordinationsmuster wurde erhöht.

> **Der Wachheitsgrad variiert zum Zeitpunkt der Informationsaufnahme die Anzahl der am Lernprozess beteiligten Neurone höherer Gehirnstrukturen und beeinflusst auf diese Weise die bewusste Verarbeitung der Informationen.**
> *J. Freiwald et al. (1998)*

! Die neuen Bewegungsmodalitäten im Sinne ökonomischerer Verschaltungen werden dem Kursteilnehmer durch eine verbesserte Beweglichkeit im Kopf-Nacken-Bereich bewusst gemacht.

Nach Beendigung der Übung ist es sinnvoll, die Teilnehmer darauf hinzuweisen, dass genau diese ungewohnte und unangenehme Bewegungskopplung im Alltag allzuoft angetroffen wird, z. B. beim „bequemen" Sitzen zu Hause oder – ganz typisch – auch bei längeren Autofahrten. Der Rücken weicht scheinbar entspannt häufig zu einem Buckel aus, der von Bändern und anderen empfindlichen Bewegungsstrukturen gehalten werden muss. Der Körper sinkt in sich zusammen, während der Kopf zum Ausgleich nach hinten in den Nacken fällt, um das Sichtfeld wiederherzustellen. Diese Situation – obwohl meist als „bequem" empfunden – ist eine äußerst unökonomische, sogar schädliche Konstellation von Rücken und Kopf, die sich in der Übung „Die Eule" auf allerdings ungewohnter Ebene wiederholt. Diese ungewohnte Ebene aber ist es, die das zentrale Nervensystem zu erhöhter Aufmerksamkeit und zu einer ökonomischeren Verschaltung zwingen kann, was letztlich zu diesem erstaunlichen Rückkopplungseffekt im Sinne erhöhter Beweglichkeit führt.

Wollte man dieses „Ereignis" generalisieren, müßte man sagen: Alle neuen oder neu gekoppelten Bewegungen, an die man sich heranwagt und mit denen man experimentiert, können einen Lernzuwachs bewirken.

! Durch neue Bewegungskopplungen stehen neue Bewegungsmöglichkeiten bzw. -alternativen zur Verfügung. Sie erweitern zum einen das allgemeine Bewegungsrepertoire, zum anderen ist auch eher die Möglichkeit gegeben, zwischen ökonomischen und eher unökonomischen, überflüssigen Bewegungen und Haltungen zu unterscheiden. Handlungskompetenz und Selbstwirksamkeit werden erhöht.

3.3   Vorschläge für einen Ausklang der Einheit

„Aus dem Lot – in das Lot"

Die Teilnehmer gehen oder joggen partnerweise auf eine „Geh- bzw. Lauf-musik" durch den Raum. Bei einer Musikunterbrechung bleibt A in einer aus-balancierten lotgerechten Haltung stehen und schließt die Augen. B hat nun die Aufgabe, A an einem Körperteil (z. B. dem Arm) aus dem Lot zu führen, indem B dieses Körperteil langsam von der zentrierten Ausgangsposition weg in eine andere Stellung bringt. Dort fixiert A dieses Körperteil für einen Augenblick und nimmt wahr, zu welchen Muskelreaktionen und Zusatzbela-stungen dies am Körper führt, wenn dieses Körperteil (z. B. der Arm) von der Körpermitte weg in eine andere Position gebracht wird. Danach führt A seinen Arm selbst langsam und *bewußt auf dem gleichen Weg* wieder in die Ausgangsposition zurück und genießt mit dem geringsten Kraftaufwand, also ökonomisch, im Lot zu stehen (Abb. 3.21). Anschließend wechseln A und B die Aufgabe. Aus dem Lot zu bringen sind: Arme, Beine, Kopf, Rumpf, Becken.

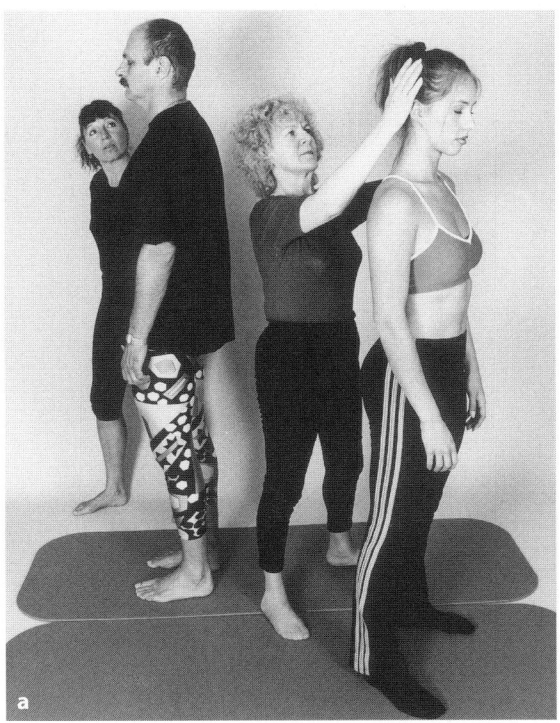

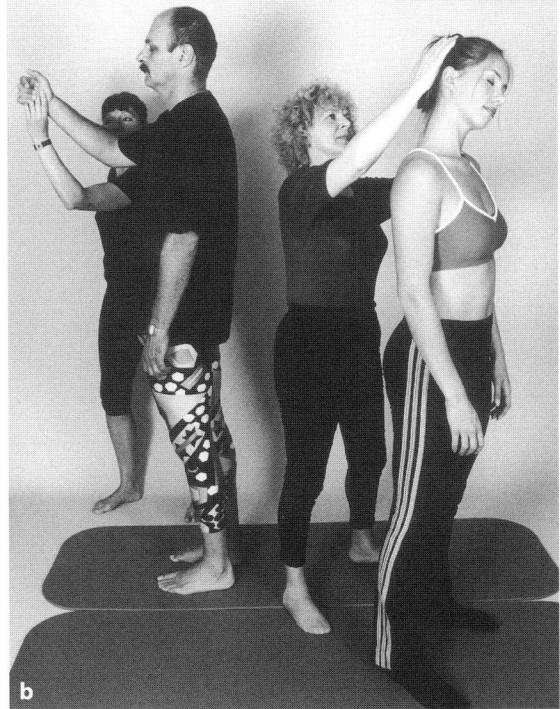

Abb. 3.21a,b.
„Aus dem Lot – in das Lot".
Der Kopf bzw. der Arm, einmal
aus dem Lot gebracht, provoziert große Zusatzanstrengun-
gen für den Rest des Körpers

4 Mit (den) Sinn(en) leben – sinnvolle Erfahrungen machen

Dieses Kapitel beschreibt, wie sensorische Reize gesetzt werden können, um vielseitige Wahrnehmungserfahrungen zu machen und die Funktionsfähigkeit des zentralen Nervensystems weiterzuentwickeln und zu verbessern. Die sensorische Reizaufnahme und -verarbeitung verkümmert, wenn sie nicht ständig gefordert und damit gefördert wird. Planmäßig betriebene Körperübungen bzw. Bewegungsanreize für beispielsweise Gleichgewichts-, Orientierungs- und Räumlichkeitssinn, die auch zu Hause, unterwegs oder in der Freizeit durchführbar und in den Alltag integrierbar sind, können dem motorischen und sensorischen Rückbildungsprozess im Alter in bemerkenswerter Weise entgegengewirken. Darüber hinaus wird sich das individuell standardisierte Bewegungsrepertoire mit der bewussten Wahrnehmung von Bewegungsalternativen (s. Kap. 7, „Liegen – Wege zum Umgang mit Schmerz") erweitern, so dass einseitigen Bewegungsmustern und Muskelbeanspruchungen (muskulären Dysbalancen) vorgebeugt wird.

4.1 Musikalische Einführung in das Thema: „Schwanken im Gleichgewicht"

Hinweise zur Musik:
ruhige, langsame aber rhythmische Musik. Beispiel: „Romance for violine, Impromptu No 2" (z. B. von James Last).

Organisationsform: Kreis.

Material: Matten.

Ziel:
motivierende Einstimmung auf das Thema und erste Einordnung des „Erfahrungsschatzes" der Teilnehmer für den Kursleiter.

Übung 1

Im Stand die Augen schließen und auf den Rhythmus der Musik langsam hin- und herschwanken, seinen Körperschwerpunkt in alle möglichen Richtungen verlagern und den Atem dabei spüren und beobachten.

! Stockt mein Atem, fühl ich mich unsicher!

Übung 2

Das Schwanken großräumiger machen, dabei nach und nach ein Bein im Wechsel vom Boden lösen. Beide Arme gehen zu Anfang in die Gegenrichtung des abgehobenen Beins mit nach oben (Abb. 4.1 a). Später werden sie in die gleiche Richtung wie das abgehobene Bein mitgenommen (Abb. 4.1 b).
■ *Werden Unterschiede im Ausbalancieren wahrgenommen?*

! Auch Arme und Beine bestimmen mein Gleichgewicht!

Übung 3

Einbeinstand: Das „freie" Bein zeichnet im Rhythmus der Musik Figuren, Namen, Zahlen usw. in die Luft.
■ *Wie reagiert der Rest des Körpers (Arme, Kopf, Oberkörper)?*

Jetzt können die Teilnehmer entscheiden, ob sie die Übung mit geschlossenen Augen durchführen!

! Meister "Auge" darf ruhen, lasst die anderen (Gleichgewichtshelfer) mal machen!

Nach der Übung sollten sich die Teilnehmer kurz ausruhen: Entspannter Sitz auf dem Boden, die Hände hinten aufgestützt, die Knie leicht gebeugt nach außen fallend.

Abb. 4.1a,b.
Wahrnehmung des Körper-
zentrums bei verschiedenen
Arm-Bein-Synthesen

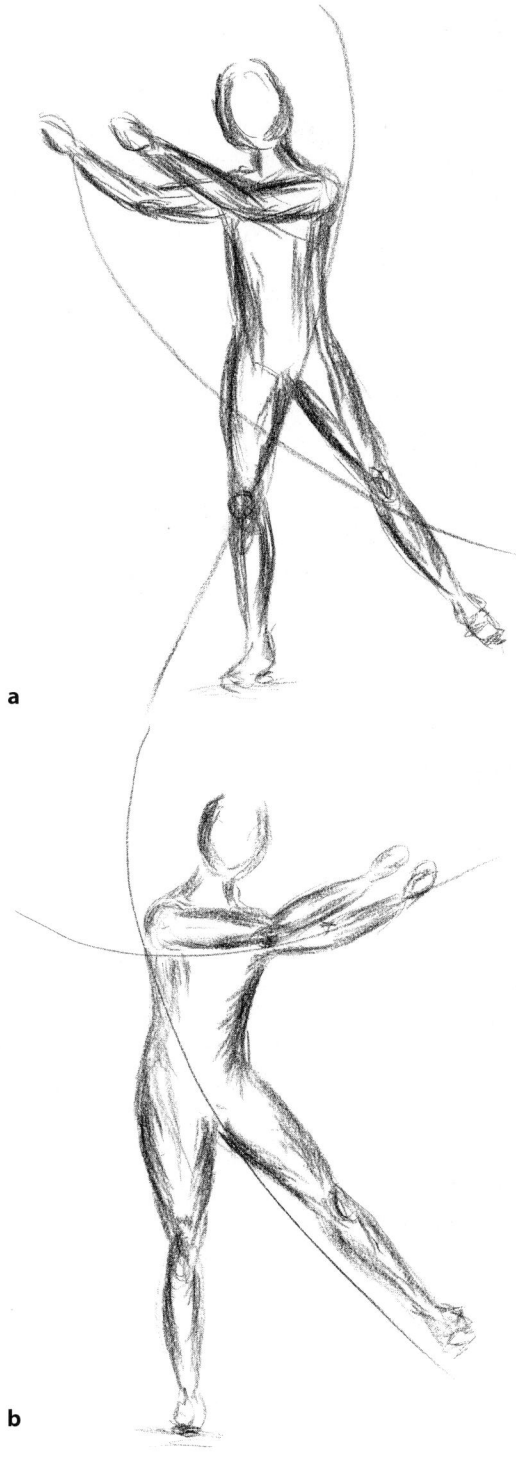

a

b

Übung 4

Sitz auf dem Boden mit aufgestellten Füßen. Im Rhythmus der Musik leicht und harmonisch von einer Gesäßhälfte auf die andere schwanken. Die Bewegung immer größer werden lassen, so dass es zwangsläufig zu einer Ausgleichbewegung der Beine kommt, indem das der Bewegungsrichtung entgegengesetzte Bein zum Ausgleich leicht gestreckt wird, um nicht umzufallen (Abb. 4.2).

! Die Physik in der Bewegung offenbart sich.

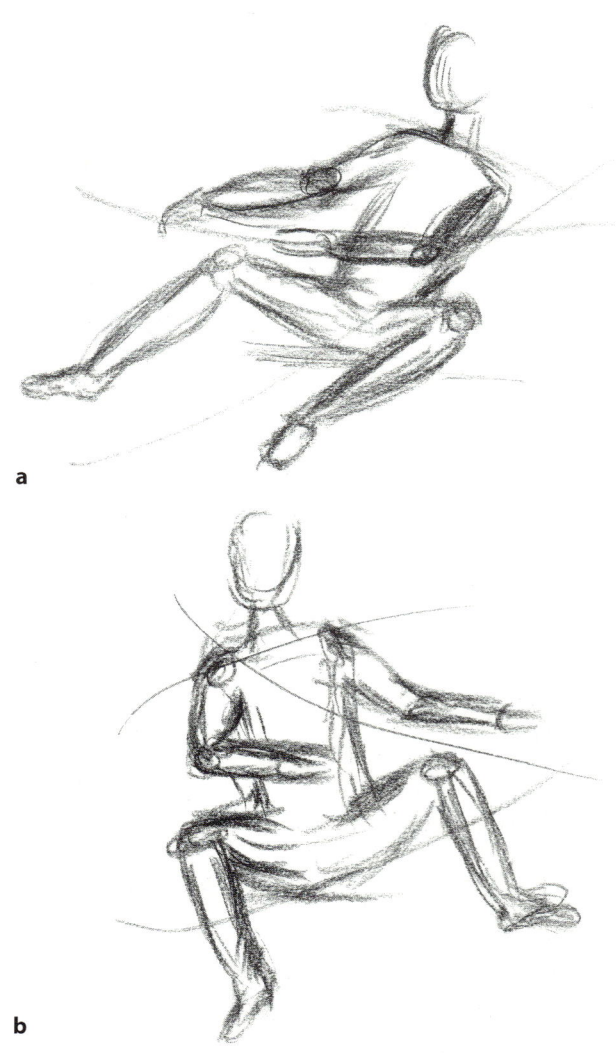

a

b

Abb. 4.2a,b.
Schwanken
im Gleichgewicht

4.2 Theoretische Grundlagen und Übungssammlung

Infothek: Unser Wahrnehmungssystem

- Will man *Wahrnehmung* schulen, darf man nicht nur die Überlegung anstellen, welche physikalisch-chemischen Einflüsse die Rezeptoren der Sinnesorgane reizen könnten, sondern man muss auch berücksichtigen, wie die von außen gesetzten (taktilen, mechanischen und propriozeptiven) Reize, in der Innenwelt des zentralen Nervensystems bewertet und verarbeitet werden, bis es zu einer bewussten Wahrnehmung kommt. Das Deuten der Sinnesempfindung, das Speichern und Verknüpfen mit vorhandenem Wissen schließlich gibt den Impuls für die *subjektive* Reaktion auf die aufgenommenen Reize. Verändern sich demnach z. B. die motorischen und sensorischen Vorerfahrungen der Person, wird sich auf die gleiche Reizsetzung womöglich eine andere zentral-nervös gesteuerte Reaktion ergeben. So kann der Prozess der Wahrnehmung auch niemals abgeschlossen werden, sondern ist wie ein sich immer wieder erneuernder Regelkreis zu verstehen.

- Wahrnehmung beginnt mit der *Informations- d. h. Reizaufnahme* in bestimmten Nervenzellen, den *Rezeptoren*: Rezeptoren sitzen in allen Bereichen des Organismus. Wir unterscheiden:
  - *Telerezeptoren*: Sie empfangen Reize, die aus der Distanz kommen (Auge, Ohr, Nase). Dabei ist das Auge der wichtigste Rezeptor. Er signalisiert uns bereits im Voraus die Spannungszustände, die für die entsprechende Bewegung notwendig werden.
  - *Mechanorezeptoren*: Sie registrieren die unterschiedlichen mechanischen Reize, z. B. Druck, Reibung, Berührung.
  - *Thermorezeptoren*: Sie melden Wärme und Kälte.
  - *Nozizeptoren*: Sie melden bevorstehende Schäden bzw. Gefährdungen, z. B. übermäßige Biegespannungen als Schmerz.
  - *Propriozeptoren*: Sie sitzen in den Sehnen, Muskeln und Gelenken und sind Bestandteil unserer Tiefensensibilität. (Wieviel Kraft wird eingesetzt? Zu welcher räumlichen Veränderung kommt es? Wie wird bewegt?).

- Die *Verarbeitung und Interpretation* der aufgenommenen Informationen passiert dann im zentralen Nervensystem (Rückenmark und Gehirn). Von besonderer Bedeutung im Zusammenhang mit sensorischer Wahrnehmung ist hier der Hirnstamm, speziell die Formatio reticularis: Bei ihr laufen alle sensorischen Informationen aus allen Sinnesbereichen zusammen, werden im Sinne von Hemmung bzw. Verstärkung bewertet und miteinander verknüpft.

- Die Fähigkeit, den eigenen Körper im Gleichgewicht halten zu können und damit Haltung und Bewegung zu ökonomisieren, gelingt nur, wenn die Wahrnehmungssysteme (Rezeptoren) des *kinästethischen* (Muskelsinn), des *taktilen* (Körperoberfläche) und des *vestibulären* (Gleichgewicht) Bereichs einzeln funktionieren und miteinander interagieren. Eine besondere Rolle spielt dabei die *Propriozeption*, die Eigenwahrnehmung der passiven Systeme (Propriozeptoren u. a. in Bändern, Gelenken, Menisken) und aktiven Systeme (Propriozeptoren z. B in der Muskulatur). Sie wiederum "...ist die Fähigkeit, Veränderungen der inneren Strukturen und Funktionen des Organismus wahrnehmen zu können" (Freiwald et al. 1999).
- Zusätzlich trägt in starkem Maße der *optische* Sinn zur Gleichgewichtsregulierung bei, auf den wir, bei Beherrschung der oben genannten Sinne, größtenteils verzichten könnten. Ein sicherlich einleuchtender Beweis dafür ist die hohe Sensibilität und die erstaunliche Körperbeherrschung und Orientierung blinder Menschen. Da man sich meist auf das optische Vermögen verlässt, gerät die bewusste Wahrnehmung der übrigen „nicht-optischen" Informationen in Vergessenheit. Beispiel dafür ist, wieviel unsicherer wir plötzlich stehen, wenn wir die Augen geschlossen halten. Die bewusste Wahrnehmung der oben genannten „Sinnesbereiche" soll in diesem Kurs reaktiviert werden.
- Um den *kinästhetischen* Bereich zu aktivieren, bedarf es vor allem der bewusst wahrgenommenen Eigenbewegung, die in allen Kapiteln eine wesentliche Rolle spielt.
- Der *taktile* Bereich wird durch Reizsetzung auf der Körperoberfläche beeinflusst. Hierzu bedarf es gewisser Hilfsmittel oder auch eines Partners. In Kap. 5 „Der Rücken – eine unbekannte Körperregion" sind dazu verschiedene Anregungen aufgezeigt.
- Der *propriozeptive* Bereich, der in diesem Kapitel schwerpunktmäßig zu behandeln ist, wird vor allem bei Gleichgewichtsübungen in Anspruch genommen, bei denen eine *bewusste* Steuerung von Muskelspannungen zum Balancehalten nicht mehr möglich ist.

Gleichgewichts-, Orientierungs- und Räumlichkeitssinn

Im Normalfall ist uns kaum bewusst, wie hilflos wir ohne unsere visuelle Wahrnehmung sind. Dies wäre dann nicht der Fall, wenn wir uns auf eine angepasste und effektive zentral-nervöse Verarbeitung der von den anderen Gleichgewichtsorganen und Rezeptoren kommenden Informationen spontan verlassen könnten, falls das Sinnesorgan „Auge" ausfallen würde. Hierzu

Abb. 4.3.
Die Augen nehmen im Vergleich zu den übrigen
Sinnen eine überproportional große Fläche der
sensorischen Bereiche unserer Großhirnrinde ein.
Das Sehen ist in den Industrieländern kulturell
zur einseitig dominierenden Wahrnehmungsart
geworden (Aus Milz 1992)

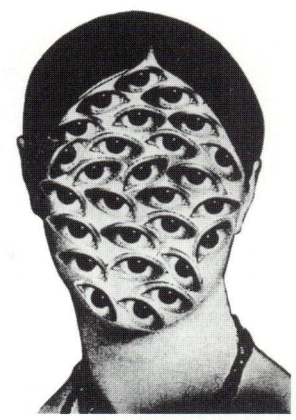

bedarf es aber der Ansprache und der bewussten Wahrnehmung der Sinnesbereiche, die im Alltag, überlagert durch die visuelle Dominanz, kaum zum
Zuge kommen (Abb. 4.3).

Um dem Teilnehmer diese „zentral-nervöse Untrainiertheit", vor allem auf
der kinästhetischen und propriozeptiven Ebene, und gleichzeitig die Abhän-
gigkeit von unserem visuellen Sinn deutlich und bewusst zu machen, ist es
sinnvoll, das Thema „Mit Sinn(en) leben" mit dem Überqueren eines recht
einfachen Parcours zu beginnen. Dieser wird für keinen der Teilnehmer zu
schwierig sein, wenn er mit geöffneten Augen absolviert wird (Abb. 4.4).
Selbstverständlich kann ein solcher Parcours vom Kursleiter auch verändert werden, indem er andere Geräte oder auch einen veränderten Aufbau favorisiert.

„Probe aufs Exempel" – eine Gleichgewichtsübung

Der Kursleiter stellt folgende Aufgaben zum Parcours:

Aufgabe 1. Jeder Teilnehmer übersteigt den kleinen Kasten, die mit Stäben
unterlegte Turnmatte, ebenso die mit Medizinbällen unterlegte Weichbodenmatte und balanciert zum Schluss über die umgedrehte Turnbank. Dabei
nimmt er diese Hindernisse sowohl in ihrer räumlichen Anordnung als auch
in ihrem Charakter, aber auch seine eigene Reaktion darauf bewusst wahr. Bei
Unsicherheiten sollte die Hand eines Partners zur Hilfe genommen werden.

Aufgabe 2. Mit der gleichen Aufgabenstellung, aber verbundenen Augen und
mit Handfassung eines Partners, wird der Parcours nochmals überquert.
Hierbei werden die unterschiedlichen Schwierigkeitsstufen der einzelnen
Elemente und die eigene Schwierigkeit ihrer Bewältigung sehr bewusst.

Übung

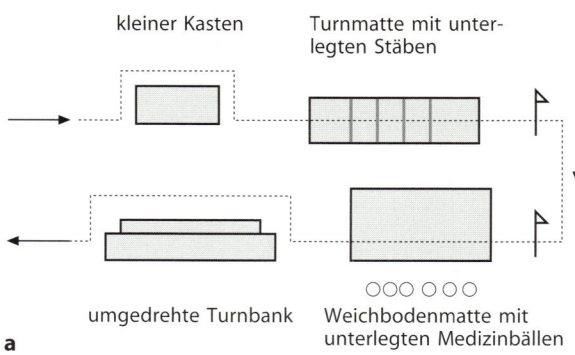

kleiner Kasten   Turnmatte mit unter-
                    legten Stäben

umgedrehte Turnbank   Weichbodenmatte mit
                       unterlegten Medizinbällen

a

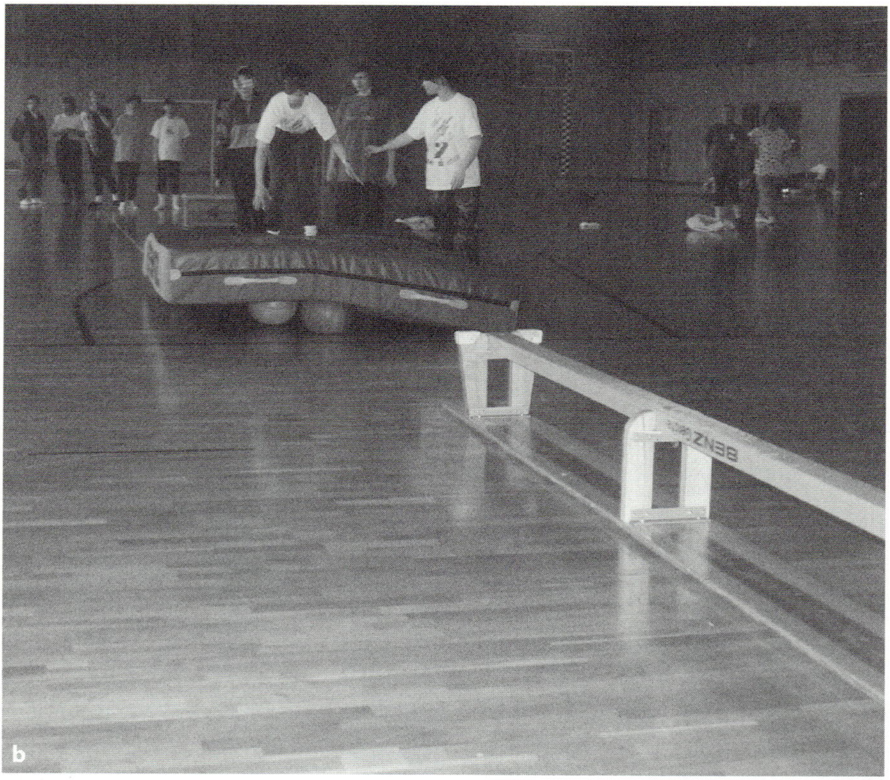

Abb. 4.4a,b. Ein möglicher Aufbau des Parcours

Aufgabe 3. Falls der Kursleiter den Eindruck hat, die vorausgegangene Aufgabe wurde von der Gruppe gut bewältigt, besteht die Steigerung der Aufgabe darin, dass die Handfassung gelöst wird und der Partner nur durch verbale Informationen weiterhin Hilfestellung gibt.

TIPP Für die Aufgaben *ohne* visuelle Wahrnehmung müssen sich die Teilnehmer stark konzentrieren. Deshalb sollte der Parcours nicht am Ende einer Kurseinheit und nicht zu lange angeboten werden.

Nach dem Parcours bieten sich weniger beanspruchende Übungen an, z. B. die im folgenden beschriebene „Orientierungssuche" und „Hand und Fuß".

„Orientierungssuche" – eine Übung für den Orientierungssinn

Sowohl der Gleichgewichts- als auch der Muskelsinn sind kaum vom Orientierungssinn zu trennen. In spielerischer Form soll dieser in der folgenden Übung gefördert werden:

Übung In der Mitte eines Kreises von 4–10 Personen („Satelliten") steht der „Orientierungspunkt" („Sonne"), ein weiteres Gruppenmitglied. Jeder der 4–10 Personen hat eine ganz bestimmte „Ansicht" von diesem Orientierungspunkt, z. B. die Front, die linke Schulteransicht oder eine leicht schräge Ansicht von rechts hinten nach links vorne usw. Diese für jedes Gruppenmitglied andere Ansicht, soll auch dann wieder eingenommen werden, wenn sich der Orientierungspunkt, die „Sonne", in der Mitte dreht, d. h die Drehung des Mittelpunkts bedeutet auch ein Standortwechsel der „Satelliten" (Abb. 4.5).

VARIATIONEN
→ Schwieriger wird es, wenn man in der neu eingenommenen Position der „Sonne" nicht dieselbe Ansicht wie zu Anfang, sondern die genau gegenüberliegende Ansicht von ihr haben soll (Beispiel: Statt die Rückenansicht soll dann die gegenüberliegende Bauchansicht eingenommen werden).
→ Eine weitere Steigerung des Schwierigkeitsgrads kann durch Erhöhung der Drehgeschwindigkeit der „Sonne" erfolgen. Je schneller sich die „Sonne" bewegt, desto schneller müssen auch die „Satelliten" reagieren und sich zum entsprechenden „Ansichtsplatz" hinbewegen.

! Obwohl das Spiel „Orientierungssuche" auf den ersten Blick recht einfach scheint, merkt der Teilnehmer, dass es gar nicht so einfach ist, festgelegte Ansichten zu überdenken oder gar zu verändern.

Abb. 4.5a,b.
„Satelliten", die um die
„Sonne" kreisen und
dabei ihre Orientierung
nicht verlieren

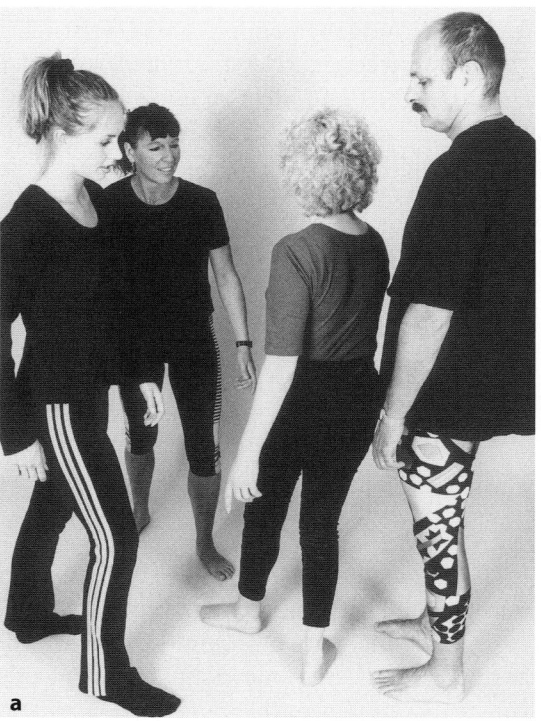

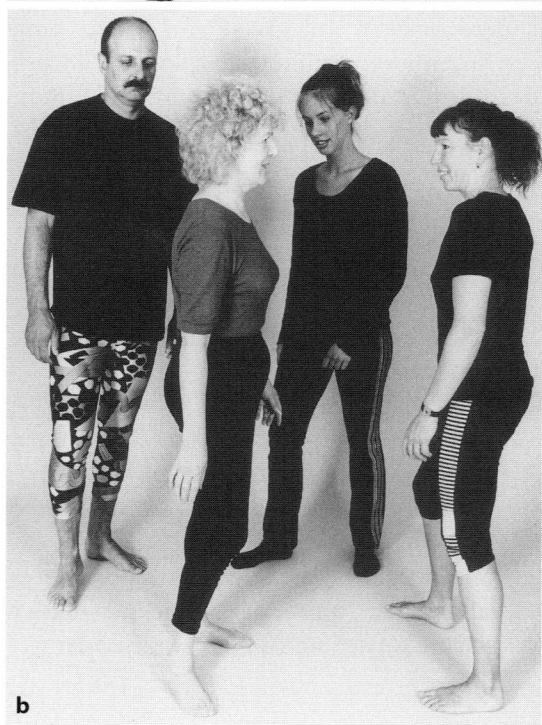

„Hand und Fuß" –
eine Übung für Körperschema und Räumlichkeitssinn

Die Übung „Hand und Fuß" fördert die Koordination, die Orientierung, aber vor allem die Entwicklung des eigenen Körperschemas. Die Übung kann mit Musik durchgeführt werden, sie erhält dadurch auch Spaßcharakter.

Eine Gruppe von etwa 4–5 Personen bestimmt einen „Häuptling", der die Aufgabe hat, im Vorwärtsgehen innovative Arm-Bein-Kombinationen zu kreieren, die nach einem bestimmten Schema angeordnet sind und immer wiederkehren. Die anderen Teilnehmer versuchen, die Systematik der Bewegungsabfolge zu erkennen und simultan mit dem Häuptling durchzuführen.

Diese Übung ist deshalb nicht einfach, weil die dem „Häuptling" bekannten (und damit gewohnten) Arm-Bein-Kombinationen nicht unbedingt auch im Bewegungsrepertoire anderer Personen vorhanden sein müssen und deshalb unbekannt, ungewohnt und „Bewegungsneuland" sein können. Hier gilt es, neue Bewegungskombinationen im Raum muskulär *und* nerval zu verarbeiten und damit an „Sinnerfahrung" zu gewinnen (Abb. 4.6).

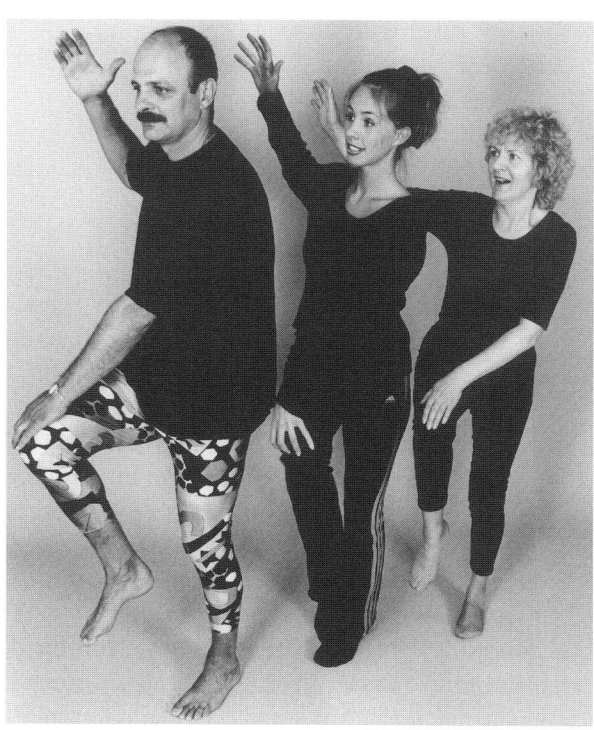

Abb. 4.6.
Bewegungen werden vom „Häuptling" neu kombiniert, von den Teilnehmern erkannt, angesteuert, erfühlt und schließlich simultan umgesetzt

Vestibularsystem und Haltungsaufbau

Infothek: Unser Gleichgewicht
- Der Gleichgewichtssinn ist weitgehend eine Leistung des Hirnstamms, vor allem der Vestibulariskerne im verlängerten Mark. Sie erhalten ihre Informationen:
  - vom Vestibularorgan, das einen Teil des Innenohrs bildet und dessen Botschaften durch den VIII. Hirnnerv vermittelt werden und
  - von den Rezeptoren in Muskeln und Gelenken, speziell auch des Halses.
- Hinzu kommen allerdings ebenso wichtige Informationen von:
  - den sensiblen Aufnahmeorganen (Rezeptoren) der Körperoberfläche,
  - vom optischen System (Augen, Sehsinn).
- Darüber hinaus spielt auch die psychische Einschätzung der Situation (Emotion) eine Rolle zur Bewältigung von „Balancemomenten".
- All diese Systeme und Verschaltungen sorgen für die notwendige intra- und interkoordinative Reaktion der Muskulatur in der jeweiligen Körperstellung und für die sog. Reflexe zur Erhaltung des Gleichgewichts und angepasster Bewegungen. Dabei unterscheidet man statische (Haltungs- und Stellreflexe) und statokinetische Reflexe (Bewegungen als Antwort auf Bewegungsreize).
- Sowohl unsere Orientierung im Raum, die Stellung unseres Kopfes als auch unsere Reaktion auf Geschwindigkeiten (z. B. Autofahren) hängt von den Gleichgewichtsorganen ab.
- Wesentlich ist, dass das Gleichgewichtsvermögen nicht nur zu einer guten Haltungsstabilität, sondern auch zu einem ökonomischen Krafteinsatz beiträgt.

VORSICHT **Eine starke Erregung der Gleichgewichtsorgane äußert sich oft in Unwohlsein, Schwindel, Erbrechen oder Schweißausbrüchen – vor allem bei ungewohnten Bewegungsreizen (z. B. beim Liegen mit dem Rücken auf einem Pezzi-Ball).**

Um die Haltung gegen den Einfluss der Schwerkraft aufrechterhalten zu können und damit auch das inter- und intrakoordinative Muskelspiel immer besser zu beherrschen, sind die in Abb. 4.7 dargestellten Gesichtspunkte zu beachten. Sie können auch für die methodisch-didaktische Vorbereitung der Übungen verwendet werden.

In vielen Fällen bereitet bereits das beidbeinige Stehen mit geschlossenen Augen Schwierigkeiten. Deshalb ist es vernünftig, den Teilnehmern zu Anfang leichte und im Schwierigkeitsgrad langsam steigernde Aufgaben zum Balancieren anzubieten, bevor konkret auf komplexere Übungen eingegangen wird.

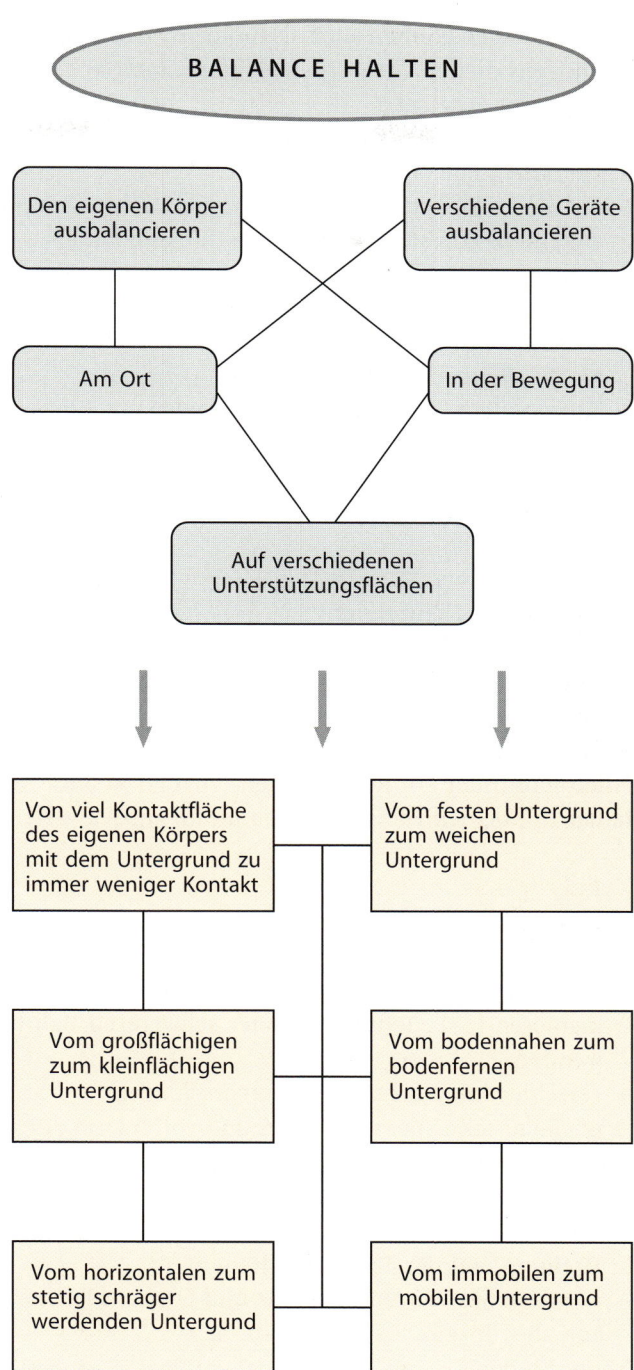

Abb. 4.7. Methodisch-didaktische Stichpunkte zur Schulung der Gleichgewichtsfähigkeit

Diese Übungen können auch als motorische Schnellüberprüfung des Balance-
vermögens dienen. Sie werden als *Basisübungen zur Förderung des vestibulären Bereichs* eingesetzt:

- auf beiden Beinen stehen, Augen geschlossen halten,
- auf einem Fuß stehen,
- auf einem Fuß stehen, das andere Bein schwingen,
- auf einem Fuß stehen, Augen geschlossen halten,
- auf einem Fuß stehen, das andere Bein schwingen, Augen geschlossen halten,
- auf der Schmalseite einer umgedrehten Turnbank stehen,
- auf mobilem Untergrund stehen (z. B. 4 Tennisbällen, Sitzscheibe, Balancier-
  kreisel, Reissäckchen),
- auf mobilem Untergrund stehen, Augen geschlossen halten.

Komplexer und wahrnehmungstechnisch anspruchsvoller, damit aber auch
koordinativ effektiver, sind die im folgenden beschriebenen Übungen.

„Gestörtes Gleichgewicht"

A und B stellen sich etwa mit einem Abstand von 2–3 m gegenüber auf,
wobei A auf der Schmalseite einer umgedrehten Turnbank (oder abgelegtem
Schwebebalken, dicken Tauen o. ä.) und B auf dem Boden steht. B wirft A
einen Ball (oder ein Reissäckchen) zu, den A, ohne von der Bank runterzu-
fallen, mit beiden Händen fangen und B zurückwerfen soll.

VARIATIONEN
Zur Steigerung des Schwierigkeitsgrads können folgende Änderungen erfolgen:

- → den Wurfabstand vergrößern,
- → kleineren (z. B. Tennisball) oder schwereren Ball (z. B. Medizinball) verwenden,
- → verschiedene Wurfvariationen vorschlagen,
- → ungenaues Zuspiel von B zu A und von A zu B durchführen,
- → während des Werfens gleichzeitig auf der Turnbank laufen (vorwärts-,
  seitwärts oder rückwärts),
- → während des Werfens und Laufens sich auch zusätzlich (halbe oder ganze
  Drehung) auf der Turnbank drehen,
- → während des Werfens, Laufens und Drehens leichte Aufzähl- bzw. Rechen-
  aufgaben lösen.

Abb. 4.8.
Der Versuch, im Gleichgewicht
zu bleiben und damit im
Körperzentrum zu stehen

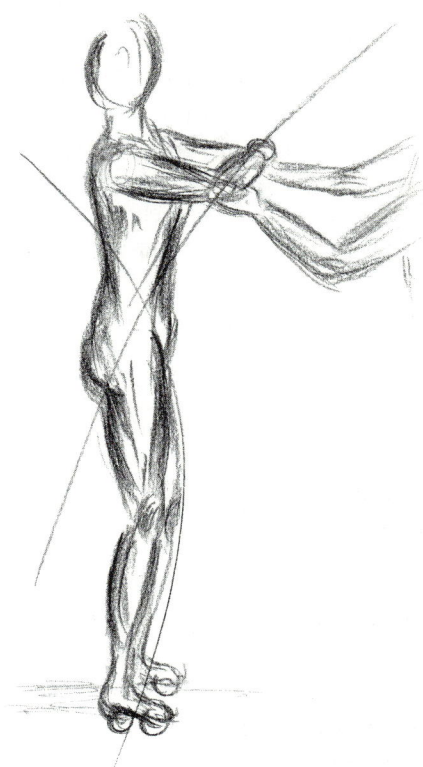

„Aus dem Lot"

A steht auf 4 Tennisbällen oder 4 Reissäckchen (jeweils Fußballen und Ferse stehen auf je einem Tennisball bzw. Reissäckchen) oder einer Sitzscheibe. Beide Hände, vor der Brust ineinandergehakt, ziehen auseinander (Achtung! Schultern bewusst nach *unten* ziehen) und geben dem Oberkörper aufgrund der angespannten Schulterblattfixatoren mehr Stabilität. B versucht, A aus dem Lot zu bringen, indem er A an Schultern und Oberarmen leichten Druck in eine Richtung gibt. A koordiniert sein Gleichgewicht (Abb. 4.8).

VARIATIONEN
Der Schwierigkeitsgrad dieser Übung kann durch folgende Änderungen erhöht werden:
→ A versucht, das Gleichgewicht *ohne* Stabilisationshilfe durch die Arme zu halten,
→ A versucht, das Gleichgewicht mit Stabilisationshilfe zu halten, aber mit *geschlossenen* Augen,
→ A versucht, das Gleichgewicht ohne Stabilisationshilfe und mit geschlossenen Augen zu halten.

TIPP Den Körper, gerade in Balanciersituationen, im Gleichgewicht und im Lot zu halten, erfordert eine außergewöhnliche Konzentrationsleistung und ein erhöhtes Aktivitätsniveau (möglicherweise kommt es zu unkoordiniertem Muskelzittern als Zeichen der Überforderung des Nerv-Muskel-Zusammenspiels). Deshalb sollten Übungen zur Gleichgewichtsförderung im Sinne von „Balance halten" zeitlich nicht zu lange ausgedehnt werden. Es folgen Lockerungen und/oder großräumige Bewegungen, die einen ausgewogenen Spannungszustand wieder herstellen.

Die bisher beschriebenen Übungen werden mit einer ebenfalls von außen gesetzten Provokation – wie im folgenden beschrieben – fortgesetzt.

„Impuls = Re-Impuls"

Übung A steht, wie bei der Übung „Aus dem Lot" beschrieben, auf einem mobilen Untergrund (Sitzscheibe, Tennisbälle o. ä.). B legt ein Theraband (evtl. auch eine Seidenstrumpfhose oder ein Deuserband) breit um die Hüften von A und provoziert A, permanent gleichgewichtsherstellende Muskelkoordinationen vorzunehmen. Dies erreicht B durch leichten Zug am Theraband in alle Richtungen (Abb 4.9 a). Sehr schwierig wird es, wenn A bei der Übung zusätzlich die Augen schließen (Abb. 4.9 b) oder ein Reissäckchen hochwerfen und wieder auffangen soll (Abb. 4.10 a).

Bei dieser Art von Übung fördern sowohl intermuskuläre als auch intramuskuläre Ereignisse nicht nur unser momentanes Gleichgewichtsvermögen, sondern auch unsere Haltungsstabilität und einen ökonomischen Krafteinsatz (auch die in Kap. 3 beschriebenen Übungen in der Reihe „Fels in der Brandung" stellen in diesem Zusammenhang adäquate Reizimpulse dar).

Übung VARIATION
Sowohl das neuromuskuläre Training als auch das Training der reaktiven Fähigkeiten können im Schwierigkeitsgrad gesteigert werden. Hierzu stehen sich beide Partner z. B. auf Sitzscheiben, umgedrehten Bänken oder Tennisbällen balancierend mit einem Abstand von ca. 2–3 m (kann je nach Vermögen vergrößert werden) gegenüber. Sie werfen sich auf unterschiedliche Weise (von unten nach oben, über Kopf, genau oder ungenau usw.) mit beiden Händen einen Gymnastikball oder sogar einen Medizinball zu (Abb. 4.10 b). Bei dieser Variation werden zusätzlich die *reaktiven* Fähigkeiten bei der Gleichgewichtsstabilisierung angesprochen, die je nach Wurfabstand und Wurfgewicht entsprechend gefördert werden.

Ein Medium, welches uns in diesem Zusammenhang ebenfalls große Dienste leistet, ist der Pezzi-Ball. In der folgenden Übung sollen sich unsere Teilnehmer an seinen Umfang und sein Verhalten gewöhnen und gleichzeitig Zutrauen zu sich selbst und ihrer Wahrnehmung gewinnen.

Abb. 4.9a,b.
Haltungsschulung unter
erschwerten Bedingungen

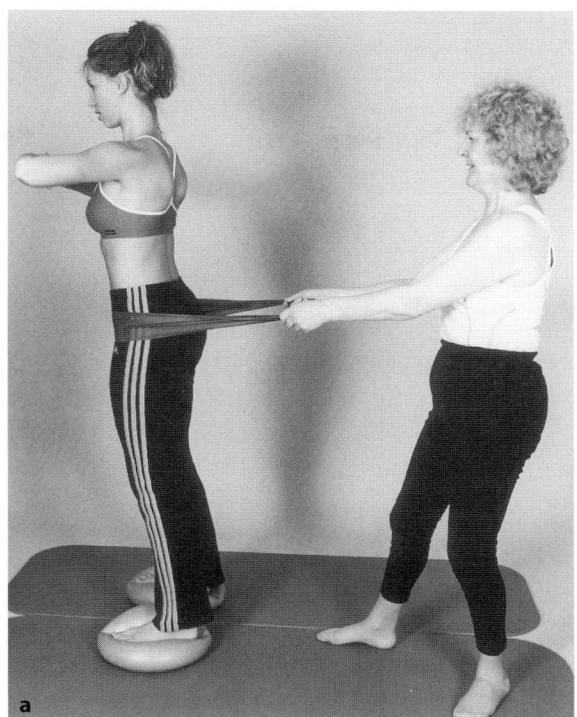

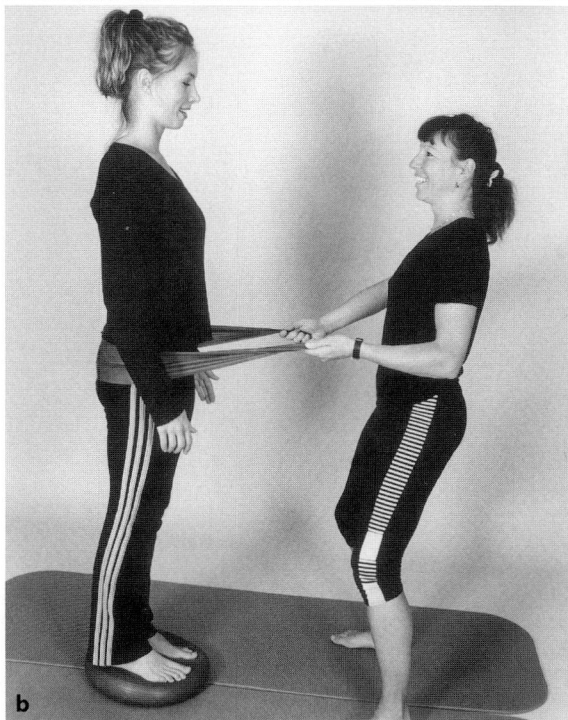

Abb. 4.10a,b.
Bei dieser Übung haben
die Teilnehmer ganz
sicher Spaß

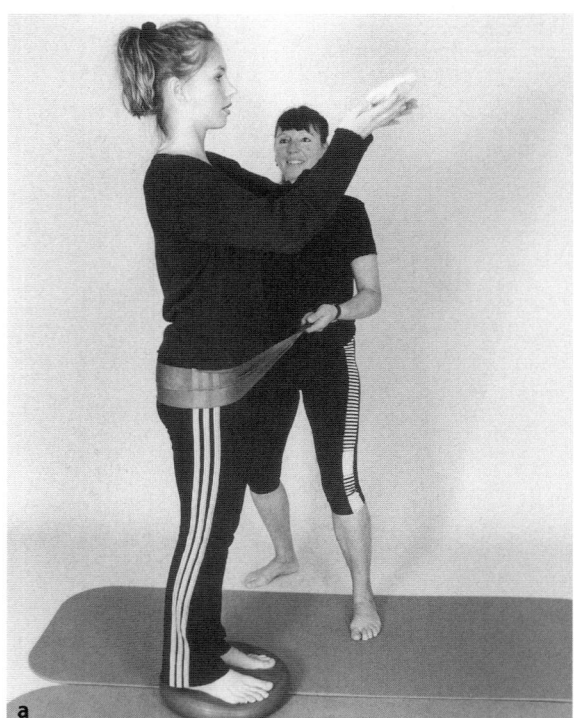

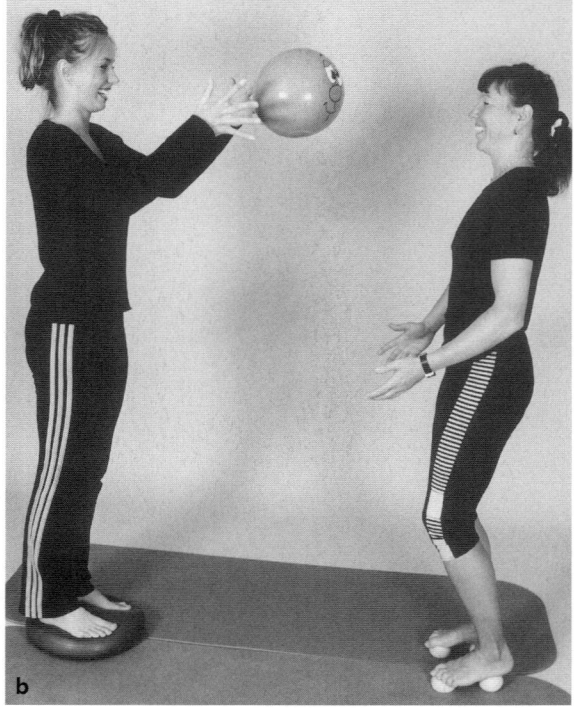

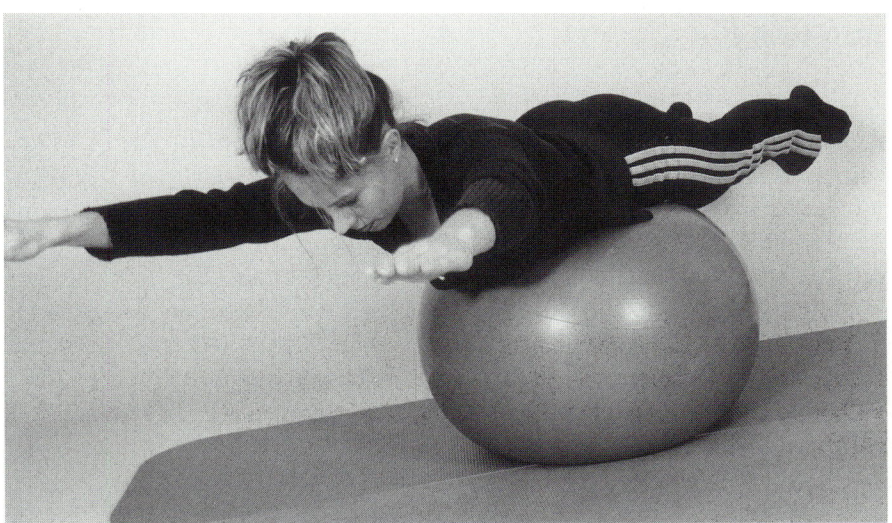

Abb. 4.11. Eine gute Körperwahrnehmung eröffnet neue Möglichkeiten

„Fallschirmspringer"

Die Teilnehmer sollten sich mit der Mitte ihres Bauches so auf den Pezzi-Ball legen, dass sie das Gefühl haben, im Gleichgewicht zu liegen, d. h. weder Arme noch Beine müssen das Gewicht zu sehr stützen. In dieser Position versuchen sie nach und nach, erst die Arme, dann die Beine, vom Boden zu lösen, so dass sie, wie Fallschirmspringer vor dem Lösen des Fallschirms, ihr gesamtes Körpergewicht auf dem Ball ruhen haben (Abb. 4.11).

Von den meisten Teilnehmern wird es als positiv empfunden, mit dem Bauch auf dem Pezzi-Ball zu liegen. Problematischer ist die Position mit dem Rücken auf dem Pezzi-Ball. Hier kommt es manchmal zu Irritationen der Gleichgewichtsorgane, was sich dann in Form von Schwindel äußern kann.

Hinzu kommt, dass die „Öffnung" des Oberkörpers in Form einer Überstreckung für die meisten eine vollkommen neue Orientierung im Ausbalancieren des Körperschwerpunkts notwendig macht. Dies ist mit Unsicherheiten, Ängsten und sogar zuweilen mit Schmerzen verbunden (die meist jedoch nicht funktionell bedingt sind, sondern aufgrund neurophysiologischer Abwehrmechanismen zustande kommen, die lediglich eine langsamere Eingewöhnung an die neue Bewegungskopplung erfordern). Sie als Kursleiter können diese Unsicherheiten und Ängste dadurch minimieren, dass Sie die im folgenden beschriebene Übung als Partnerübung einführen.

„Balanceakt"

A legt sich vorsichtig mit dem Rücken über den Pezzi-Ball. Der Kopf sollte zu Anfang in Verlängerung der Wirbelsäule gehalten werden, um die Orientierung nicht vollkommen zu verlieren. B und C halten A jeweils an den Armen, um Hilfen im Ausbalancieren des Körperschwerpunkts zu geben. Nach und nach sollte A das Körpergewicht vollkommen an den Ball abgeben und den Kopf entspannt am Ball entlang auflegen können. Dann ist der Zeitpunkt gekommen, dass B und C die Hilfen an den Armen von A abbauen (Abb. 4.12 a).

Nun versucht A, mit dem Rücken nach und nach vor und zurück über den Ball zu rollen. Je weiter A kopfwärts rollt, desto spannender und anspruchsvoller wird das Ausbalancieren des Körpergewichts auf dem Ball (Abb. 4.12 b).

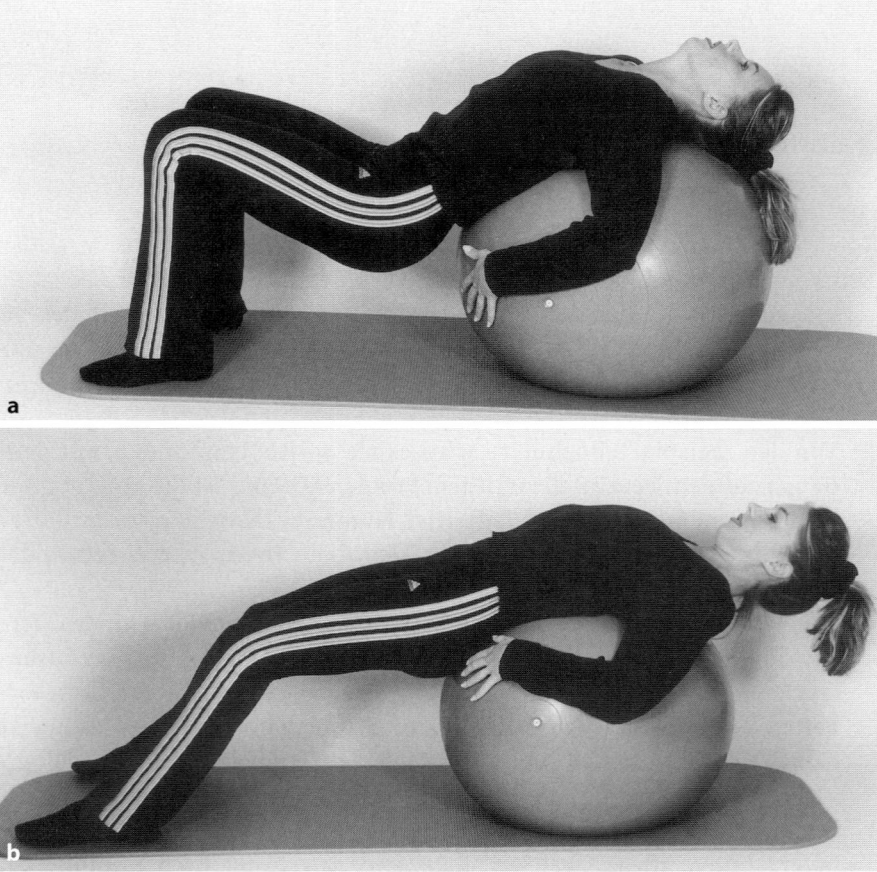

Abb. 4.12a,b. Vom entspannten Liegen zum spannenden Liegen

Übung

In den immer wieder eingelegten Pausen sollte auch der Hinweis auf das Schließen der Augen gegeben werden. Möglicherweise ist es dann angebracht, wieder zur Partnerübung zurückzukehren, um diese wertvolle Erfahrung – weg von der visuellen Beeinflussung der Körperstatik hin zur bewussten Wahrnehmung der propriozeptiven und kinästhetischen Informationen – vermitteln zu können.

VARIATION
Wenn sich die Teilnehmer schon etwas sicherer auf dem Ball fühlen, könnte vom Kursleiter der Schwierigkeitsgrad der Übung durch folgende Aufforderung erhöht werden: „Bisher sind Sie recht geradlinig von vorne nach hinten gerollt. Versuchen Sie jetzt, mit Ihrem Rücken den Ball *kreisförmig* zu führen."

■ *Was signalisiert Ihnen zuerst, dass Ihre Gleichgewicht in Gefahr ist?*
■ *Wie extrem können Sie sich auf dem Ball und mit dem Ball bewegen ohne das Gleichgewicht zu verlieren?*
■ *Welche Muskelgruppen werden Ihnen beim Bewegen auf dem Ball bewusst?*
■ *Hilft Ihnen das Anspannen der zentral liegenden Bauchmuskulatur, um Sicherheit und Stabilität zu wahren?*
■ *Können Sie in beide Richtungen gleich gut kreisen – wenn nicht, warum nicht? Wo sind Einseitigkeiten zu spüren?*

„Knien auf der Kugel"

Diese Übung baut auf der Übung „Balanceakt" auf. Sie wird partnerweise gestaltet und muss je nach Leistungsstand der Gruppe noch differenzierter als die letzte Übung vorbereitet werden.

Übung

A sitzt auf einem Pezzi-Ball und klemmt mit den Knien den Pezzi-Ball des Partners fest. Dieser wiederum hält sich an den Schultern von A fest und versucht, auf dem eigenen Pezzi-Ball zu knien. Nach anfänglichen Unsicherheiten wird sich schnell herausstellen, dass diese Position weniger Probleme mit sich bringt als erwartet.

Wenn der Kniestand gut im Gleichgewicht erfolgt, können die Hände von den Schultern des Partners gelöst werden, um selbstständig, d. h. auch mit immer weniger Fixierungshilfe durch den Partner, auf dem Ball zu knien (Abb. 4.13).

Das Einstellen und das Zentrieren auf den Körperschwerpunkt erfolgt mit der Zeit immer müheloser und selbstverständlicher.

! **Wir ökonomisieren unsere Haltung (Haltearbeit)**

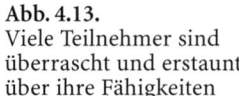
Abb. 4.13.
Viele Teilnehmer sind
überrascht und erstaunt
über ihre Fähigkeiten

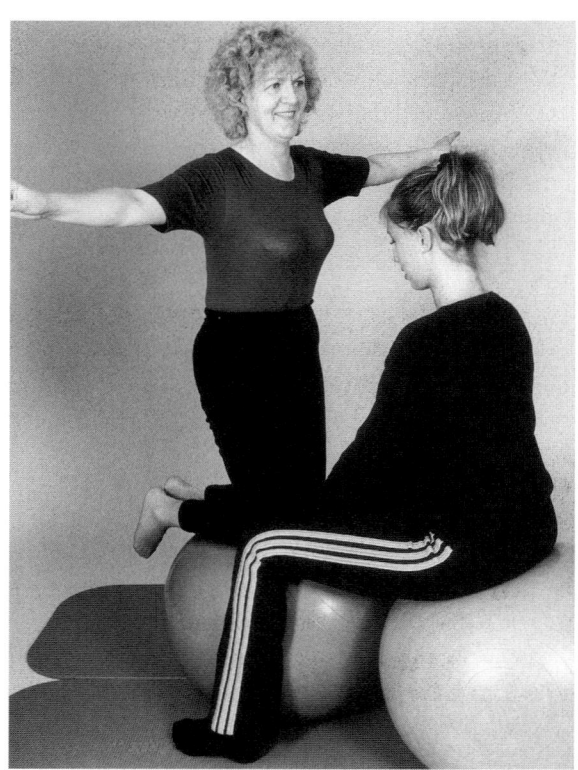

Infothek: Die Wahrnehmung von Muskelreaktionen

- Im Kurs werden die vorangegangenen Übungen selbstverständlich auch dazu genutzt, um die bewusste Wahrnehmung von Muskelfunktionen zu fördern.
- Besonders Provokationen von außen haben für das neuromuskuläre Zusammenspiel einen hohen Aufforderungscharakter. A muss, wie beispielsweise in der Übung „Freischwebend", zwangsläufig das Gleichgewicht durch differenzierte und miteinander abgestimmte Muskelanspannungen zu halten versuchen. Je langsamer dabei die „Provokation" von B gesteuert wird, desto klarer werden A die unterschiedlichen Muskelreaktionen. So wird z. B. sowohl der Einsatz der ansonsten im Stand kaum wahrnehmbaren Bauchmuskulatur sehr offensichtlich als auch das Zusammenspiel von vorderer Oberschenkelmuskulatur und Gesäßmuskulatur.

Im Laufe des Kurses werden Übungen auf und mit dem Pezzi-Ball (z. B. bei der Übung „Freischwebend") als selbstverständlicher, harmonischer und weniger kraftraubend empfunden, da effektive Strategien entworfen wurden, den Körper im Gleichgewicht zu halten.

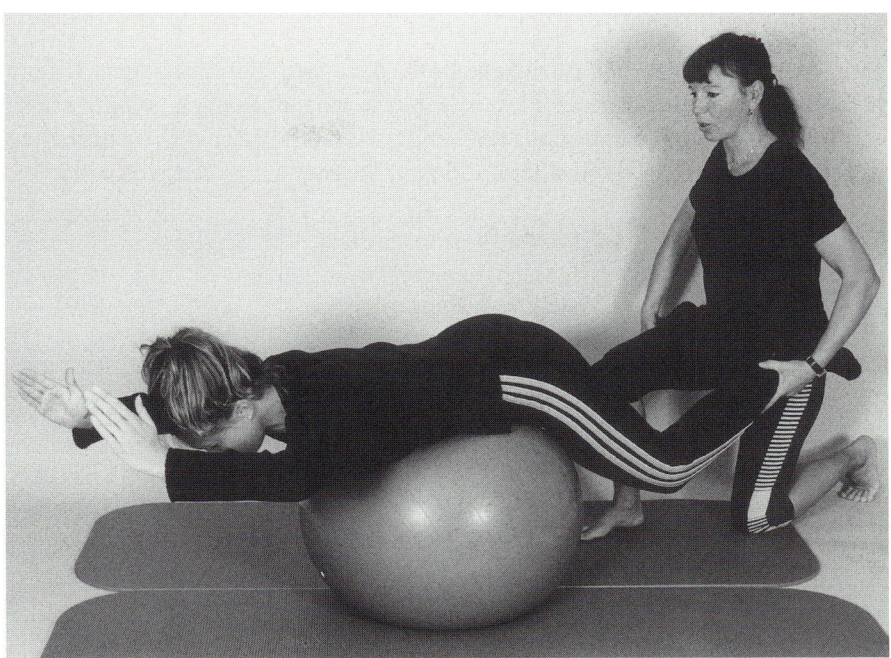

Abb. 4.14. Das Körperzentrum leistet Schwerarbeit

Übung

„Freischwebend"

A legt sich mit dem Bauch über den Pezzi-Ball und löst die Arme vom Boden. B umfasst die Unter- oder Oberschenkel (weniger schwierig) von A und bewegt A „freischwebend" auf dem Ball in verschiedene Richtungen. A muss nun das Gleichgewicht durch muskuläres Reagieren zu halten versuchen (Abb. 4.14).

TIPP

Achten Sie darauf, dass A die Arme entweder nach hinten an den Körper anlegt oder, als schwierigere Variante, die Arme nach vorne in Schulterhöhe anhebt und dabei die Hände aber unbedingt *höher* als die Ellbogen hält (s. Abb. 4.14). Der Kopf wird in Verlängerung der Wirbelsäule gehalten. Jetzt arbeitet die Rückenmuskulatur funktionell!

VORSICHT

Personen mit akuten Rückenproblemen sollten sich eher zentríert, d. h. im Bereich des Bauchnabels auf den Pezzi-Ball legen. Desweiteren sollte B darauf achten, dass die Richtungsprovokationen weniger extrem sind, so dass A ausschließlich mit leichten Anspannungen reagieren kann, um im Gleichgewicht zu bleiben.

Übung

VARIATION

Eine Steigerung des Schwierigkeitsgrads der oben beschriebenen Übung läge dann vor, wenn A diese adaptiven Muskelanspannungen *„blind"* erfahren würde. Dazu ist es allerdings notwendig, dass Ängste und Unsicherheiten abgebaut und Vertrauen zum Ball und zum Partner aufgebaut wurden.

Infothek: Die Leistungsfähigkeit unserer Sinne

- Das altersbedingte Nachlassen unserer Sinnesleistung (häufig schon im mittleren Alter beginnend), besonders die taktil-kinästhetischen Wahrnehmungsprozesse betreffend, bewirkt eine ungenügende situative Orientierung und führt damit zu einer unpräzisen situativen Anpassung.
- Resultat sind unökonomische, kraftraubende und verspannende Bewegungsausführungen oder sogar Unfälle oder Verletzungen, die sich durch den Abbau solcher Koordinations- und Gleichgewichtsmuster ergeben.
- In Balance zu sein bedeutet, sich bewegungssicherer zu fühlen, aber auch Vertrauen in sich selbst zu setzen und damit Selbstsicherheit zu entwickeln!
- Mit zunehmendem Ungeübtsein und zunehmendem Alter setzt häufig eine allmähliche Verarmung sowohl an alltäglichen Bewegungsausführungen als auch am Zusammenspiel von Muskulatur und Nervensystem ein. Unsere Bewegungen werden eckiger, spannungsvoller und vielleicht auch unsicherer.
- Der Mensch reduziert sich auf das, was er noch *sicher* zu können glaubt, obwohl ihm Möglichkeiten offenstehen, noch dazuzulernen. Das heißt, dass es uns durchaus möglich wäre, unser gekonntes Bewegungsrepertoire nicht nur zu stabilisieren und zu sichern – es stünde uns auch eine Vielfalt von neuen, vielleicht *ökonomischeren* Bewegungsmöglichkeiten zur Verfügung. Wir müssen nur den Mut finden, uns Neuem nicht zu verschließen!

„Mit (den) Sinn(en) leben" heißt auch, Körperpartien und -bereiche, die uns in unserem alltäglichen Leben im Umgang mit uns selbst gar nicht oder kaum bewusst sind, wieder zu *be*leben und zu *er*leben. Auf dieses Thema wird in Kap. 5 „Der Rücken – eine unbekannte Körperregion" besonders eingegangen.

Die folgenden zwei Übungen bilden dazu einen idealen Übergang und gleichzeitig einen entspannenden Ausklang für die hier beschriebene Einheit „Mit (den) Sinn(en) leben – sinnvolle Erfahrungen machen".

4.3   Vorschläge für einen Ausklang der Einheit

„Spür mich"

In einer Partnerübung werden über taktile äußere Reize Körperpartien wieder bewusst gemacht. Dabei wird hier, exemplarisch für andere Körperbereiche, der Hand-Arm-Schulter-Bereich in den Vordergrund gestellt.

A liegt in Rückenlage ganz entspannt auf einer Matte und beobachtet mit dem „inneren Auge", welche Finger der linken (rechten) Hand sowohl in ihrer Auflagefläche als auch in ihrer Stellung auf der Auflagefläche wahrgenommen werden können und welche eher unbekannt und undefiniert scheinen. Genau diese Finger (die „Undefinierbaren") versucht B, durch sanftes Entlangstreichen am Fingerrand wieder bewusst werden zu lassen (Abb. 4.15).

- *Spüren Sie dabei Korrespondenzen mit der Schulter?*
- *Werden Ihnen möglicherweise auch andere Bereiche an Hand, Arm oder Schulter bewusster?*
- *Können Sie Empfindungen an Ihrer Hand oder Ihrem Arm wiederfinden wie „heiß/kalt" – „schmal/breit" – „kurz/lang" oder anderes?*
- *Wenn Sie diese Übung als eher unangenehm empfinden, denken Sie darüber nach, was genau Ihnen dabei unangenehm ist.*

Diese und andere Fragen, die im Kursverlauf gestellt werden, machen den Teilnehmern den Bezug der Körperteile untereinander spürbar und reintegrieren bislang oder auch zeitweise „verschüttete" Sinneswahrnehmungen, die z. B. nach Unfällen oder Verletzungen häufig gestört oder beeinträchtigt sind.

„Spüren des Körpers mit den Händen"

Einen ebenfalls eher wohltuenden und entspannenden Charakter hat die letzte Übung dieser Kurseinheit:

Auf eine entspannende, ruhige Musik streichen die Teilnehmer mit kreisenden Bewegungen ihrer Finger von der oberen Mitte des Kopfes über ihre Schläfen, Wangen, den Nacken, die Arme, die Ober- und Unterschenkel bis hin zu den Füßen und Zehen Ihren ganzen Körper aus.

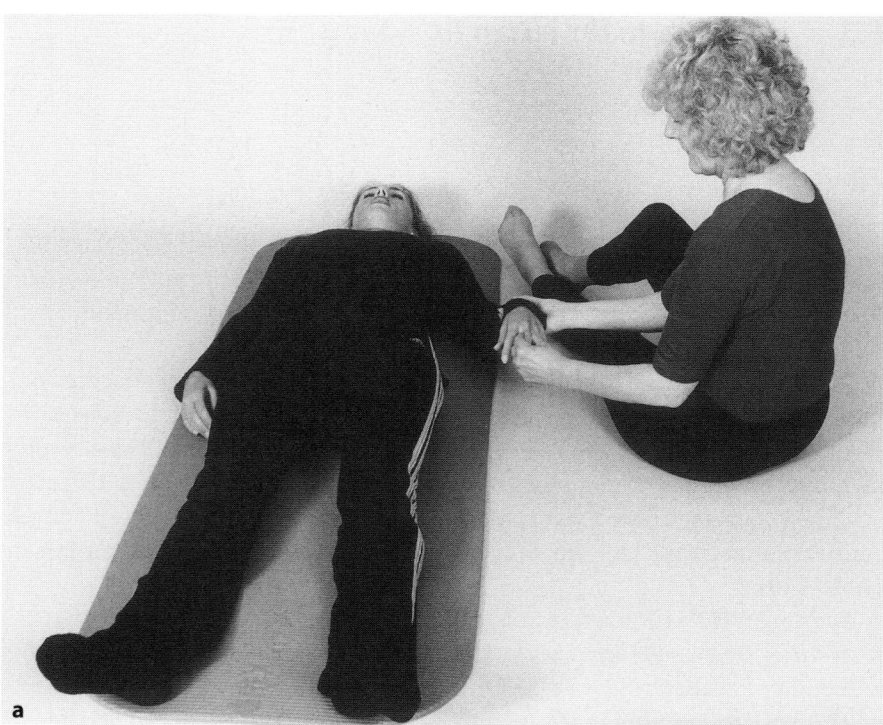

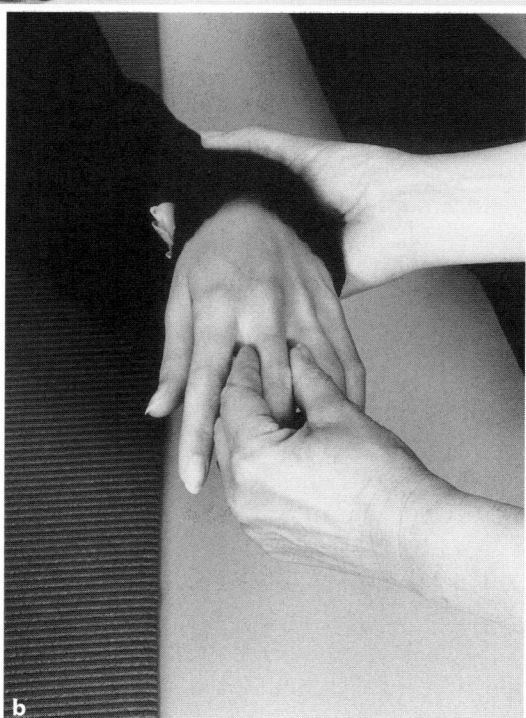

Abb. 4.15a,b.
Reintegrieren von nicht mehr
bewusst wahrgenommenen
Körperteilen ins Bewusstsein

Bei dieser Übung entscheidet jeder für sich, *welche Art* des Streichens oder Knetens ihm besonders wohltuend erscheint und *wo* dieses als sehr angenehm empfunden wird. Veränderungen wie Wärme, Kribbeln, Lockerheit oder auch Verspanntheit werden bewusst wahrgenommen, und die „neue" Sensibilität für die Sinne wird genossen!

! **Gleichgewicht und Koordination sind die Basis einer guten Haltung und eines hohen Maßes an Lebensqualität!**

5 Der Rücken –
eine unbekannte Körperregion

In dem Kapitel „Der Rücken – eine unbekannte Körperregion" wird „Rück-Sicht" genommen: Sei es in einer Vertrauensübung mit dem Partner (z. B: „Führ mich", s. S. 131) oder bei der Visualisierung einzelner Rückenbewegungen (z. B. „Mein Rücken bewegt", s. S. 134). Es geht in diesem Kapitel darum, den Rücken auf ungewohnte Art zu erleben und zu fühlen.

5.1 Musikalische Einführung in das Thema: „Mit Bewegung wieder frisch werden"

Hinweise zur Musik:
Wechsel zwischen ruhiger, entspannender Musik (z. B. Klassik) und eher schwungvoller, peppiger Musik.

Organisationsform:
Zu Anfang im Kreis auf Stühlen oder Bänken sitzend (sitzende Bürotätigkeit nachempfindend). Später auch im Stand.

Material:
Stühle oder Bänke.

Ziel:
Lebendige Einführung in das Thema mit Aufwärmeffekt und Sensibilisierung für die Sitz- und damit Rückenproblematik.

Übung 1

Der Kursleiter wählt ruhige, entspannende Musik für diese Übung aus.

Die Teilnehmer sitzen *rund und schlapp* auf ihren Stühlen (Bänken). Langsam richten Sie aus ihrem Becken heraus ihre Wirbelsäule auf („wie eine Blume, die erwacht und ihre Blüte öffnet", Abb. 5.1), um danach wieder alles in sich zusammenfallen zu lassen. Nach erneuter Aufrichtung der Wirbelsäule gibt der Kursleiter folgende Anleitungen:

- Die Schultern hochziehen und danach wieder fallen lassen.
- Die Schultern weit nach vorne ziehen und zurück in die Ausgangsposition fallen lassen.
- Die Schultern weit nach hinten zur Wirbelsäule hin ziehen und wieder entspannt zurück in die Ausgangslage fallen lassen.
- Während die Schultern entspannt bleiben, den Kopf locker von links nach rechts pendeln.

! **Kopf, Schultern und Wirbelsäule: Hierbei handelt es sich um ein „dreieckiges Verhältnis".**

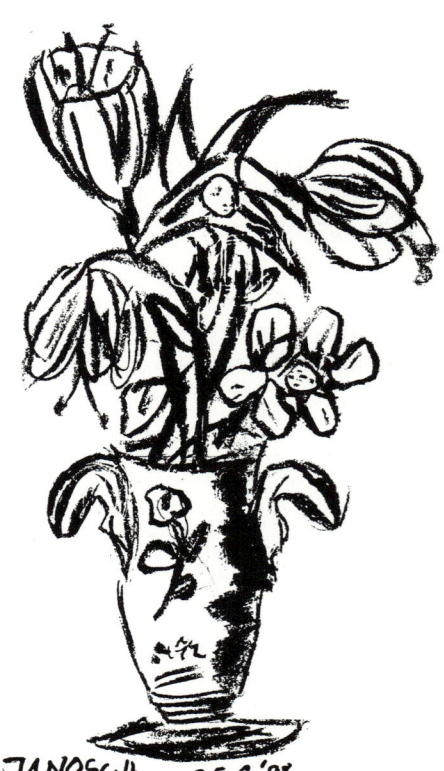

Abb. 5.1.
Eine Blume erwacht
und öffnet ihre Blüte

JANOSCH   25.8.'98

Übung 2

Der Kursleiter wählt eine schwungvolle, peppige Musik aus.

Die Teilnehmer gehen flott bzw. laufen um die Stühle oder Bänke herum und setzen sich zwischendurch in immer wieder anderen Sitzpositionen auf die Stühle (Bänke).

❗ Heutzutage wäre es vorteilhaft, das Sitzen weniger ausdauernd zu betreiben.

Übung 3

Bei dieser Übung wird etwas langsamere Musik ausgewählt.

Die Teilnehmer stehen und strecken beide Arme nach oben, ohne die Schultern dabei anzuheben. Der Kursleiter gibt folgende Anleitung:

- Wie eine Marionette zuerst den einen, danach den anderen Arm locker nach unten fallen lassen, danach die Arme wieder „mühsam" anheben.
- Beim Fallenlassen der Arme „sacken" auch die Knie und die Hüften etwas in sich zusammen, der Oberkörper wird rund. Bei jedem erneuten Fallenlassen den Rumpf noch etwas tiefer senken.
- Im aufrechten Stand versuchen, mit einem imaginären Bleistift im Mund „Bilder" zu zeichnen.

Übung 4

Der Kursleiter wählt schwungvolle, rhythmische Musik aus.

Zum Abschluss der Übungssequenz werden, wie in der 3. Übung, beide Arme zur Decke gestreckt, dann gleichzeitig fallengelassen und wie beim „Skilanglauf-Doppelstockschub" am Körper vorbei gependelt (Abb. 5.2). Die Knie sind weich und gehen bei der Bewegung mit. Die beiden folgenden Ausführungen sind möglich:

- Der Oberkörper bleibt aufrecht, Blick geradeaus (Abb. 5.2 a).
- Oberkörper und Kopf werden mit in die schwungvolle Bewegung integriert (Abb. 5.2 b).
- *Welche Unterschiede nehmen Sie bei den verschiedenen Ausführungsformen wahr?*
- *Welche macht mehr Spaß? Ist das auch jene, die leichter fällt?*
- *Warum fällt Sie leichter?*

❗ Leicht ist, was miteinander harmoniert.

Abb. 5.2.
a Der Oberkörper bleibt aufrecht fixiert, Blick geradeaus – eine Bewegung, die hemmt?
b Oberkörper und Kopf werden mit in die schwungvolle Bewegung integriert – eine Bewegung, die Stimmung macht?

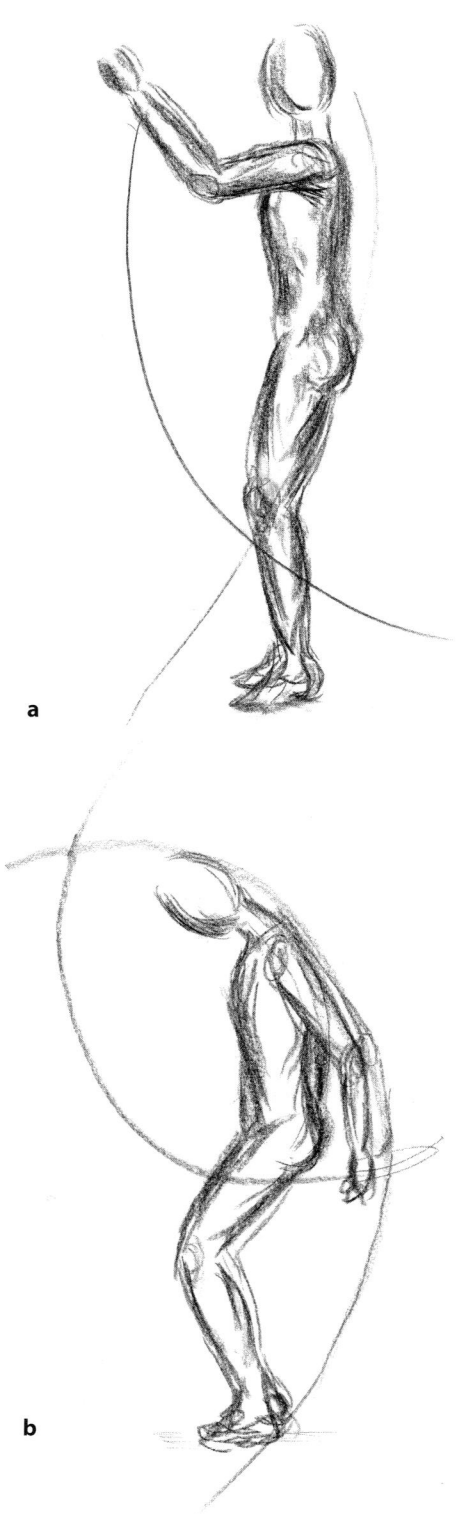

a

b

5.2 Theoretische Grundlagen und Übungssammlung

Neurophysiologische Aspekte

Wie in Kap. 4 („Mit (den) Sinn(en) leben – sinnvolle Erfahrungen machen"), geht es auch in Kap. 5 darum, „verschüttete" Sinneswahrnehmungen und neuromuskuläre Verarbeitungsstrategien wieder zu beleben bzw. neu zu erlernen.

Von diesen sensorischen und neuromuskulären „Ausfällen" sind vor allem Körperteile betroffen, die von uns optisch *nicht* oder *nur indirekt* wahrgenommen werden können. Dazu zählt unsere ganze Körperrückseite, vor allem der Rücken. Den Rücken – eine sensomotorisch häufig unterentwickelte Körperregion – spüren wir bewusst nur in zwei Situationen:

- *positiv*: bei Wärmezufuhr (an einen warmen Kachelofen zu lehnen oder Hände am Rücken zu spüren, vermitteln ein wohliges Gefühl),
- *negativ*: bei Schmerzen.

Inzwischen leben wir in einer technologisch bedingten *„Sitzgesellschaft"*. Wir sitzen immer häufiger und länger. Der Rücken aber wird in sitzender Position oft überlastet. Das Schmerzerlebnis tritt also immer häufiger auf.

Wir müssen uns die Frage stellen, ob wir nicht einfach *zu spät* erkennen, dass bestimmte Körperhaltungen, die wir einnehmen, Verzerrungen der Wirbelsäulenarchitektur provozieren und so zu Schmerzen führen. Reagieren wir also zu spät auf Überlastungen in der Körperhaltung?

Stellt man sich die Regulation der psychophysischen Vorgänge im Menschen als eine große Computerschalteinrichtung (Abb. 5.3) vor, kann sich das zu späte bzw. zu undeutliche Erkennen „falscher", gesundheitsschädlicher Verhaltensweisen einmal im Input- und zum anderen im sog. Transformationsbereich abspielen:

Der *Input* (*die Reizaufnahme*) wird von bestimmten Nervenzellen (Rezeptoren) übernommen, die die Informationen von außen (z. B. taktile Reize oder Lichtreize) oder auch innen (z. B. Gelenkstellungen oder Muskelspannungen) dem Zentralnervensystem zuleiten. Die Rezeptoren selbst sind in ihrem Informationsaufnahmevermögen nicht trainierbar. Der Schwellenwert der Reizaufnahme ist ausschließlich in Verbindung mit einem veränderten chemischen Milieu (Säurestoffwechsel) zu variieren. Dieses wiederum kann zur Neubildung von freien Nervenendigungen anregen, die möglicherweise zu einer erhöhten Schmerzempfindlichkeit beitragen. Ob es über die Neubildung derartiger Rezeptoren aber auch zu einer qualitativ besseren Wahrnehmung kommt, ist ungeklärt.

Abb. 5.3.
Unser sensorisches Nervensystem
transferiert auf die Anatomie eines
Computers

INPUT - Sensoren und Rezeptoren

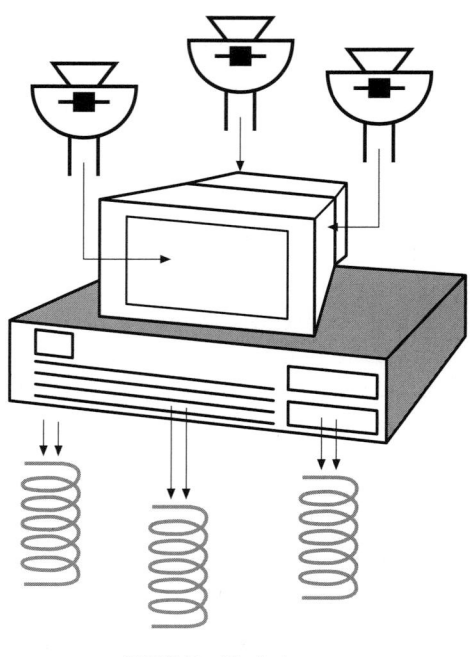

OUTPUT - Muskeln

Dagegen wird die Wahrnehmung durch die *Übermittlung* der Reize beeinflusst. Sie funktioniert nämlich nur dann auch entsprechend schnell und genau, wenn die Kontaktstellen der Zellen untereinander (die Synapsen) auch im Training sind, d. h. wenn sie ständig benutzt werden (Ayres 1984, Zimmer 1999). Das ist aber gerade beim Rücken selten der Fall.

Die anschließende *Transformation* erfolgt im zentralen Nervensystem (Rückenmark und Gehirn), das die eingehenden Informationen sammelt, verarbeitet, bewertet und eine Antwort bzw. einen Befehl vorbereiten muss. Hier wird dann schließlich nach Bekanntem gesucht: Bekannte Bewegungsmuster, gekonnte Automatismen und Gewohnheiten. Je mehr Potential uns hier zur Verfügung steht, desto größer ist die Chance, einen Befehl für einen ökonomischen funktionellen Bewegungsvollzug zugeleitet zu bekommen (s. auch Kap. 4, „Mit (den) Sinn(en) leben – sinnvolle Erfahrungen machen", und Kap. 7, „Liegen – Wege zum Umgang mit Schmerz"). Auf dieser zentralnervösen Ebene spielt sich dann auch das Wahrnehmungstraining ab: Die zur Verfügung stehenden Reize werden schneller, deutlicher und bewusster wahrgenommen, es kommt zu einer verbesserten Selbsteinschätzung und genaueren Bestimmung des IST-Zustands. Fehlen dagegen entsprechende

Reize und Wahrnehmungen, können „schlechte" Haltungs-und Bewegungs-muster gar nicht oder auch nicht rechtzeitig genug identifiziert werden.

Dieser Regelkreis wird schließlich durch den *Output* geschlossen: Unter Output versteht man die Umsetzung des Befehls, z. B. durch die Muskulatur, die Haltung und Bewegung realisiert. Zu hohe Spannungszustände der Muskulatur deuten auf eine Überlastung derselben hin. Muten wir ihr bewusst zuviel zu, können wir das nicht dem Input und auch nicht der Trans-formation anlasten. Haben wir aber keine Chance, dem frühzeitig entgegen-zusteuern, da unsere Reizweiterleitung (Synapsen) im Inputbereich nicht optimal funktioniert oder die zentral-nervöse Steuerung im Transforma-tionsbereich nicht rechtzeitig „Überlastung" signalisiert, sollten wir uns um sensorische Reize und neuronale Aktivierung bemühen.

Es ist also wichtig, dem Gehirn „Nahrung" zu verschaffen, indem wir sen-sorische Reize setzen und neuronale Systeme aktivieren, um schnellstmög-lich auf „ungesunde" Reize reagieren zu können.

Immer wieder bekommt man von Kursteilnehmern ungläubige Blicke zuge-worfen, wenn ihnen von den Defiziten ihrer „Rückensensibilität" erzählt wird. Machen Sie mit Ihren Teilnehmern den *Druckpunkte-Test*:

Partnerweise sollen sich die Teilnehmer mit Hilfe ihrer Finger unter-schiedlich viele Druckpunkte auf den Rücken setzen. Die Finger sollten dabei *gleichzeitig* auf den Rücken gedrückt werden und nicht nacheinander. Unab-hängig davon, ob man einen dicken Pulli trägt oder ein dünnes T-Shirt, ob stark oder nur leicht gedrückt wird, ob weiter oben oder weiter unten, immer wird man Schwierigkeiten haben, die richtige Fingeranzahl zu registrieren. Die Systeme im Input- und/oder Transformationsbereich (re)agieren nicht optimal.

! **Sich einen Panzer zuzulegen kann von Vorteil sein, doch dann geht eine Vielfalt von Eindrücken und Wahrnehmungen an uns vorüber.**

Übungssammlung zur Sensibilisierung des Rückenbereichs

„Fü(h)r mich!"

Bei dieser Übung handelt es sich um eine Vertrauensübung: Einerseits lernt der Teilnehmer, dem Partner Vertrauen zu schenken, andererseits lernt er auch, sich und seiner Wahrnehmung zu vertrauen.

Abb. 5.4.
Vertrauen haben zu sich
und anderen

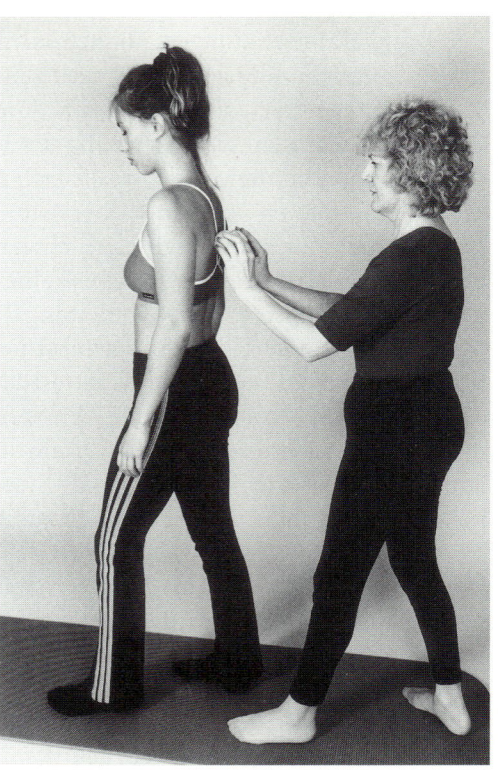

Übung

A schließt die Augen und wird von B mit Hilfe zweier Tennisbälle durch den Raum geführt (Abb. 5.4). B gibt die Richtung an, indem er mit einem der beiden Tennisbälle jeweils etwas mehr Druck auf die linke oder rechte Rückenseite ausübt:

- Druck linke Rückenseite = Drehung um 90 ° nach rechts,
- Druck rechte Rückenseite = Drehung um 90 ° nach links,
- Druck beidseitig gleichmäßig = geradeaus weitergehen,
- kein Kontakt der Bälle am Rücken = rückwärtsgehen bis der Kontakt zu den Bällen wieder aufgenommen ist.

VARIATIONEN
→ Der Druck mit den Tennisbällen wird auf verschiedene Bereiche des Rückens ausgeübt.
→ Anspruchsvoller wird diese Übung, wenn der Kontakt zwischen Ball und Rücken nicht mehr so offensichtlich ist:
    ❑ minimalen Druck ausüben,
    ❑ gleiche Übung, aber Luftballons verwenden.

→ Eine spielerische Variante zu dieser Übung ist die „Blindenparcoursstaffel": Es werden 2 Mannschaften gebildet, die jeweils einen Slalomparcours zu durchlaufen haben. Dabei soll jeweils ein Spieler einer Mannschaft einen anderen „blinden" Spieler per Tennisball- oder Luftballondruck an den Schulterblättern durch einen Slalomparcours und wieder zurück zur Mannschaft leiten.

→ Ebenfalls spielerisch ist die „Tennisball-Transport-Staffel". Wieder werden 2 Gruppen gebildet und wieder sind es jeweils 2 Akteure aus jeder Mannschaft, die folgende Aufgaben haben: Sie sollen Rücken an Rücken seitlich gehend zwischen ihren beiden Rücken jeweils 2 Tennisbälle zur gegenüberliegenden Wand transportieren (= *Entwicklung von Rückengefühl*). Dort macht jeder für sich mit jeweils 2 Tennisbällen (2 Tennisbälle und 2 Reissäckchen liegen an der Wand bereit), die zwischen der Wand und links und rechts der Wirbelsäule angelegt werden, 10 leichte Kniebeugen (= *Massagewirkung*) (Abb. 5.5 a). Danach geht jeder mit einem Reissäckchen und einem Tennisball auf dem Kopf so schnell wie möglich zurück zu seiner Mannschaft (= *Aufrichtung der Halswirbelsäule*) (Abb. 5.5 b).

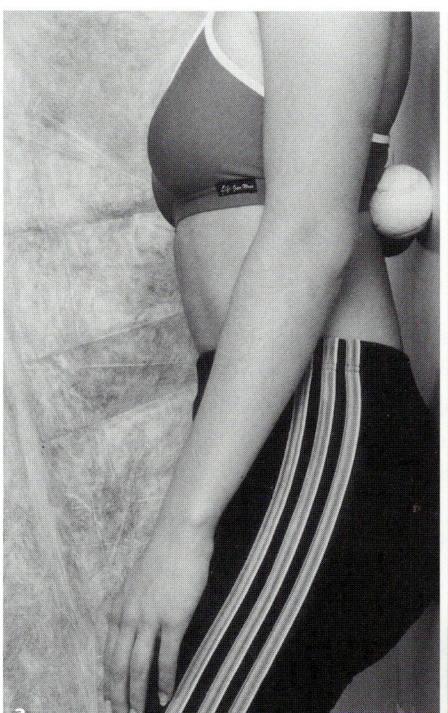 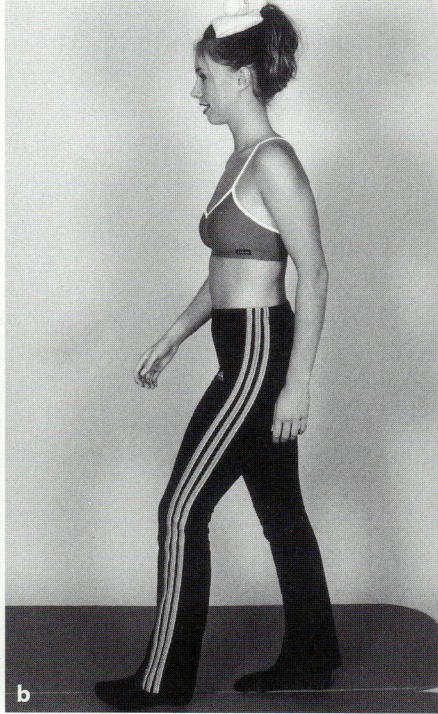

Abb. 5.5a,b. Die „Tennisball-Transport-Staffel": Eine ebenso wirksame wie spaßbringende Übung

Dem Prinzip der wellenförmigen Belastung folgend, schließt sich nach der Übung „Fü(h)r mich", die mit erheblicher Konzentration verbunden war, eine eher spielerische Möglichkeit der Rückenwahrnehmung an, z. B. „Rückenprofil".

„Rückenprofil"

Übung

Die gesamte Kursgruppe steht eng beieinander und jeder Einzelne hat die Aufgabe, sich an den Rücken verschiedener anderer Teilnehmer zu schmiegen. Der fremde Rücken soll also mit Hilfe des eigenen Rückens in Form und Gestalt, d. h. in seinem Profil wahrgenommen werden. Dabei „ertasten" die Teilnehmer nur so viele Rücken, wie sie es sich selbst zutrauen, diese später wiedererkennen zu können.

Nach der Erkundungsphase bilden alle Teilnehmer einen großen Außenstirnkreis, schließen die Augen und gehen langsam rückwärts der Kreismitte entgegen. Der erste Rücken, auf den man trifft, wird ertastet. Erkennt man ihn wieder, wird der Name des „Rückeninhabers" genannt (Abb. 5.6).

■ *Wer schafft es, alle „seine Rücken" wiederzufinden?*

VARIATION
Die gleiche Übung ist auch auf Bänken sitzend möglich: Die beiden Gruppen sitzen sich Rücken an Rücken gegenüber, und die Teilnehmer einer der Gruppen wechseln immer wieder ihre Sitzplätze, um neue Rücken zu erfühlen, die sie anschließend „blind" wiedererkennen sollen.

„Mein Rücken bewegt"

Eine sehr anspruchsvolle und ausführliche Anregung zur Entwicklung seines Rückenbilds ist die von der Autorin konzipierte Übung „Mein Rücken bewegt". Das Besondere dieser Übung ist die Visualisierung der eigenen Schulterblatt- und Rückentätigkeit über die Vermittlung der Partnerhände: *Man „sieht" den eigenen Rücken in Bewegung.*

Übung

A und B sitzen hintereinander jeweils auf einer Bank (bzw. Stuhl oder kleinem Kasten).

TIPP Bänke sind oft zu niedrig, um eine optimale Sitzposition einnehmen zu können. Durch zusammengerollte Iso-Matten, die zusätzlich auf die Bänke aufgelegt werden, können zu geringe Sitzhöhen individuell ausgeglichen werden.

Abb. 5.6.
„Rückenprofil":
Auf der Suche nach
„bekannten" Rücken

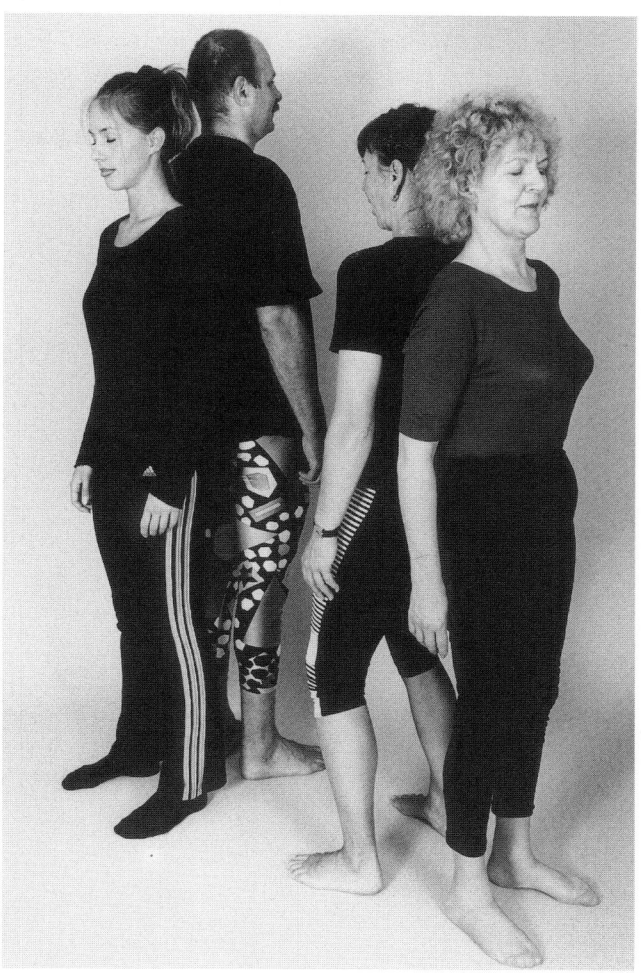

B legt beide Handflächen auf die Schulterblätter von A flächig auf und richtet sich selbst so ein, dass es zu keiner verkrampften Haltung kommt. B hat im Verlauf der Übung die Möglichkeit, A Rückmeldung über die tatsächliche (für ihn sichtbare) Ausführung der Übung zu geben.

A spürt in die aufgelegten Hände hinein und konzentriert sich auf die eigenen Schulterblätter. Bei den jetzt kommenden Aufgaben kann er sich mit Hilfe der fremden Hände ein Bild von den Bewegungsmöglichkeiten seiner Schulterblätter machen. Damit bekommt A auch Zugang zu einem „bewegungs- und wahrnehmungstechnisch" unterentwickelten Teil seines Rückens.

Der Kursleiter setzt bewusst das Hilfsmittel der Visualisierung ein und stellt jetzt folgende, im Schwierigkeitsgrad aufsteigende, Aufgaben.

Übung

Aufgabe 1. Versuchen Sie, die Hände hinten auf Ihren Schulterblättern *so weit wie möglich voneinander zu entfernen und danach so eng wie möglich einander anzunähern* (Abb. 5.7).

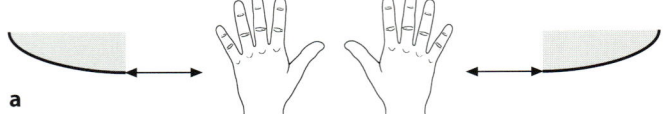

Abb. 5.7a-c.
Bewegungsrichtung:
maximal nach
außen und innen

a

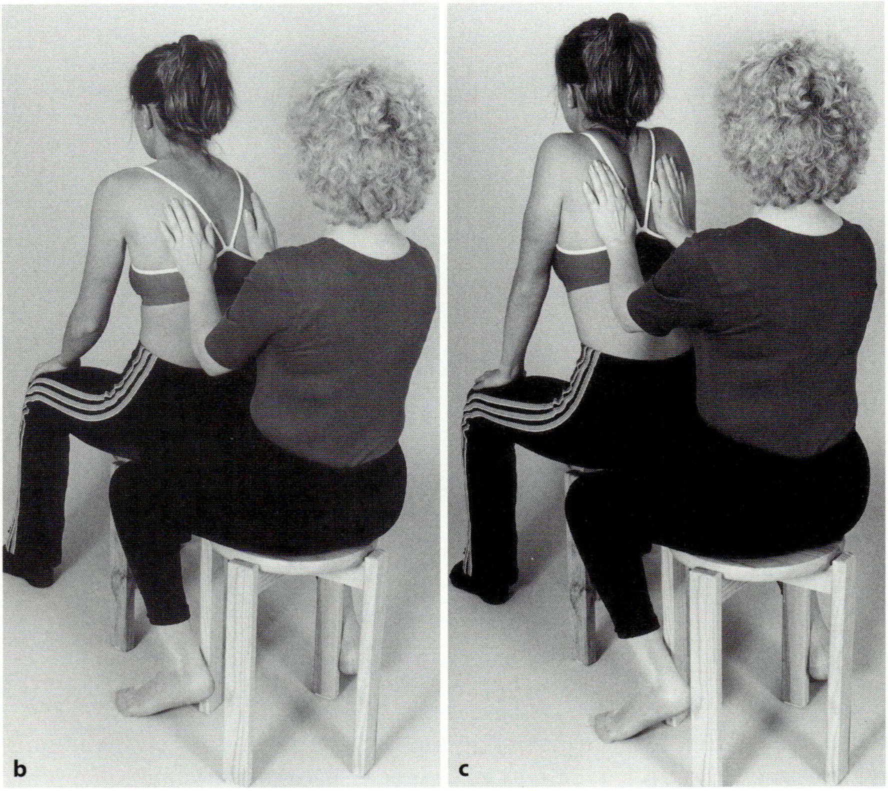

b   c

Übung

Aufgabe 2. Versuchen Sie, die Hände *nur so weit voneinander zu entfernen, dass Ihre Hände auf derselben Ebene bleiben und keine Rundung im Oberkörper nach vorne entsteht* (Abb. 5.8).

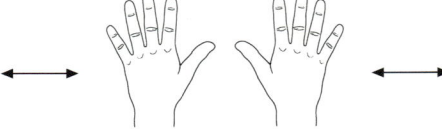

Abb. 5.8.
Bewegungsrichtung:
optimal nach außen und innen

Bei den ersten beiden Übungen lernen die Teilnehmer, das Nach-vorne-Fallen der Schultern wahrzunehmen und diese Position mit ihrer Alltagshaltung zu vergleichen: Eine erste sensible Differenzierung von aufrechter Haltung und nach vorne gerundeter Haltung wird wahrnehmbar, das Rückenbild entwickelt sich.

Aufgabe 3. Beide Hände werden gleichzeitig *so weit wie möglich nach oben Richtung Decke gezogen und anschließend soweit wie möglich Richtung Boden nach unten* (Abb. 5.9).

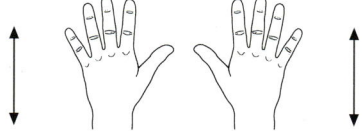

Abb. 5.9.
Bewegungsrichtung:
maximal nach oben und unten
und beidseitig gleich

Aufgabe 4. Versuchen Sie, die Hände so weit wie möglich hoch zur Decke zu bewegen („a"), dann nach unten, *dort kurz innezuhalten, wo Sie glauben, sich normalerweise im Alltag zu befinden („b", also die normale Schulterhaltung einnehmen)*, um danach möglicherweise noch weiter nach unten Richtung Boden zu ziehen („c", Abb. 5.10).

- *Wie weit ist der Weg von Ihrer Alltagshaltung noch abwärts Richtung Boden (von „b" nach „c")?*
- *Wie empfinden Sie es, Ihre „Gewohnheitshaltung" weiter nach unten zu verlagern?*

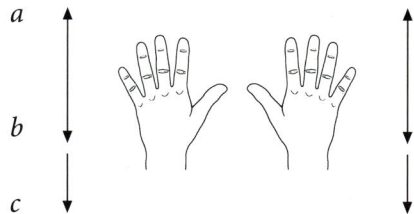

Abb. 5.10.
Bewegungsrichtung:
nach oben und unten mit
Zwischenstopp

„Je später am Tag, desto höher unsere Schultern". Mit im Tagesverlauf zunehmender physischer und/oder psychischer Belastung verkriechen wir uns, ähnlich wie sich eine Schildkröte in ihren Panzer zurückzieht, in einer „Ich-weiß-nicht-Haltung": Wir ziehen den Kopf ein, indem wir die Schultern dem Kopf näherbringen.

Mit Hilfe der Aufgaben 3 und 4 werden die Diskrepanzen zwischen einer verspannten Zwangshaltung und einer entspannten Normalhaltung transparent. Das Rückenbild entwickelt sich.

VORSICHT

Diese Übungen erfordern eine hohes Maß an Konzentration und werden auch in den meisten Fällen als recht anstrengend empfunden. Dieses subjektive Gefühl der Anstrengung resultiert dabei selten aus einer muskulären Beanspruchung, sondern basiert auf der hohen mentalen Inanspruchnahme. Deshalb ist es sinnvoll, maximal zwei Übungen hintereinander zu schalten.

Übung

Aufgabe 5. Beide Hände wandern aneinander vorbei: Die eine Hand zieht soweit wie möglich zur Decke hoch, während sich die andere so tief wie möglich Richtung Boden bewegt (Abb. 5.11).

- *Ziehen beide Hände gleich hoch und gleich weit nach unten?*
- *Zieht eine Schulter möglicherweise höher als die andere?*
- *Ist das die Schulter, die auch häufiger die Handtasche oder den Einkaufsbeutel trägt?*
- *Kann der Atem normal weiterfließen, oder stockt der Atem zwischendurch? Vielleicht dann, wenn Sie sich besonders stark konzentrieren müssen?*

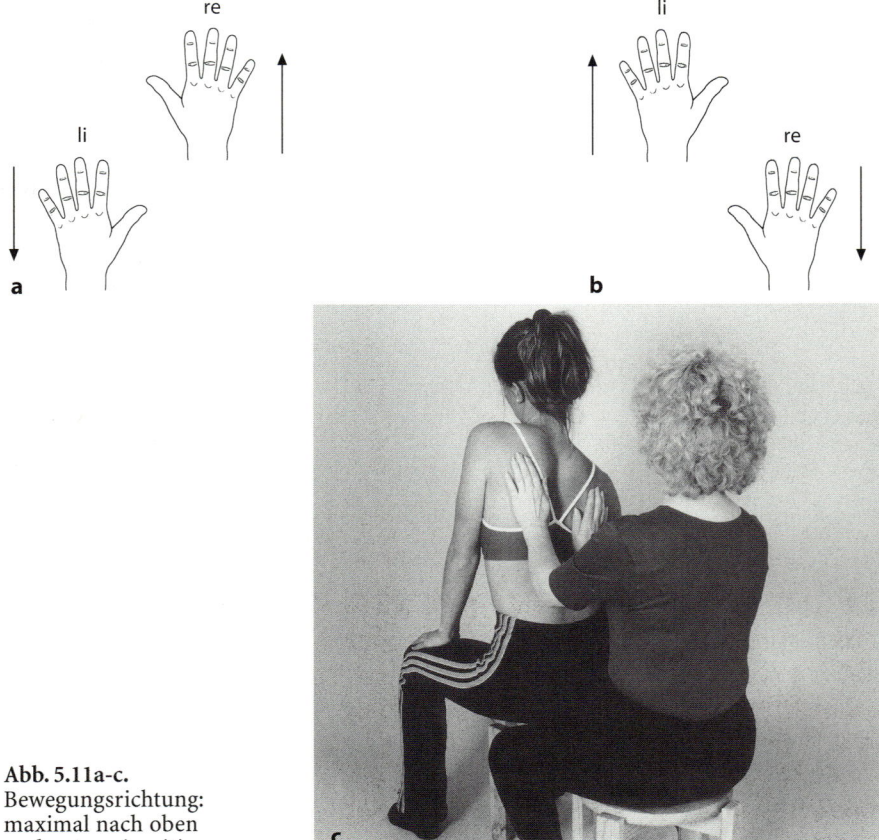

Abb. 5.11a-c.
Bewegungsrichtung:
maximal nach oben
und unten einseitig

Übung

Aufgabe 6. Wiederholen Sie Aufgabe 5. Versuchen Sie jetzt allerdings, *gleichzeitig mit der einen Hand oben und mit der anderen Hand unten anzukommen*. Das ist nicht ganz leicht, da der Weg nach oben meist länger ist als der nach unten, so dass das Timing angepasst werden muss, um beide Hände gleichzeitig ankommen zu lassen (Abb. 5.12).

Beobachten Sie, ob Sie sich auf beide Hände gleichzeitig konzentrieren können, oder ob sie gedanklich von einer Hand zur anderen „springen" müssen.

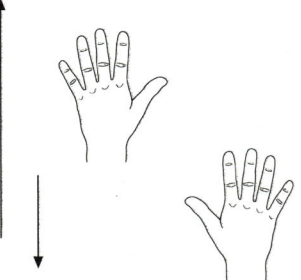

Abb. 5.12.
Bewegungsrichtung: nach oben und
unten mit gleichzeitigem
Ankommen in maximaler Position

Übung

Aufgabe 7. Nun haben Sie alle vier Kardinalrichtungen des Kreises abgetastet: oben – unten – links – rechts. Setzen Sie diese jetzt zu einem Kreis zusammen. Stellen Sie sich dabei vor, Ihre Hände wären zwei Zahnräder, die ineinandergreifend rotieren (Abb. 5.13).

Verwischen Sie die vier Kardinalrichtungen nicht, sondern steuern Sie sie bewusst und großzügig an. Untersuchen Sie sie im Zeitlupentempo und nehmen Sie Veränderungen im Zeitlupentempo vor! Das Gehirn registriert mehr und reagiert wirksamer.

- *Wissen Sie zu jeder Zeit genau, wo sich das linke bzw. rechte Schulterblatt im Augenblick befindet?*
- *Ist die Versuchung nicht groß, diese Bewegung jetzt einfach automatisch und damit auch schneller – ohne bewusstes Beobachten – ablaufen zu lassen?*

Je *schneller* die Bewegung wird, desto weniger lernt man über die Gestaltung der Bewegung und desto weniger Möglichkeiten hat man auch, die Bewegung zu korrigieren. Möchte man also eine Bewegung oder Haltung an sich ergründen oder gar verändern, ist es sinnvoll, die Ursprünge und den Weg der Bewegung bzw. Haltung langsam zu analysieren.

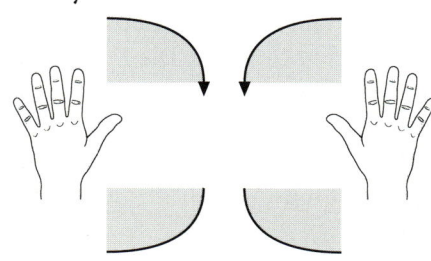

Abb. 5.13.
Bewegungsrichtung: Rotation
beider Hände gegeneinander

Übung

Aufgabe 8. Wenn die Teilnehmer bei Aufgabe 7 in Versuchung geraten sein sollten, die Bewegung zu schnell und damit verschwommen auszuführen, hilft eine kurze Anweisung zur Bewegungsrichtung: Versuchen Sie, die Zahnräder *in die gleiche Richtung rotieren zu lassen* (Abb. 5.14).

■ *Fällt Ihnen das in die gleiche Richtung rotieren lassen schwerer als das gegeneinander Rotieren?*

■ *Auf welche Hand müssen Sie sich mehr konzentrieren?*

■ *Sind die Bewegungsrichtungen oben – unten – links und rechts immer noch klar und voneinander gut zu unterscheiden?*

■ *Welche Bewegungsrichtung fällt Ihnen am leichtesten?*

■ *Gibt es Unterschiede zwischen der linken und rechten Hand in der Vorliebe für eine bestimmte Bewegungsrichtung?*

Analysieren Sie, warum Ihnen diese Bewegung schwer fällt. Versuchen Sie in einem ersten Schritt, *nur eine Hand zu bewegen*, während die andere in Ruhe bleibt. Ist Ihnen diese Bewegung klar, lassen Sie die andere Hand sich vorsichtig und *langsam* „einschleichen".

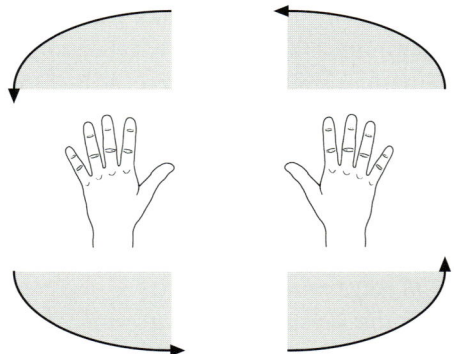

Abb. 5.14.
Bewegungsrichtung: Rotation beider
Hände in die gleiche Richtung

Von allen bisherigen Übungen ist Übung 8 die koordinativ anspruchsvollste. Warum? Unsere Gewohnheitsmuster im Schulter-Rücken-Bereich sind durch eine hohe Symmetrie gekennzeichnet: Wenn wir etwas nicht wissen, zucken wir mit *beiden* Schultern oder wenn wir müde oder traurig sind, fallen *beide* Schultern nach vorne. Die Kreisbewegung in dieser Übung ist dagegen nicht nur sehr komplex, sondern zeichnet sich durch eine asymmetrische Struktur aus.

Der Teilnehmer erkennt die Zweiseitigkeit des Rückens und die einseitige „Behandlungsmöglichkeit". Das Rückenbild entwickelt sich.

„Mach mich nach"

Diese Übungsanregung zur Entwicklung des Rückenbilds ist nicht sehr beanspruchend und in der wellenförmigen Belastungskurve eher unten anzusiedeln.

Der Kursleiter bittet die Teilnehmer, sich paarweise eine Matte oder Decke zu besorgen, und gibt dann folgende Aufgabe:

A schließt die Augen. B nimmt eine *bewusst schlechte (rückenunfreundliche) Haltung* im Stand, Sitz oder in der Liegeposition ein (Abb. 5.15). B hat dann die Aufgabe, durch Abtasten von Kopf und hinterem Rumpfbereich von A dessen Haltung nachzuempfinden und diese schließlich selbst einzunehmen.

- *Welcher Teil oder welche Stelle des Körpers wurde mir über meine Hände besonders bewusst?*
- *In welchen Bereichen meines Körpers glaubte ich, die abgetastete Körperhaltung besonders gut imitieren zu können?*
- *Konnte ich mich in der abgetasteten Körperhaltung wiederfinden?*
- *War sie mir bekannt als eine für mich ebenfalls übliche Haltung?*

Beide, A und B, öffnen die Augen und vergleichen ihre beiden Haltungen miteinander, die im optimalen Fall identisch sein müssten.

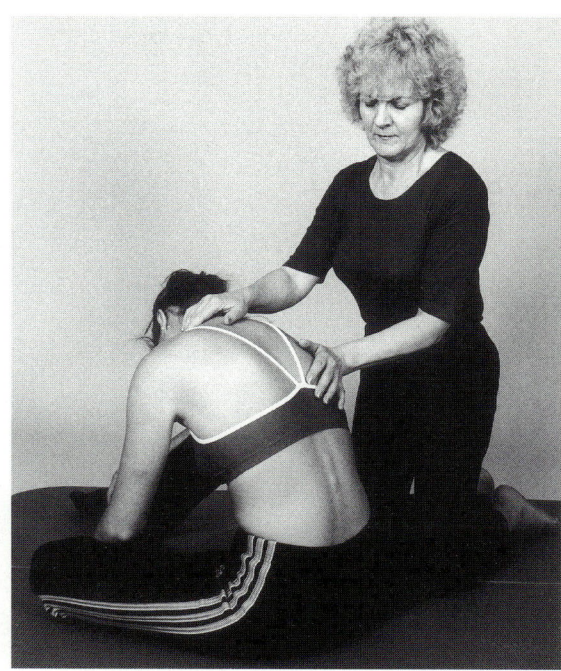

Abb. 5.15.
Eine rückenunfreundliche
Position soll imitiert werden

Je nachdem, welches Thema der Kursleiter in den Vordergrund stellen
möchte – ob Kopf/Nacken, Schulter/oberer Rücken oder LWS-BWS-Über-
gang – kann er diesen Bereich bei dieser Übung für die Teilnehmer als
besonders markant herausstreichen.

TIPP

„Mach mich nach" sollte erst nach Einschätzung der Gruppenatmosphäre
von Seiten des Kursleiters angeboten werden. Diese Partnerübung kann
bei dem einen oder anderen Kursteilnehmer Abwehrmechanismen provozieren, da möglicherweise die Grenze zur Intimsphäre überschritten wird.
Trotzdem sind Partnerübungen – auch mit Berührungsaufgaben – gerade
zur Behandlung des Themas Körperwahrnehmung angebracht, wenn
nicht sogar unverzichtbar.

Übung

VARIATION

A nimmt keine schlechte, sondern eine subjektiv *bewusst als gut und
aufgerichtet empfundene (rückenfreundliche) Haltung* ein, die B ertasten
und imitieren soll. Die aufgerichtete, richtige Haltung kann auch in
einer Bücksituation oder alternativen Sitzposition demonstriert werden
(Abb. 5.16).

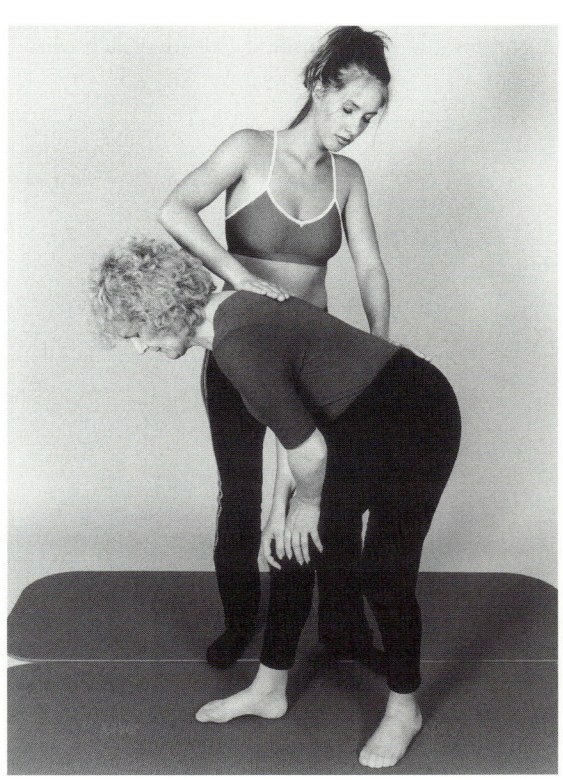

Abb. 5.16.
Eine rückenfreundliche
Bückhaltung wird abgetastet

Übungssammlung zur Sensibilisierung des Nackenbereichs

„Beziehungsgefüge Kopf-Nacken-Schulterblatt"

Die Problemzone Nacken- und Schultergürtelbereich hat inzwischen die gleiche Bedeutung wie der jahrelang hervorgehobene Lendenwirbelsäulenbereich. Um Probleme im Nacken-Schultergürtel-Bereich zu analysieren oder durch Bewegungs- bzw. Haltungsveränderungen beseitigen zu können, bedarf es wiederum zuerst der Wahrnehmung des Bedingungsgefüges – in diesem Fall zwischen Kopf, Nacken und Schulterblatt. In Kap. 6 („Gehen und Laufen – alltägliche Sportarten") und Kap. 7 („Liegen – Wege zum Umgang mit Schmerz") werden aus einem anderen Blickwinkel heraus zu der „Wetterzone" Nacken-Schultergürtel-Bereich Übungsanregungen gegeben.

Die Übung zur Wahrnehmung des Bedingungsgefüges „Kopf-Nacken-Schulterblatt" setzt sich aus zwei Stufen zusammen:

Stufe 1. A liegt in Bauchlage auf einer Matte. Die Arme liegen neben dem Körper hinten. A probiert aus, ob der Kopf angenehmer auf die linke oder rechte Seite gedreht aufliegt und legt den Kopf schließlich auf die angenehmere Seite auf. Dabei ist es auch wichtig wahrzunehmen, *wie unangenehm* sich die andere Seite anfühlt, um nach der Übung den Vergleich „vorhernachher" anstellen zu können. Bis hier sind Stufe 1 und Stufe 2 identisch.

Der Kursleiter gibt jetzt folgende Ideen an A weiter:
- Stellen Sie sich ein unsichtbares Band *zwischen ihrem Kinn und ihrer linken bzw. rechten Schulter* vor. Versuchen Sie, dieses Band zu verkürzen, indem Sie *Ihr Kinn der Schulter langsam annähern*, aber nur so weit, wie es Ihnen nicht unangenehm wird (Abb. 5.17). Wiederholen Sie diese Bewegung einige Male.
- *Nehmen Sie dabei die Tätigkeit Ihres gleichseitigen Schulterblatts wahr?*
- Stellen Sie sich nun vor, das Band sei zwischen Nase und Schulter gespannt. Verkürzen Sie auch jetzt vorsichtig und langsam (Abb. 5.18).
- *Nehmen Sie in dieser Situation eine andere Tätigkeit Ihres Schulterblatts wahr?*
- Zum Schluss stellen Sie sich vor, dass das Band Stirn und Schulter miteinander verbindet. Versuchen Sie, auch diese Verbindung zu verkürzen (Abb. 5.19).
- *Wird Ihnen die Tätigkeit Ihres Schulterblatts erst jetzt bewusst, oder spüren Sie diese extremste Bewegung sogar noch weitreichender als bis zu Ihrem Schulterblatt?*
- *Vielleicht sogar im Lendenwirbelsäulenbereich?*

Übung

Bevor der Kursleiter zur Stufe 2 übergeht, sollte die Auflagemöglichkeit des Kopfes auf der unangenehmen Seite überprüft werden:

- *Haben sich dort Veränderungen ergeben?*
- *Können Sie jetzt etwas weniger unangenehm aufliegen?*
- *Spüren Sie Unterschiede in der Auflage Ihrer Schultern am Boden?*

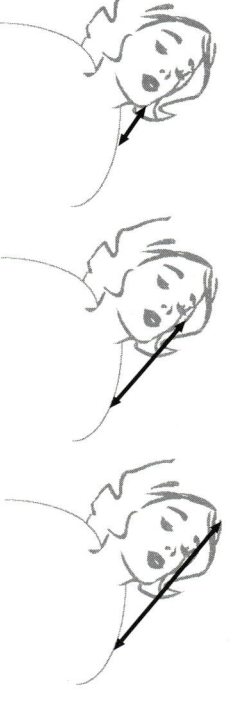

Abb. 5.17.
Hier steht der Weg „Kinn-Schulter" im Vordergrund

Abb. 5.18.
Hier steht der Weg „Nase-Schulter" im Vordergrund

Abb. 5.19.
Hier steht der Weg „Stirn-Schulter" im Vordergrund

Übung

Stufe 2. Ausgangsposition wie bei Stufe 1. Bei dieser Übung handelt es sich um eine Partnerübung. B *legt beide Handflächen flach auf das dem Kopf zugewandte Schulterblatt auf.* Alle weiteren Ansagen für A entsprechen denen der Stufe 1 (Abb. 5.20).

TIPP

Fühlt sich eine Seite jetzt besonders unangenehm an (vielleicht auch nach der Übung der Stufe 1), dann wird der Kopf jetzt in Stufe 2 auf diese *unangenehme* **Seite gelegt!**

Entscheidend ist, dass A nun zusätzlich *taktile* (und damit wesentlich intensivere) *Rückmeldungen über* die Unterschiede in der Rückentätigkeit bekommt. Zudem hat B die Möglichkeit, außer über die Wahrnehmung der *taktilen Reize*, auch visuell das Bedingungsgefüge Kopf-Nacken-Schulterblatt zu „begreifen".

Abb. 5.20.
Hände geben Auskunft
über das Beziehungs-
gefüge „Kopf-Nacken-
Schulterblatt": Taktile
und visuelle Reize
ergänzen sich

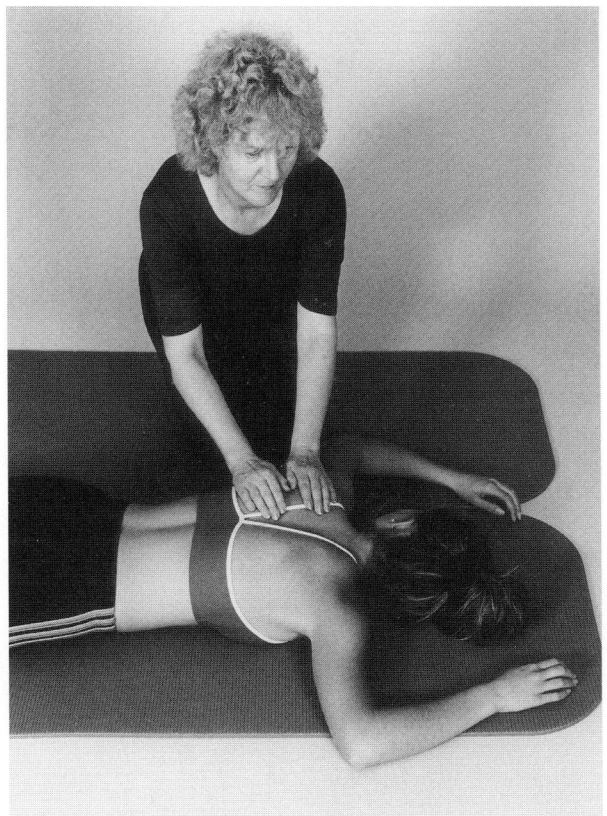

5.3   Vorschläge für einen Ausklang der Einheit

Zum Abschluss des recht anstrengenden Kursbausteins „Der Rücken – eine unbekannte Körperregion", bieten sich entspannende Übungen an: Dies können Übungen sein, die dem Rücken Wärme vermitteln, indem B die Wärme seiner Hände an den Rücken von A abgibt (Abb. 5.21). Es können aber auch Massageformen sein, die sich prickelnd über den ganzen Rücken ergießen (z. B. Tennisball/Igelball-Massage, Shiatsu, einfache Friktionen oder Reibungen u. ä.).

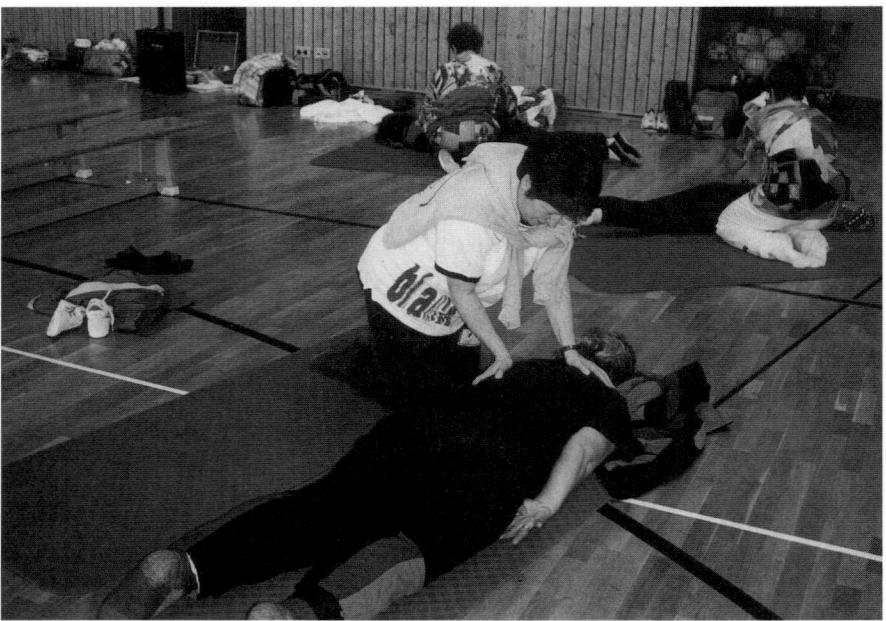

Abb. 5.21. Wärme über Körperkontakt vermittelt Wohlbehagen

Eine andere Möglichkeit ist, in die am Rücken aufgelegten Hände des Partners in einem 1. Schritt hineinzuatmen, und anschließend im 2. Schritt dort anzuspannen, um danach bewußt locker lassen zu können an diesen Stellen (s. Abb. 5.22).

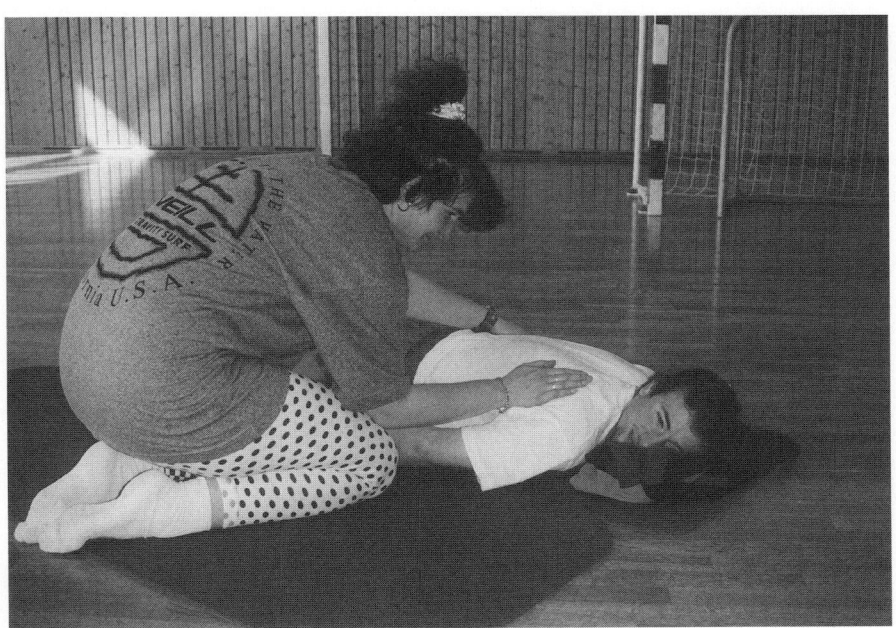

Abb. 5.22. Hineinatmen – Anspannen – Lockerlassen

6 Gehen und Laufen – alltägliche Sportarten

Viele Menschen verknüpfen mit den Begriffen Freizeit, Spaß und Wohlbefinden beispielsweise die Wanderung in der freien Natur, den Spaziergang im Kurpark oder auch den Waldlauf am Wochenende. Alleine gehen und laufen zu können heißt, unabhängig zu sein und seine Freizeit selbst gestalten zu können. Ohne Hilfe sich bewegen zu können, trägt daher wesentlich zur Lebensqualität bei.

Was aber, wenn es nicht mehr so einfach ist, sich selbständig zu bewegen, oder sich schon nach viel kürzerer Zeit als bisher Schmerzen einstellen? Zwangsläufig denkt man ans Alter, an die Abnutzung der Knochen und sicher auch an die mit der Zeit immer geringer werdende eigene Leistungsfähigkeit. Wenn Sie als Kursleiter den Teilnehmern die Frage stellen: *„Ergeben Sie sich in Ihr Schicksal und sagen: So ist es eben?"*, werden Sie unterschiedliche Antworten bei den Teilnehmern provozieren. Eine Antwort, die Sie als Kursleiter geben können ist: „Vielleicht ist dieser Kurs die Chance, über Ihre gewohnten Bewegungsabläufe nachzudenken".

Anhand der Beispiele „Gehen und Laufen" soll ein Weg vorgestellt werden, wie der Teilnehmer auf sanfte Art und Weise seine persönliche Leistung steigern kann.

! **Freiheit heißt, Möglichkeiten zur Verfügung zu haben und auswählen zu können. Gehen wir!**

6.1 Musikalische Einführung in das Thema: „Beugen und Strecken und die damit verbundene Elastizität"

Noch vor der musikalischen Einführung und dem Aufwärmen würde sich eine Einleitung in das Thema „Gehen und Laufen" über einen gemeinsamen Erfahrungsaustausch anbieten:

- *Gehen Sie viel während der Woche?*
- *Oder nutzen Sie die Wochenenden für Wanderungen und Spaziergänge?*
- *Nehmen Sie sich sogar die Zeit, hin und wieder zu joggen?*
- *Vielleicht trauen Sie sich aber auch gar nicht zu, längere Zeit zu gehen oder zu joggen – obwohl Sie gerne würden?*

Gehen und Laufen sind die Basis unserer Fortbewegungsmöglichkeiten. Sie zu optimieren – leichter, lockerer und effektiver gehen und laufen zu können – bedeutet, Handlungsspielraum und damit Lebensqualität zu fördern.

„Wie gehts?"
Ist es der gängige Alleingang des modernen Menschen, ein sich Entgehenlassen des Aufeinanderzugehens, der ihn nicht mehr aus sich herausgehen lässt?
Jedenfalls geht es ums Ganze und seine Gedankengänge dürfen nicht aus dem Tritt kommen, auch wenn einmal nichts mehr geht. Jeder Fehlschritt behindert den Fortschritt. Man muss doch mit der Zeit gehen, das ist gang und gäbe. Rückschritte sind nicht erwünscht.

Aber wie gehts? Wie geht es dem Menschen wirklich?
Geht es ihn überhaupt etwas an?

Bevor seine Zeit vergeht, könnte ihm ein Licht aufgehen. Er könnte eigene Wege gehen, etwas in Gang setzen, Schritt für Schritt den Eingang für neue gangbare Möglichkeiten finden, vielleicht indem er in sich geht und auch mal anderen zur Hand geht...
den Ausgang im Ungewissen lassend. Wie wäre es also, wenn der Mensch sich nicht mehr länger durch das Gängelband fremdbestimmter Kontrollgänge gängeln lassen würde, sondern sich „im wahrsten Sinne des Wortes" einmal so richtig gehen lässt?

U. Seemann (1994)

Hinweise zur Musik:

Wechsel zwischen einer Musik mit schwungvollem, flotten Rhythmus und einer Musik mit ruhigerem und gezogenerem Rhythmus (z. B. Rondo Veneziano).

Organisationsform:

Sitzen und Stehen wechseln sich mit Gehen und Laufen ab. Zu Anfang im Kreis auf Stühlen oder Bänken sitzend.

Material:

Stühle oder Bänke.

Ziel:

Bewusstmachung der an der Geh- und Laufbewegung beteiligten Gelenke. Aufwärmen.

Übung 1

Flotte, nicht zu schnelle Musik.

Die Teilnehmer sitzen im Kreis und beginnen jetzt nach und nach, verschiedene Gelenke im Rhythmus der Musik zu beugen und zu strecken. Linkes und rechtes Bein wechseln sich ab. Genauso wird zwischen Sitzen und Stehen abgewechselt, je nachdem, welche Gelenke – Fuß-, Knie- bzw. Hüftgelenke – bewegt werden sollen.

Anschließend sollen die drei Gelenke verschieden miteinander kombiniert bewegt werden: z. B. Streckung in den Fußgelenken / Beugung in den Kniegelenken. Die Teilnehmer versuchen, die möglichen Kombinationen selbst zu entdecken und zu entwickeln.

Übung 2

Die Teilnehmer sitzen und versuchen mit ihren Füßen „pantomimisch" zu gehen: Die Fußabrollbewegung des einen Fußes wird im Zeitlupentempo ausgeführt, derselbe Fuß dann Richtung Stuhl zurückgezogen, während der andere Fuß bereits mit seiner Abrollbewegung beginnt.

Die gleiche Übung wird im Stand nachvollzogen. Erhöhung des „Gehtempos" im Stand.

Übung 3

Übung

Die Teilnehmer gehen in verschiedenen Variationen im Rhythmus einer „Gehmusik" (z. B. Classic on Rock, Ekseption o. ä.):

- ganz langsames Gehen mit ausführlicher Fußabrollbewegung,
- Gehen mit betontem Abdruck vom Großzehenballen,
- Gehen mit betont innen- und im Wechsel außenrotierten Füßen,
- lautes und leises Gehen im Wechsel.

Den Teilnehmern werden folgende wahrnehmungsbezogene Fragen gestellt:

- *Welche Muskelgruppen werden entsprechend der jeweiligen Ausführungsform besonders angesprochen?*
- *Was verändert sich am Gehstil, an der Gehgeschwindigkeit und der Schrittlänge bei den unterschiedlichen Gehformen?*

Übung 4

Übung

Die Teilnehmer gehen partnerweise zusammen durch den Raum (Musik s. oben). Dabei versucht A, den Gehstil von B zu imitieren und später zu beschreiben, was ihm dabei besonders aufgefallen ist (Abb. 6.1). Danach wird gewechselt, und B versucht, A zu imitieren.

Bei dieser Übung bietet sich auch an, nach dem Wechselspiel zwischen eigener Befindlichkeit und der Wirkung nach außen zu fragen:

- *Wie wirkt Ihr Partner auf Sie, wenn Sie ihn so gehen sehen?*
- *Stimmt Ihre Vermutung mit der Befindlichkeit überein, die der Partner mit seinem Gang zum Ausdruck gibt oder geben wollte?*
- *Können Sie sich vorstellen, dass man Ihrem Gang ansieht, welcher Stimmung Sie im Augenblick sind?*

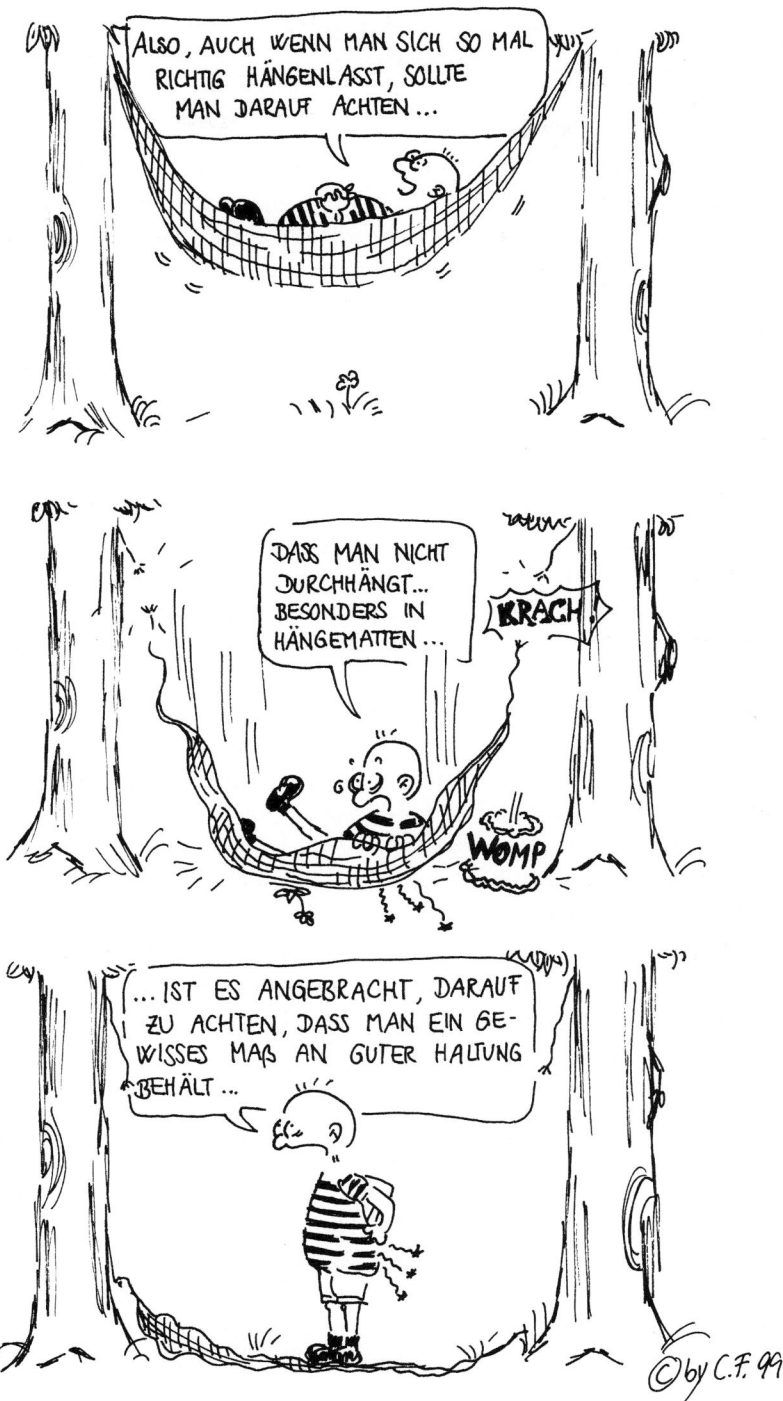

Abb. 6.1. Gute Haltung macht Laune

6.2   Theoretische Grundlagen und Übungssammlung

In diesem Kapitel geht es um die individuelle *Leistungsverbesserung*. Was war der Beweggrund, ausgerechnet den Leistungsbegriff in diesem Buch zu thematisieren? Die Autorin wollte die Erfahrungen, die sie gemacht hat, weitergeben: Bei ihrer Geburt kam es zu einer Armplexuslähmung des rechten Arms: Nerven, die zur Versorgung von Arm- und Schultermuskulatur dienen, wurden durchtrennt, so dass der Arm nach der Geburt nicht bewegungsfähig war. Dank einer über Jahre hinweg durchgeführten speziellen krankengymnastischen Behandlung war sie schließlich doch in der Lage, über die Kompensation anderer Muskeln und Nerven ihren Arm recht gut zu bewegen. Mit 10 Jahren schließlich entdeckte sie ihre Begeisterung für die Leichtathletik, speziell für den Mittel- und Langstreckenlauf. Sie merkte aber sehr schnell, dass der rechte Arm sie wegen der Dauerkontraktionen in der Arm-und Schultermuskulatur bei der Bewegung hinderte und sogar schmerzte. Später, im Sportstudium, kamen für ihren Arm ganz ungewohnte Belastungen hinzu. Spätestens hier wurde ihr klar, dass sie versuchen musste, die Bewegungsfähigkeit ihres Arms und die Koordination mit dem „Restkörper" zu optimieren, um bessere Leistungen bringen zu können.

> **!** *Schneller – höher – weiter*: **Dies wird durch eine bessere Gesamtkoordination des Körpers möglich.**

Die Erfahrungen, die die Autorin an sich selbst machen konnte und die sich in Gesprächen mit vielen Leistungssportlern bestätigten, lassen sich folgendermaßen zusammenfassen:

Gerade Sportler, die in erster Linie an den trainingswissenschaftlichen Komponenten interessiert sind, die einen direkten Einfluss auf ihre Leistung haben, machen sich oft viel zu wenig Gedanken darüber, ob sie ihren Körper „richtig" (im Sinne von „funktionell") einsetzen. Erst wenn Schmerzen und Verletzungen auftreten, birgt das eine Chance, um über mögliche falsche Haltungs- und Bewegungsmuster nachzudenken. Leider wird auch dann häufig nur symptomatisch behandelt, und der Fehlgebrauch des Körpers wird wieder nicht bewusst gemacht. Hier wäre jetzt das sukzessive Einleiten eines kinästhetischen (bewegungsfühlenden) Bewusstwerdungsprozesses notwendig. Dieser Prozess schließt auch das Provozieren, und damit verbunden, das Erspüren von Fehlern mit ein. Das eigene Provozieren von Fehlern kann nämlich dazu führen, herauszufinden, welche Bewegungskopplungen schmerzen oder schwerfällig sind, und welche sich leicht und angenehm anfühlen.

❗ Plötzlich wird die subjektive Erfahrung zum Lehrer, und Fehler sind erwünscht.

Dabei können unfunktionelle und uneffiziente Bewegungsmuster aufgespürt und nach und nach durch neue Muskel-Nerv-Verbindungen und ökonomischere Bewegungsstrukturen ersetzt werden (Abb. 6.2).

Abb. 6.2.
Neue Muskel-Nerv-Verbindungen
im Bau

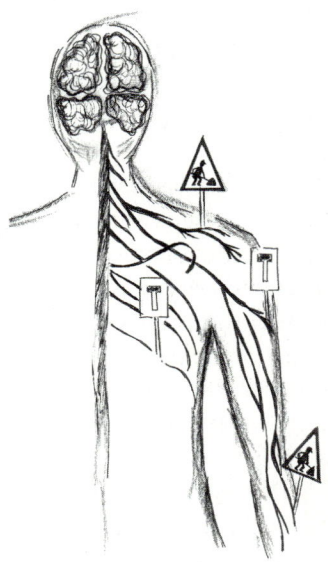

Kinästhetischer Bewusstwerdungsprozess

Der kinästhetische Bewusstwerdungsprozess ist ein erfolgversprechender Weg – aber kein leichter:
1. Der Sportler muss sich darüber im klaren sein, die Trainingseinheit „Bewusstwerdung" nicht wie eine Sprungkrafteinheit konsumieren und als erledigt betrachten zu können. Im Bereich „Bewusstwerdung" kann man nie auslernen.
2. Der Mensch, und damit auch der Sportler, ist ein „Gewohnheitstier": Die bisher angewandte Technik und das damit verbundene Bewegungsgefühl scheint ihm richtig, weil erfolgreich – von den Verletzungen und Schmerzen, die ab und zu vorkommen, abgesehen. Es bedarf demnach einer gewissen inneren Einstellung, Versuche ungewohnter „Bahnungen" zu akzeptieren, bis sich nach und nach sowohl ein neurophysiologischer als auch ein neuropsychologischer Umlernprozess vollzieht.

! **Der Mensch muss Vertrauen entwickeln, dass die Fähigkeit, sich umzustellen, dazuzulernen und flexibel zu sein, stets vorhanden ist.**

Schafft es der Sportler allerdings, diesen neuen Erfahrungen gegenüber offen zu sein und Geduld mitzubringen, kann er sich nicht nur eine Besserung der Beschwerden und Funktionsstörungen erhoffen. Er wird auch erkennen, wieviel Energiepotential durch unnötige Muskelverspannungen und Muskeleinsätze verlorengeht. Diese Energien – würden sie ökonomischer eingesetzt – könnten zu einer Leistungssteigerung beitragen.

Körperwahrnehmungsübungen im (Leistungs-)Sportbereich sind der Zugang zu:
- einer *verbesserten Verletzungsprophylaxe*. Durch ein erhöhtes Körperbewusstsein werden Über- und Fehlbelastungen früher wahrgenommen – Gegenmaßnahmen können früher eingeleitet werden,
- einer *verbesserten Ökonomie im Bewegungsablauf*. Leistungsreduzierende Verkrampfungen bzw. Verspannungen und unnötige Muskeleinsätze gehören der Vergangenheit an,
- einer *verbesserten Anpassungsfähigkeit bei neuen motorischen Anforderungen*. Der Sportler hat ein größeres Handlungsrepertoire zur Verfügung.

! **Der Mensch wird sein eigener Lehrer und das Lernen zu einem Entdeckungsprozess!**

Beginnen Sie das Thema nach der musikalischen Einführung mit einer individuellen Bestandsaufnahme, bei der die Teilnehmer ein Gehprotokoll erstellen, anhand dessen sie später Veränderungen registrieren und sich an wesentliche Kriterien des Gehens zurückerinnern können. Das Gehprotokoll ist so angefertigt, dass der Kursleiter es jederzeit kopieren und an die Teilnehmer weiterreichen kann (s. Kap. 9.1, Kopiervorlage „Gehprotokoll"). Die Kursteilnehmer sollen dann entweder nach jedem Frageblock (z. B. Thema „Die Füße") oder nach mehreren Frageblöcken jede einzelne Frage entsprechend ihrer Beobachtung ankreuzen und mit dem entsprechenden Datum versehen. So haben sie die Möglichkeit, bei Wiederholung dieser wahrnehmungsbezogenen Gehstudie – ob im Kurs oder auch privat – Veränderungen „schwarz auf weiß" zu registrieren.

Dieses Gehprotokoll können Sie ebenso auch für das Laufen verwenden. Die Wesensmerkmale vom Gehen und Laufen sind identisch.

TIPP **Speziell bei dem Thema „Gehen und Laufen" bietet es sich an, die Übungen in der freien Natur durchzuführen, wenn geeignete Möglichkeiten und gutes Wetter vorhanden sind.**

„Dem Gehen auf der Spur" – ein Gehprotokoll

Fordern Sie die Teilnehmer dazu auf, in dem Tempo durch den Raum oder über den Rasen zu gehen, welches sie auch üblicherweise bei Besorgungen in der Stadt haben, d. h. nicht gehetzt, aber auch nicht schlendernd. Bei der Übung fordert der Kursleiter die Teilnehmer auf: „Beginnen Sie mit folgender Vorstellung Ihre Reise durch die Gehbewegung: Sie haben Ihre Fußsohlen mit Ihrer Lieblingsfarbe angestrichen und gehen jetzt auf blütenweißem Papierboden. Somit werden Sie Abdrücke hinterlassen: Bilder, die sich plastisch und schön vom weißen Papier abheben und die Sie für die folgende Übung in Ihrem Gedächtnis bewahren sollten".

Wie schon beim Stand beginnt der Kursleiter, die Aufmerksamkeit der Teilnehmer zuerst auf die Füße zu lenken. Den Abschluss macht dann wieder die Kopfhaltung.

Der Fuß

- *Mit welchem Teil Ihres Fußes setzen Sie zuerst auf dem Boden auf:*
  - ❏ Mit der Mitte der Ferse?
  - ❏ Eher mit dem mittleren Teil des Fußes?
  - ❏ Oder mit dem Fußballen? (Unfunktionell!)

Falls Sie zuerst mit dem Fußballen den Boden berühren, probieren Sie langsam und bewusst die anderen beiden Alternativen aus. Nehmen Sie dabei wahr, was Sie bei dieser für Sie neuen Aufsetztechnik stört und warum Sie gerne zuerst auf dem Fußballen aufsetzen.

- *Wie rollen Sie den Fuß ab?*
  - ❏ Von der Ferse bzw. Mitte über die *Außenkante* auf den Fußballen?
  - ❏ Eher über die *Innenkante* des Fußes? (Unfunktionell!)
  - ❏ Ganz gerade über die *Mittellinie* des Fußgewölbes?
- *Rollen beide Füße gleich ab?*
  - ❏ Ja
  - ❏ Nein, sondern..

Vielleicht stellen Sie hier bei Ihren Teilnehmern fest, dass sich linker Fuß und rechter Fuß unterschiedlich verhalten. Wenn auch Knie- und/oder Hüftbeschwerden nur einseitig auftreten, müsste man hinterfragen, ob die Ursache möglicherweise in der Fehlbelastung des Fußes liegt. Eine Unterstützung des Fußes durch entsprechend flexible und individuell angepasste Einlagen, auch im Sportschuh, kann im Erwachsenenalter in diesem Fall sinnvoll sein, während im Kindesalter entsprechende Einseitigkeiten oder Fehlbelastungen durch eine gezielte Fußgewölbekräftigung und Bewegungsschulung aufgefangen werden sollten.

Mein Rhythmus

■ *Treten Sie mit einem Bein härter bzw. lauter auf als mit dem anderen?*
  ❏ Nein.
  ❏ Ja, mit ....
■ *Falls ja, lässt sich der Rhythmus durch einen gesprochenen 3er-Rhythmus unterbrechen: Wenn Sie also beim Gehen/Laufen die Schritte auf 3 abzählen, ist es immer noch dasselbe Bein, welches dominant scheint?*
  ❏ Ja.
  ❏ Nein. Beim Zählen eines Dreierrhythmus ist kein bestimmtes Bein mehr als härter oder lauter auftretend zu erkennen.

Die Rhythmusfrage kann entweder auf stark unterschiedliche Kraftverhältnisse zwischen beiden Beinen hindeuten oder auf Verschiebungen in der Körperachse. So kann ein scheinbar verkürztes Bein vorliegen (z. B. aufgrund von Adduktorenverkürzungen oder skoliotischen Veränderungen der Wirbelsäule) oder auch eine echte Beinverkürzung, z. B. bedingt durch einen Unfall.
   Ein Tipp von Ihnen für die Teilnehmer kann sein: „Versuchen Sie, sich beim nächsten Spaziergang oder Waldlauf nur auf diese Frage zu konzentrieren. Falls Sie über weichen Boden laufen, schauen Sie sich einmal nach Ihren Fußabdrücken um. Vielleicht erkennen Sie auch an der Tiefe oder der Form, ob Sie sich unterschiedlich abdrücken (müssen). Falls Sie immer wieder ein bestimmtes dominantes Bein feststellen, sollten Sie die Ursache von einem Physiotherapeuten oder Orthopäden abklären lassen. Ansonsten könnte es langfristig zu Überlastungen von Bewegungsstrukturen kommen".

Die Knie

■ *Sind Ihre Knie immer leicht gebeugt beim Gehen und Laufen?*
  ❏ Ja.
  ❏ Nein.
  ❏ Nur eines von beiden ist gebeugt, nämlich das ....
■ *Wenn nein, wann ist das Knie gestreckt?*
  ❏ Hinten beim Abdruck vom Boden?
  ❏ Vorne beim Aufkommen auf den Boden? (Unfunktionell!)
  ❏ ....

! **Es ist nicht notwendig, (auf das Knie) zu schauen. Der Blick täuscht. Sie werden ohne zu sehen spüren (lernen).**

Wenn Sie den Eindruck haben, das Knie eher vorne beim Aufkommen auf den Boden gestreckt zu halten, dann spielen Sie „Cowboy und Indianer“:

Der Cowboy kommt recht laut, fast stampfend daher. Der Indianer dagegen versucht, auf leisen Sohlen und trotzdem flink und behende zu gehen oder zu laufen. Sie sollten, nachdem Sie zuerst wie ein Cowboy eher laut und ungeniert aufgetreten sind, jetzt leise und leicht gehen bzw. laufen. Aber: Verändern Sie dabei weder Ihr normales Abrollverhalten des Fußes (also nicht auf den Fußballen schleichen) noch Ihre Geschwindigkeit!

■ *Was müssen Sie bewusst tun bzw. an Ihrer bisherigen Gehtechnik verändern, um wie ein Indianer behende schleichen zu können und trotzdem Ihr Fußabrollverhalten nicht zu verändern?*

❑ ....

Die Auflösung dieser Frage liegt bei den Knien: Wenn man die Knie bewusst als Stoßdämpfer, also gebeugt, einsetzt, wird sich auch die Lautstärke des Gangs verändern. Sind die Knie beim Aufkommen vorne auf dem Boden leicht gebeugt, kommt das einer Schutzfunktion gleich, die auf natürliche Weise sowohl die Strukturen des Knies als auch die des Hüftgelenks und des Rückens vor Überlastung bewahren kann.

Haben die Teilnehmer vereinzelt den Eindruck, vorne beim Aufkommen das Knie zu strecken, kann man sie zur Korrektur dieses Verhaltens mit zusätzlich geschlossenen Augen *leiser* gehen lassen (evtl. partnerweise).

Der Oberkörper

■ *Wie empfinden Sie die Haltung Ihres Oberkörpers beim Gehen/Laufen?*
  ❑ Leicht nach vorne geneigt?
  ❑ Leicht nach hinten fallend? (Unfunktionell!)
  ❑ Eher senkrecht/aufrecht?
  ❑ ....

Im Falle der Oberkörperstellung beim Gehen und Laufen tendieren viele Menschen dazu, ihren Oberkörper leicht nach hinten fallen zu lassen (Abb. 6.3 a), obwohl sie subjektiv eher ein Aufgerichtetsein oder sogar die Tendenz nach vorne wahrnehmen. Im Zusammenhang mit der Fußbelastung und den Spuren, die auf weichem Untergrund (z. B. erdiger Waldboden, Sand o. ä.) hinterlassen werden, kann man sich möglicherweise vergewissern, ob

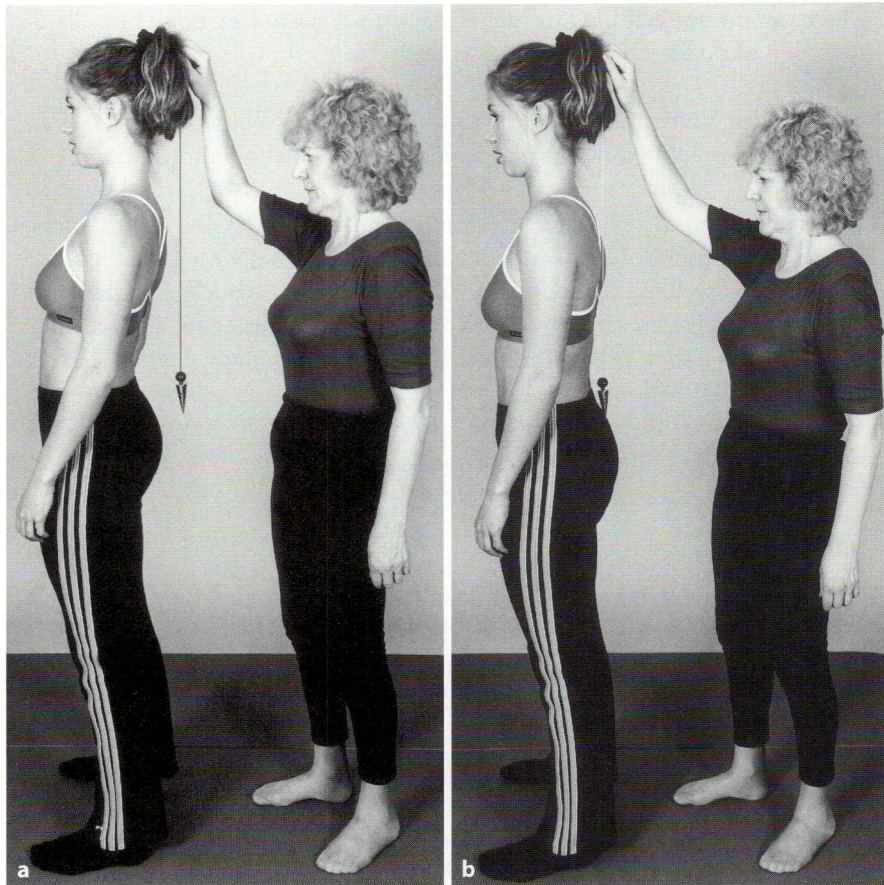

Abb. 6.3. a Durch das angelegte Lot wird deutlich, dass der Oberkörper leicht nach hinten fällt. **b** Demonstration einer lotgerechten Haltung

die Wahrnehmung der eigenen Oberkörperhaltung zutrifft: Bei nach hinten fallender Haltung werden die Fersen mehr Druck auf den Boden abgeben als in aufrechter (Abb. 6.3 b) oder nach vorne fallender Position.

■ *Was passiert mit Ihren Schultern während des Gehens/Laufens (Abb. 6.4)?*
  ❏ Sie ziehen mit der Zeit nach oben? (Unfunktionell!)
  ❏ Sie haben den Trend, nach vorne zum Brustkorb hin zu fallen? (Unfunktionell!)
  ❏ Sie fallen eher locker nach unten?
  ❏ ....

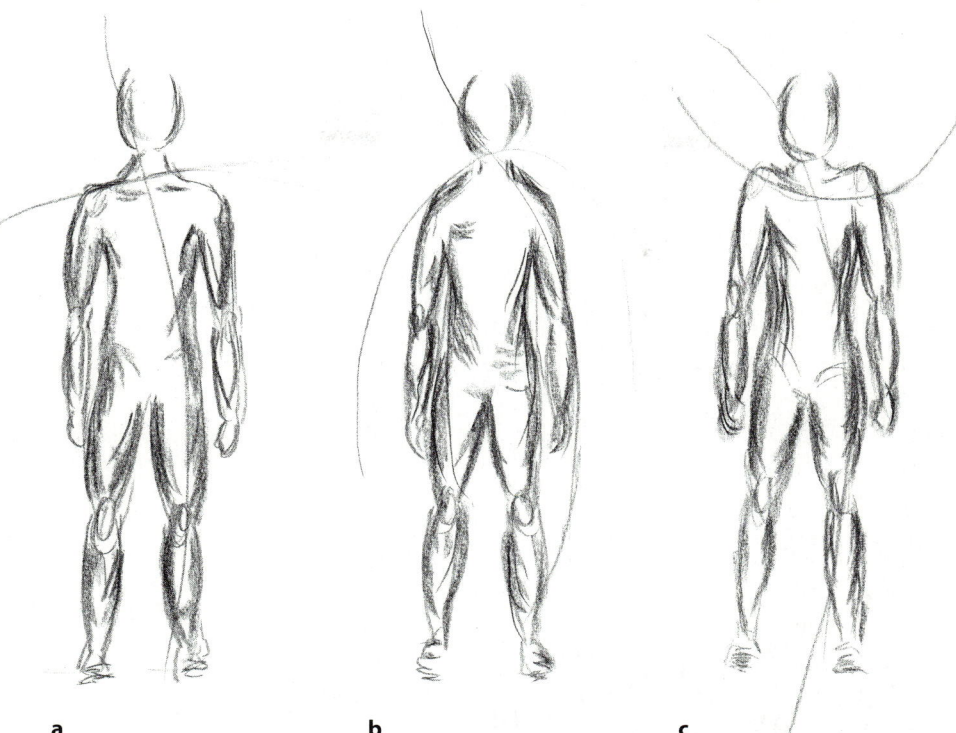

a   b   c

Abb. 6.4a–c. Schematische Darstellung verschiedener Schulterpositionen: Eine in sich entspannte, lockere und dennoch funktionell aufgerichtete Schulterposition (**a**) gegenüber einer nach vorne eingefallenen und hängenden (**b**) und einer hochgezogenen, verspannten Schulterhaltung (**c**)

- *Was könnten Sie ändern, um Ihre Schultern leichter und lockerer zu spüren?*
    - ❏ Meine Armhaltung.
    - ❏ Meine Oberkörperhaltung.
    - ❏ Meine Kopfhaltung.
    - ❏ Mir der Bedeutung der Schultern bewusster werden.
    - ❏ ....
- *Was macht die rechte Schulter und die rechte Hüfte, wenn der rechte Fuß nach vorne geht?*
    - ❏ ....

Machen Sie Ihre Teilnehmer auf das Zusammenspiel von Schulter- und Beckenachse aufmerksam: Die rechte Schulter bewegt sich nach hinten und die rechte Hüfte nach vorne. Hüften und Schultern werden also so zusammengeschlossen, dass sie sich nicht unabhängig voneinander bewegen (Abb. 6.5).

Abb. 6.5.
Das Zusammenspiel
von Schulterachse
und Beckenachse
zur Ökonomisierung
des Gehens und
Laufens

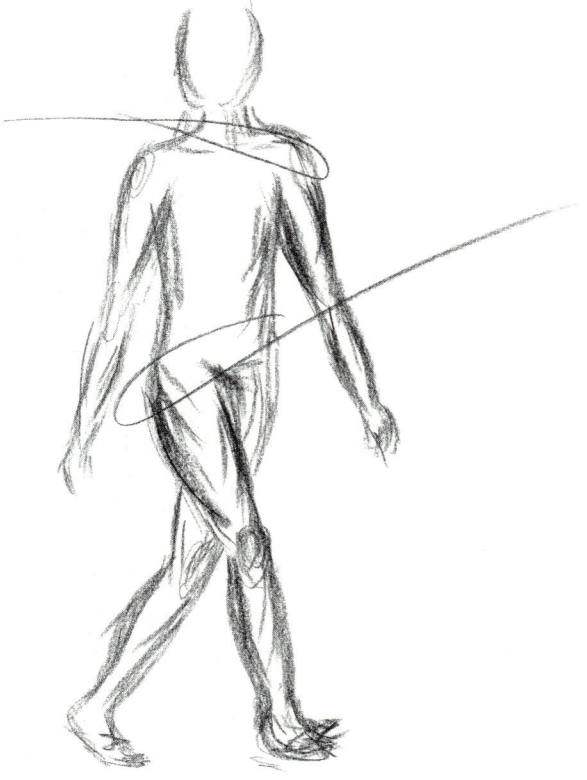

Die Schultern tragen ganz wesentlich zu einem ökonomischen Geh- bzw. Laufstil bei:

- Sie halten uns entgegen der Drehkräfte, die durch die Bein- und Hüftbewegungen bei der Vorwärtsbewegung entstehen, im Gleichgewicht.
- Bei den meisten Menschen, die beim Gehen oder Laufen Arme und Schultern ignorieren, verspannt sich nicht nur die Schulter-Nacken-Muskulatur, sondern auch die Oberkörpervorderseite fällt ein. Die Atmung wird flacher und die maximal mögliche Laufstrecke zwangsläufig geringer. Verständlicherweise wird die Bewegung als anstrengend empfunden.
- Ungünstige Arm- und Schulterbewegungen können Schmerzen in Knie, Füßen und Knöchel provozieren.

Der Kopf

- *Wohin schauen Sie, wenn Sie gehen oder laufen* (Abb. 6.6)?
  - ❏ 3 m vor mich.
  - ❏ 5 m vor mich.
  - ❏ 10 m und weiter in Richtung Horizont.

Abb. 6.6.
Verschiedene Kopfhaltungen
beim Gehen verursachen
auch unterschiedliche
Schulter- und Oberkörper-
haltungen

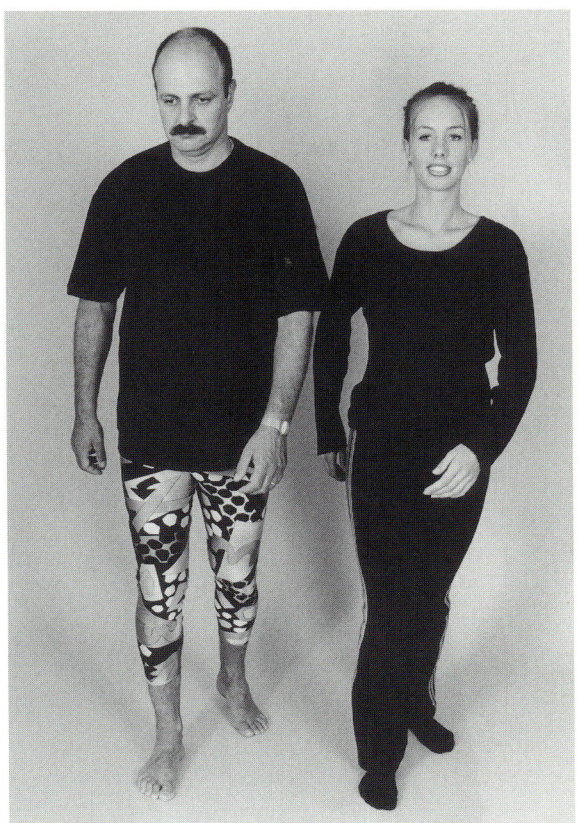

■ *Haben Sie schon einmal darüber nachgedacht, warum Sie den Blick ge-*
wohnheitsmäßig gerne so ausrichten, wie Sie es gerade angekreuzt haben?
  ❑ Weil ich meinen Gedanken nachhänge und für mich sein will.
  ❑ Weil ich Angst vor dem Stolpern habe.
  ❑ Weil ich etwas von der Natur sehen will und mich gut fühle.
  ❑ Weil ich im Augenblick mit anderen, die mir begegnen, kein Gespräch
    führen möchte.
  ❑ ....

Diese Fragen sprechen ganz bewusst den psychischen Aspekt der Körperhaltungen bei der Fortbewegung an (Abb. 6.7). *Denn so wie man im Augenblick*
empfindet, erlebt, in Stimmung und mit der Umwelt in Kontakt ist, so geht
man auch ganz konkret.
    Andererseits wirken sich auch Störungen in der Bewegung – und hier spe-
ziell im Gang bzw. Lauf – auf die Befindlichkeit des Menschen aus: *Befindlich-*
keit und Bewegung stehen in einem ambivalenten Verhältnis.

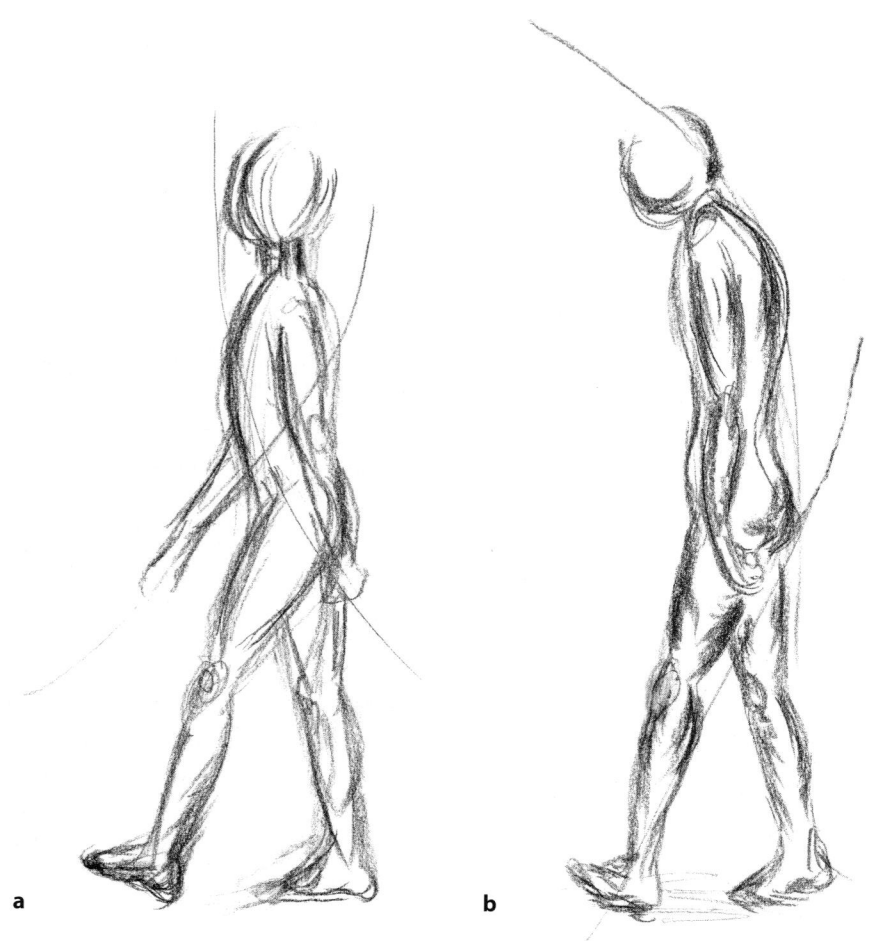

a   b

Abb. 6.7a,b. Stimmung offenbart sich im Gang: Ein „positiv" gehender Mensch (**a**) gegenüber einer eher „belastet" gehenden Person (**b**)

Wir Menschen sind mal niedergeschlagen und schleppen uns traurig vorwärts, bald darauf flanieren wir aber auch entspannt die Straße entlang, schweifen neugierig umher, trotten gelangweilt dahin oder hasten gestresst vorbei.

Unser täglicher Sprachgebrauch macht deutlich, wieviel Ausdruckspotential und Emotionalität mit dem Wort „gehen" verbunden ist: *Wir gehen* „cool", lässig, prahlerisch, schlendernd, schlurfend, stapfend, schleichend. Wir stolzieren, torkeln, trotten, marschieren, hasten, schreiten, eilen und flanieren.

Und bei all dem senden wir unentwegt Körpersignale aus, die die Kommunikation mit anderen erleichtern oder auch behindern können. Der menschliche Gang ist eine Möglichkeit der Selbstdarstellung, des Auslebens unserer Gemütsbewegungen und der nonverbalen Kommunikation.

Mit der Frage" Wie gehen *Sie*, wenn Sie sich müde, überlastet und in Ihrer Haut einfach nicht wohl fühlen?" können Sie bei Ihren Teilnehmern auch gleichzeitig einen Alltagsbezug herstellen, wenn Sie den Teilnehmern die Aufgabe geben, bei nächster Gelegenheit im Alltag ihre Kopf- und Oberkörperhaltung unter dem Aspekt ihrer psychischen Befindlichkeit zu beobachten.

> ❗ **Wenn Sie Ihren Gang ändern, wird sich vielleicht auch Ihre Stimmung ändern!**

■ *Ändert sich durch den Wechsel der Blickrichtung etwas an Ihrer Haltung und vielleicht auch etwas an Ihrer Stimmung?*
   ❏ Ja.
   ❏ Nein.
   ❏ Wenn ja, was ändert sich an der Haltung?
   ❏ Wenn ja, wohin tendiert meine Stimmung? ....

Die Teilnehmer kreuzen den Stimmungstrend anhand der unten aufgeführten Smileys an (Abb. 6.8). Sie sollen Hilfestellung geben, sich an einen möglichen Stimmungswechsel zurückzuerinnern. Ihre Aufzeichnungen können sie dann motivieren und ihnen behilflich sein, mit ihrer Bewegung wieder neu zu experimentieren und Wohlbefinden wiederzuerlangen. Sowohl Gehen als auch Laufen sind gute Alternativen, negative Emotionen abzubauen. Aufgestauter Ärger, Stress, Ängste, Gefühle der Über- und auch Unterforderung können nach einem Spaziergang oder Waldlauf wie weggeblasen sein. Ein ausgewogenes Verhältnis von Spannung und Entspannung (Eutonus) ist das Ziel und das Ergebnis (Abb. 6.9).

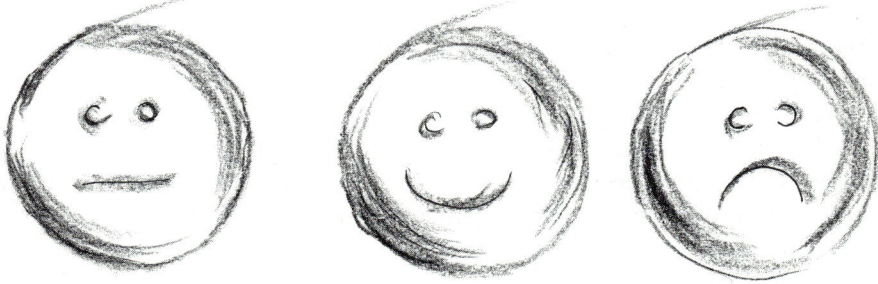

Abb. 6.8. Smileys als Stimmungsbarometer

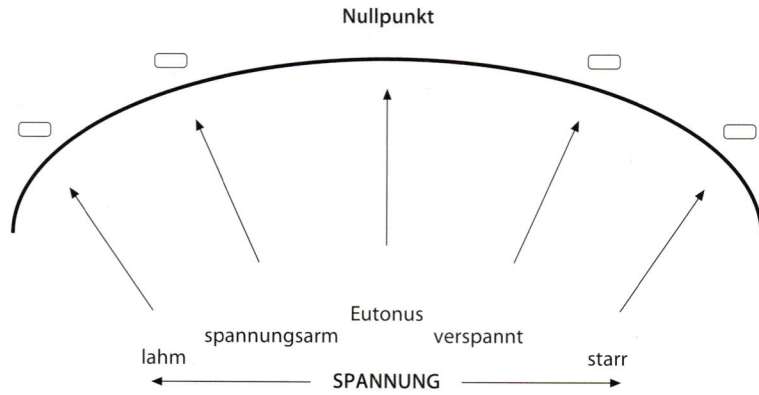

Abb. 6.9. Ein „Spannungsbogen". (Modifiziert nach Knörzer 1994)

■ *Ändert sich durch das Bewusstmachen der Schultern und der Blickrichtung etwas an Ihrer Atemfülle und Atembewegung?*
  ❏ Nein.
  ❏ Ja und zwar...

Ein ganz wichtiger Aspekt, der gerade in der Fortbewegung wie beim Gehen und Laufen zum physischen und psychischen Wohlbefinden beiträgt, ist die Atemfülle und die Atembewegung. Dabei geht es auf keinen Fall um einen standardisierten, sondern um den individuellen Atemrhythmus, den jeder für sich selbst finden und erleben muss. Wichtig ist dabei die Fokussierung auf die *Aus*atemphase, die allzu häufig unterbewertet wird.

In einer der nächsten Kursstunden würde es sich anbieten, auf der Basis des Gehprotokolls das Gehen bzw. Laufen partnerweise beobachten zu lassen:
A geht durch den Raum und nimmt das eigene Gehen bezogen auf die Protokollfragen ein weiteres Mal wahr, während B das Gehen von A von außen beobachtet. „Interne" und „externe" Beobachtung werden möglicherweise differieren. Es ist erstaunlich, dass die Wahrnehmung durch andere oft von der Selbstwahrnehmung stark abweicht. Das heißt selbstverständlich nicht, dass die Fremdwahrnehmung „richtiger" wäre. Es kann kein einziges „Richtig" und „Falsch" geben, da jeder seine eigene „Geschichte" hat, die sich auch in der Bewegung widerspiegelt. Oft ist es besser, sich auf sich selbst zu verlassen und sich nicht von dem bestimmen zu lassen, was andere beobachten. Und trotzdem können Hinweise von außen hilfreich sein, weil sie zum Nachdenken und Überprüfen anregen.

Unter dem bereits zu Beginn des Kapitels angesprochenen Aspekt der „Leistungsverbesserung" steht die Wahrnehmungsübung „Die Hüft-Schulter-Synthese" beim Joggen oder Walken. Dabei sollen verschiedene Zielgruppen angesprochen werden:

- Viele Menschen, die gerne walken oder joggen würden, wurden abgeschreckt durch eine negative Anfangserfahrung: Aufgrund der ungewohnten Bewegung, die zu Beginn kaum ökonomisch, sondern eher verkrampft ausgeführt wird, gekoppelt mit der psychischen Ungewissheit ob der eigenen Leistungsfähigkeit, kommt es zu Unsicherheiten und Zweifeln.
- Eher tragisch ist die Situation für den langerfahrenen Jogger, der mit Begeisterung mehrmals wöchentlich seine Kilometer lief und jetzt aufgrund von Knie-, Hüft- oder sonstigen Gelenkbeschwerden ein „Laufverbot" erteilt bekommen hat.
- Eine dritte Zielgruppe, die mit dieser Wahrnehmungsübung angesprochen werden soll, ist die Gruppe derjenigen, die an ihre Leistungsgrenzen gestoßen sind und sich trotzdem gerne noch verbessern würden.

Ob beim Trainieren von Leistungs- oder Breitensportlern oder beim Unterrichten von Laien und Sportanfängern, immer wieder fällt auf, dass die Ausführung und die Qualität einer Bewegung in direktem Zusammenhang mit dem Körpergefühl der jeweiligen Person steht. Ein mangelhaftes Gespür für die Koordination der einzelnen Körperteile untereinander ist auch genau das Problem, was viele Läufer oder Laufwillige haben, wenn sie sich verbessern wollen. Dazu ist es aber notwendig, das entsprechende Bewusstsein für die an der Laufbewegung maßgeblich beteiligten anderen Körperteile zu bekommen.

> **!** **Die Teilnehmer müssen lernen, die Art und Weise, wie sie laufen, so zu ändern, dass der für die eigentliche Laufbewegung notwendige Kraftaufwand von anderen Körperteilen mitübernommen wird!**

„Die Hüft-Schulter-Synthese"

Ein markanter Leistungsparameter beim Laufen ist die *Hüft-Schulter-Verbindung* (s. Abb. 6.5, S. 162). Sie wird von vielen Läufern nicht optimal ausgenutzt bzw. sogar falsch eingesetzt. Das Resultat ist, dass diese Läufer weder besonders schnell noch besonders lange und zum Teil sogar nur unter Schmerzen laufen können.

Bei der folgenden Wahrnehmungsübung (modifiziert nach Heggie 1992) wechseln die Teilnehmer mit joggen und walken entsprechend ihrem Leistungsvermögen und Wohlbefinden ab. Sie als Kursleiter versuchen, die Teilnehmer in 7 Schritten an eine ökonomische Hüft-Schulter-Koordination heranzuführen, die die Basis einer leichten, harmonischen Lauf- und Gehbewegung darstellt. Die unten aufgeführten Fragen und Anweisungen sind wieder direkt an die Teilnehmer gerichtet.

Schritt 1. Gehen und beobachten Sie, wie sich Ihre rechte Hüfte und Ihr rechter Fuß zueinander verhalten.
- *Bewegt sich die rechte Hüfte ebenfalls nach vorne, wenn der rechte Fuß einen Schritt nach vorne macht?*

Bei genauer Beobachtung sollten Sie feststellen, dass die Hüfte dem Fuß in die Bewegung hinein folgt.

! **Die Hüfte folgt dem Fuß!**

Schritt 2. Beobachten Sie zusätzlich Ihre rechte Schulter.
- *Bewegt sich die Schulter nach vorne oder hinten, wenn der rechte Fuß nach vorne will (s. Abb. 6.5)?*

Beobachten Sie Ihre Hand, dann wird Ihnen die Schulterbewegung klarer sein.
Sie sollten zu der Feststellung kommen, dass sich die rechte Schulter nach hinten bewegt, während der rechte Fuß und die rechte Hüfte nach vorne ausholen.

! **Die Schulter bewegt sich konträr zu Fuß und Hüfte!**

Schritt 3. Übertreiben Sie, d. h. schwingen Sie, wenn der rechte Fuß nach vorne kommt, bewusst die rechte Hüfte nach vorne und die rechte Schulter nach hinten. Machen Sie den Schritt mit dem linken Fuß, schwingt die rechte Hüfte nach hinten und die rechte Schulter nach vorne.
Gehen Sie so mehrere Minuten und achten Sie immer auf Ihre rechte Hüfte und Ihre rechte Schulter!
- *Wie empfinden Sie Ihre Vorwärtsbewegung jetzt: als unangenehm oder nur ungewohnt?*
- *Kommen Sie schneller vorwärts und/oder sogar leichter?*
- *Spüren Sie keinen Unterschied zu Ihrem bisherigen Laufen?*
- *Hat sich diese Anregung auf ganz andere Aspekte Ihres Laufstils ausgewirkt?*

Übung

Abb. 6.10.
Hüfte und Schulter –
gleichsinnig verbunden –
hemmen die Bewegung

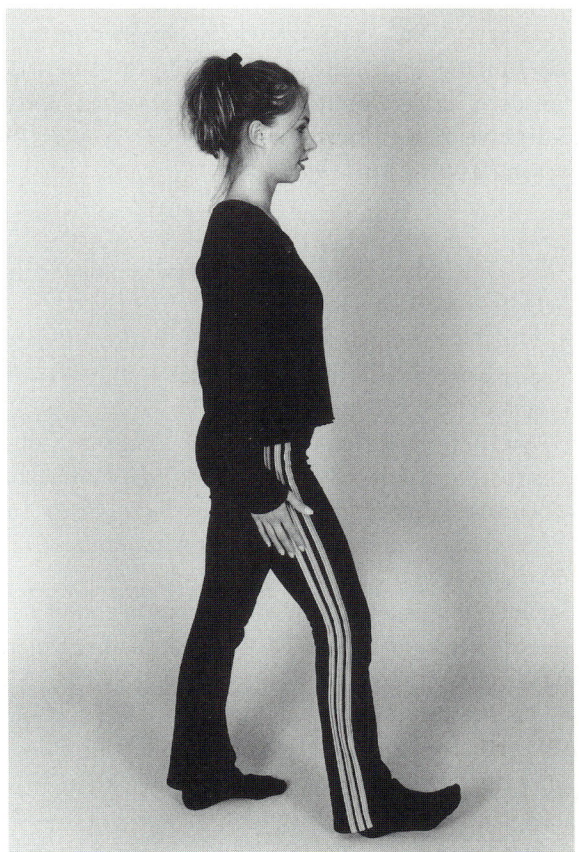

Die jetzt folgende Anregung wird Ihnen ungewohnt und beschwerlich erscheinen. Versuchen Sie trotzdem, diese Bewegung einige Minuten auszuführen:

Bewegen Sie jetzt rechte Schulter und rechte Hüfte gleichzeitig nach vorne. Damit es für Sie etwas leichter wird, halten Sie den rechten Arm ausgestreckt am Körper, mit der Handfläche am rechten Oberschenkel (Abb. 6.10).

- *Spüren Sie, wie die gesamte Gehbewegung sofort kraftlos und undynamisch wird?*

! **Hüfte und Schulter – gleichsinnig verbunden – hemmen die Bewegung.**

Kehren Sie zurück zur übertriebenen, aber natürlichen Bewegung von Hüfte und Schulter, und nehmen Sie den Unterschied zur fixierten Schulter-Hüft-Verbindung wahr.

Übung

Schritt 4. Gehen Sie jetzt, wie Sie es gewohnt sind, und beurteilen Sie selbst, ob Ihnen die Schulter-Hüft-Verbindung bewusster geworden ist. Bleiben Sie dann mit geschlossenen Augen stehen und vergleichen Sie Ihre rechte Körperseite mit Ihrer linken.

■ *Gibt es Unterschiede?*

Schritt 5. Nachdem Sie sich etwas ausgeruht haben, wiederholen Sie Schritt 1–4 auf der linken Seite:

1. Die Zusammenarbeit von *linker Hüfte – linkem Fuß* beobachten.
2. Die Zusammenarbeit von *linker Schulter – linkemFuß/linker Hüfte* beobachten.
3. Die Bewegung *linke Schulter – linker Fuß* überbetonen. Die Zusammenarbeit von *linker Schulter – linker Hüfte* überbetonen.
4. Die *Schulter-Hüft-Verbindung links* beim „normalen" Gehen und bei geschlossenen Augen bewusst machen.

Stellen Sie fest, ob Ihnen die Bewegungen auf der linken Körperseite schwerer oder leichter fallen als auf der rechten. Legen Sie nun eine kleine Ruhepause ein.

Bis hierher haben Sie „körpereinseitig" geübt. Jetzt geben Sie Ihrem Nervensystem einen weiteren spannenden Impuls, indem Sie die Bewegungen über die *Diagonale* des Körpers beobachten:

Schritt 6. Beobachten Sie jetzt Ihre linke Schulter und die rechte Hüfte, während Sie mit dem rechten Fuß einen Schritt nach vorne machen.

■ *Welche Verbindung stellen Sie zwischen Ihrer linken Schulter und Ihrer rechten Hüfte fest?*
■ *Können Sie spüren, wie linke Schulter und rechte Hüfte ein Paar bilden und ebenso nach vorne gehen wie der rechte Fuß, wenn er einen Schritt nach vorne macht?*

Wenn Sie sich bei demselben Schritt auf die rechte Schulter und die linke Hüfte konzentrieren, werden Sie die Rückwärtsbewegung beider Körperteile feststellen.

! **Linke Schulter und rechte Hüfte, ebenso wie rechte Schulter und linke Hüfte, bilden ein Paar.**

Spielen Sie mit diesen beiden Bewegungen, indem Sie Ihre Aufmerksamkeit immer abwechselnd einer anderen Diagonalen zuwenden.

- *Welche Wahrnehmung haben Sie bezogen auf Ihren Rücken?*
- *Spüren Sie Drehung bzw. Verwringung in Ihrem Oberkörper?*
- *Ist diese Drehung bzw. Verwringung leicht und angenehm für Sie oder eher hemmend und daher unangenehm?*
- *Gehen Sie jetzt anders?*

Schritt 7. Übertreiben Sie jetzt wieder: Nehmen Sie beide Diagonalen abwechselnd bewusst schwungvoll in Ihre Gehbewegung mit. Jetzt könnten Sie wahrnehmen, wie sich Schultern und Hüften zueinander verschrauben (Abb. 6.11).

Die Schultern drehen nach links (rechts). Gleichzeitig drehen die Hüften nach rechts (links).

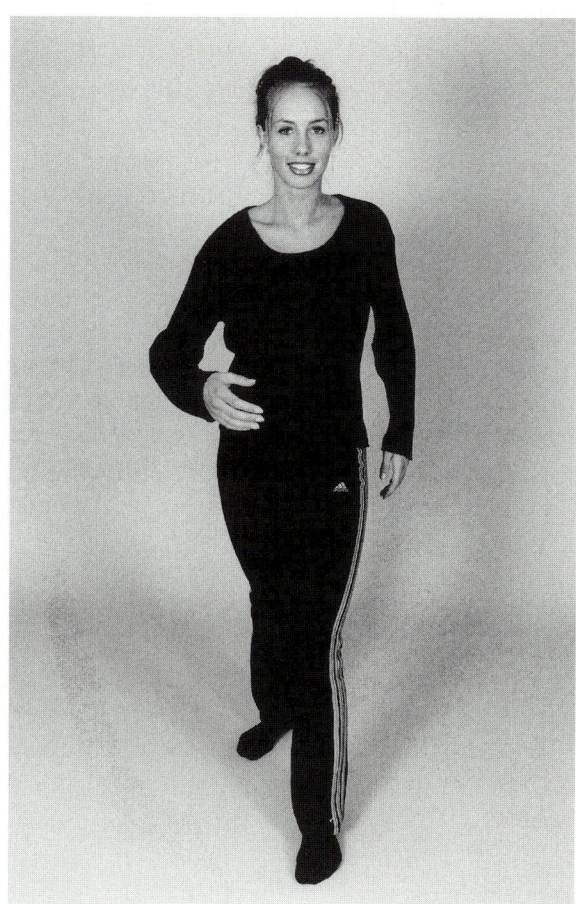

Abb. 6.11.
Die Schultern drehen nach
links. Gleichzeitig drehen
die Hüften nach rechts

Diese Rotationsbewegung ist ein ganz natürlicher Bewegungsablauf, um das kurzfristig verlorengegangene Gleichgewicht bei der Geh- bzw. Laufbewegung wiederherzustellen. „Alte Hasen" unter den Läufern werden entsetzt sein und beanstanden, dass genau diese starken Rotationsbewegungen doch kraftraubend und unökonomisch sind. Im Schritt 7 wird ganz gezielt aufgefordert, diese Rotation zu übertreiben, um Sie bewusst machen zu können, denn:

> **!** **Genau diese Verbindung zwischen Ober- und Unterkörper ist der Schlüssel zum guten Laufen, unsere Hüften sind das „Kraftwerk" des gesamten Körpers. Damit diese aber wirklich effektiv eingesetzt werden können, brauchen Sie einen Gegenpart, der Ihnen Widerstand bietet, gegen den sie „drücken" können. Das sind unsere Schultern und Arme.**

Um den Teilnehmern ein Beispiel für die eben gemachte Behauptung zu geben, lassen Sie die Teilnehmer sich so zusammenstellen, wie es Abb. 6.12 zeigt.

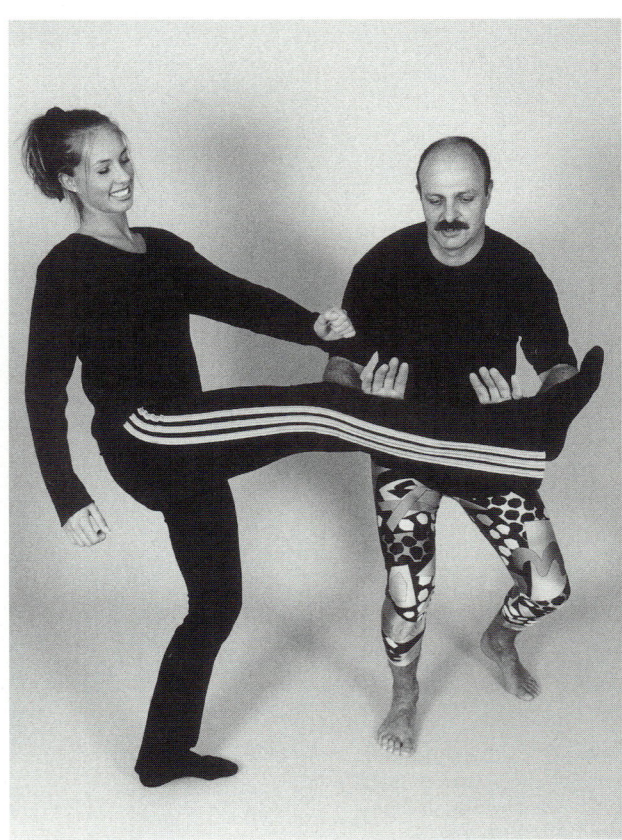

Abb. 6.12.
Die Schulterachse
bildet den Widerpart
zur Hüftachse

Übung

A hat die Aufgabe, das von B nach vorne ausgestreckte Bein zur Seite zu drücken. B soll versuchen, dieser Drehbewegung Widerstand zu leisten. Hier wird offensichtlich, dass es auch bei ausreichender Kraft schwerfällt, nicht auszuweichen, und zwar deswegen, weil kein Widerpart vorhanden ist, gegen den B drücken könnte, um die Rotation auszugleichen. Würde B sich an einem Geländer festhalten können, wäre diese Übung kein Problem. Genau diese Art von Unterstützung bieten die Arme und Schultern beim Laufen!

■ *Können Sie wahrnehmen, wie die Schulterachse den Widerpart zur Hüftachse bildet und die Arme diese Funktion unterstützen?*

■ *Ist Ihnen jetzt eher klar, was in Ihren Hüften, Schultern und in Ihrer Wirbelsäule während des Laufens und Gehens passiert?*

Wenn sich die Teilnehmer der Aufgaben Ihrer Körperteile und Ihrer Koordination untereinander bewusst sind, werden sie ihren Laufstil verbessern und gleichzeitig einen großen Sprung in ihrer Laufleistung nach vorne machen.

> **!**
>
> *Körpererfahrungsorientiert* **zu laufen bedeutet:**
> - **Beim Laufen bewusst sehen, hören, riechen, schmecken, fühlen, beobachten, spüren, wahrnehmen, in sich hineinhorchen, usw.**
> - **Unter gesundheitsspezifischem Aspekt funktioneller, effektiver und damit länger laufen zu können.**

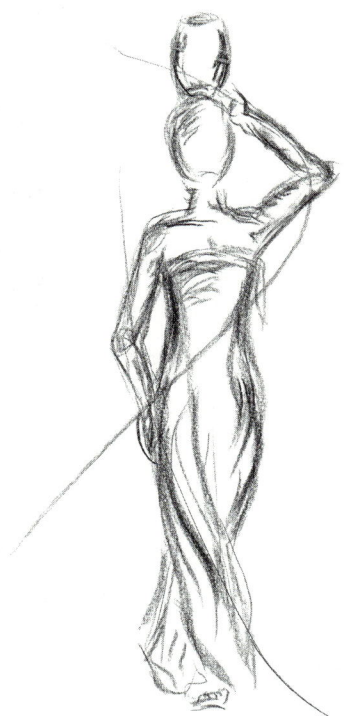

Abb. 6.13.
Eine erhabene Haltung in Bewegung

6.3   Vorschläge für einen Ausklang der Einheit

Der Gang dient aber nicht nur als Fortbewegungsmöglichkeit. Gerade in asiatischen Gehritualen wird sichtbar, wie das Gehen, als Sinnesorgan genutzt, zur Erweiterung der Wahrnehmung des gesamten Körpers führt.

> **!** **Gehen und Laufen bieten die Chance, sich selbst besser zu erkennen, und sind darüber hinaus eine aktive Form von Entspannung, die zur „Kunst des Müßiggangs" beitragen kann.**

Ein Beispiel dafür ist die von Bock-Möbius (1994) entnommene 7. Brokatübung aus dem Qigong, die im folgenden beschrieben wird.

„Mit ausgestreckten Fäusten die Kraft vermehren"

Ausgangsstellung für diese Übung ist der in den Knien leicht gebeugte schulterbreite Stand.

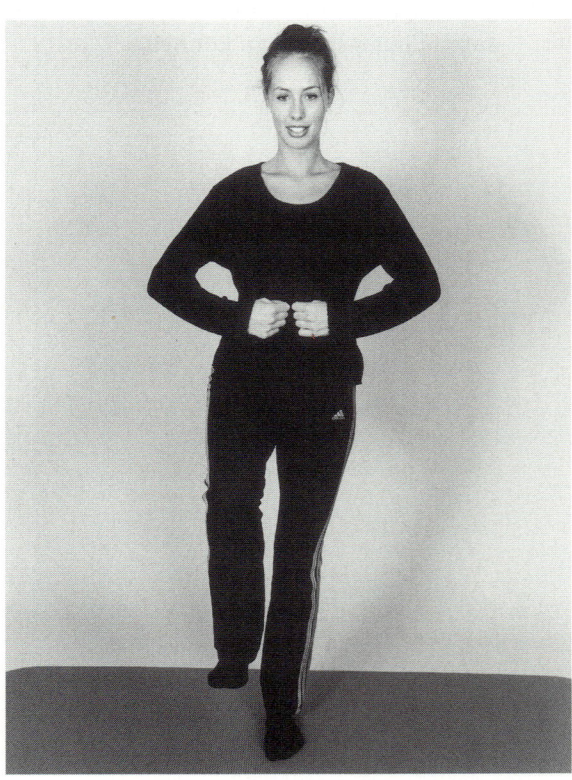

Abb. 6.14.
Anheben des Knies
zum Reiterschritt

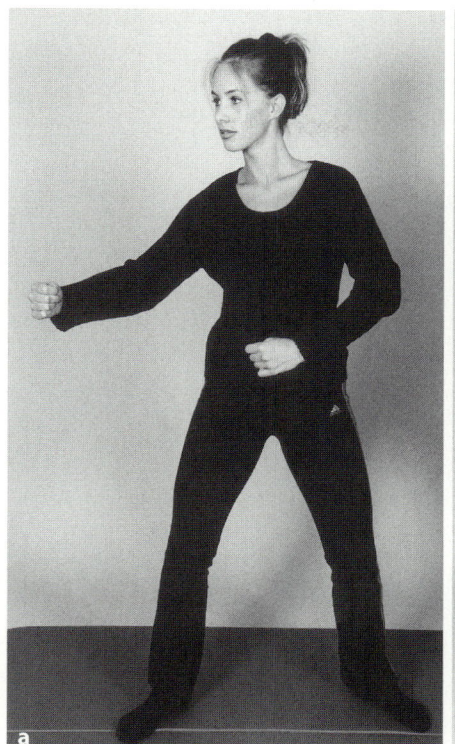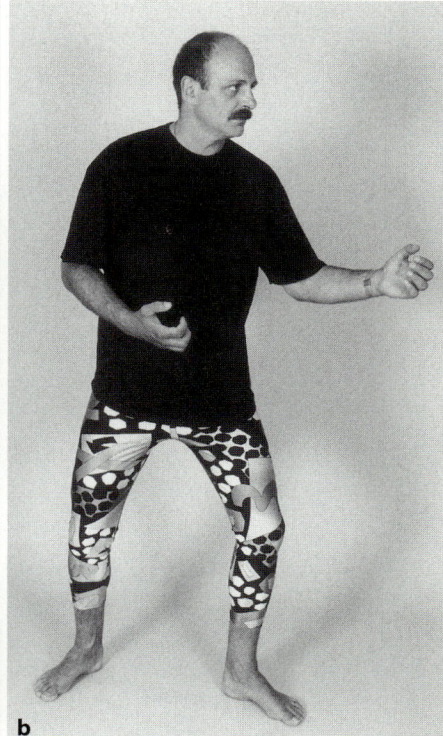

Abb. 6.15a,b. Die Arme zur „Drohgebärde" führen

Übung

1. Die Hände werden zu Hohlfäusten geformt.
2. Zusammen mit der Einatmung wird der Reiterschritt nach rechts ausgeführt: Das rechte Knie wird auf Hüfthöhe angehoben und der Fuß in breiter Stellung parallel aufgesetzt (Abb. 6.15a).
3. Der Stand wird vertieft. Zusammen mit der Ausatmung werden die Fäuste zu beiden Seiten im Bogen aufwärts geführt wie um zur rechten Seite eine Drohgebärde auszuführen (Abb. 6.15a). Der Blick folgt der rechten Faust.
4. Die Stellung wird aufgelöst: Das Gewicht auf den rechten Fuß verlagern. Gleichzeitig die Hände öffnen und über dem rechten Knie auf Schulterhöhe zusammenführen.

   Mit der Einatmung das rechte Bein strecken und gleichzeitig den linken Fuß heranziehen.

   Mit der Ausatmung die Arme im Kreisbogen wieder in die Ausgangsstellung zurückführen.

Die gleiche Übung wird ebenso nach links ausgeführt (Abb. 6.15b).

7 Liegen – Wege zum Umgang mit Schmerz

Alle bisher behandelten Themen haben eine Gemeinsamkeit: Sie wollen Hilfen geben, um Schmerzen vermeiden oder auch lindern zu können. Dabei werden die meisten Übungen keine Sofortwirkung im Sinne von Schmerzbeseitigung zeigen, sondern den Zugang zur Schmerzbewältigung bzw. Schmerzprophylaxe erleichtern oder auch erst ermöglichen. Dagegen werden in diesem Kapitel Möglichkeiten in Form von Übungen vorgestellt, die bei manchen Teilnehmern sofort schmerzlindernd wirken können. Der Teilnehmer hat die Möglichkeit, Formen der Schmerzbewältigung für sich zu entdecken, ohne dass Nebenwirkungen zu erwarten sind. Ermutigen Sie die Teilnehmer dazu, dieses Angebot anzunehmen und auch nach einem ersten weniger erfolgreichen Versuch nicht gleich aufzugeben, sondern durch Experimentieren doch noch den richtigen Weg für sich zu finden.

7.1 Einführung in das Thema

Da es bei diesem Thema keines speziellen Aufwärmens bedarf, werden diesem Kapitel keine bewegungsintensiven musikalisch begleiteten Körperübungen vorangestellt. Stattdessen wird als Einstieg eine wahrnehmungsbezogene Bestandsaufnahme im Liegen gewählt. Ziel dieser Bestandsaufnahme ist die Bewusstmachung der gewohnheitsmäßigen, individuellen Auflageflächen des Körpers am Boden und deren Veränderungsmöglichkeiten.

TIPP Um den Teilnehmern die Möglichkeit zu geben, diese Bestandsaufnahme auch jederzeit zu Hause durchführen zu können, wäre es sinnvoll, die folgenden Fragen zur kinästhetischen Bestandsaufnahme in Kopien auszuteilen und den Teilnehmern den Tipp zu geben, diese auf Kassette zu sprechen (s. Kap. 9.2, Kopiervorlage „Kinästhetische Bestandsaufnahme: Wach sein für Signale des Körpers – wie liege ich auf?"). Sie können dann

TIPP die Fragen in Ruhe anhören und sich jederzeit über ihren (Ent-) Spannungszustand klar werden. Den „fett" gedruckten Fragen sollte besondere Aufmerksamkeit geschenkt werden: Auch wenn die Teilnehmer diese Bestandsaufnahme zu Hause nicht durchführen wollen oder können, machen diese Fragen möglicherweise Gewohnheiten bewusst, die zwangsläufig zu noch unbemerkten Überlastungen führen oder schon geführt haben.

Anhand der Wahrnehmung des momentanen Spannungszustands der Teilnehmer lassen sich dann alle weiteren Veränderungen, die durch die folgenden Übungsanregungen zustande kommen können, vergleichen und in Bezug setzen. Auch rückblickend ist es bei einer Vielzahl von Übungen in den vorausgegangenen Kapiteln durchaus sinnvoll und interessant, die jetzt folgende „Bestandsaufnahme" den Übungen vorzuschalten und die gleiche Bestandsaufnahme (in Kurzform) auch *nach* der jeweiligen Übung noch einmal zu machen, um Veränderungen noch besser vor Augen führen zu können.

Nach der Bestandsaufnahme, die ein Bild vom eigenen Körper bei den Teilnehmern hinterlassen hat, versuchen die Teilnehmer, dieses Bild auf dem Papier zu rekonstruieren. Dazu bedarf es keiner besonderen zeichnerischen Fähigkeiten. Die Teilnehmer sollen auf ihre Art die von ihnen wahrgenommenen Auflageflächen bzw. Hohlräume markieren.

! Je ausführlicher die Bestandsaufnahme gemacht wird und je mehr Zeit sie in Anspruch nimmt, umso mehr wird es auch gleichzeitig schon zu Entspannungseffekten mit größeren Auflageflächen kommen (=Entspannungsübung). Ist sie also tatsächlich nur als Spot für den momentanen Spannungszustand gedacht, sollte sie sich ohne viel Zusatzfragen ausschließlich auf die Hohlräume HWS, LWS und die Auflagefläche des Kopfes beziehen und in wenigen Minuten (1-2 Minuten) durchgeführt sein (=momentane Bestandsaufnahme, s. S. 187f).

Die im Folgenden ausführlich dargestellte Bestandsaufnahme sollte je nach Zielsetzung variieren.

„Eine Bestandsaufnahme: Wach sein für Signale des Körpers – wie liege ich auf?"

Übung

Die Teilnehmer liegen in Rückenlage auf ihrer Matte. Nicht weit entfernt liegt ein Blatt Papier und ein Stift.

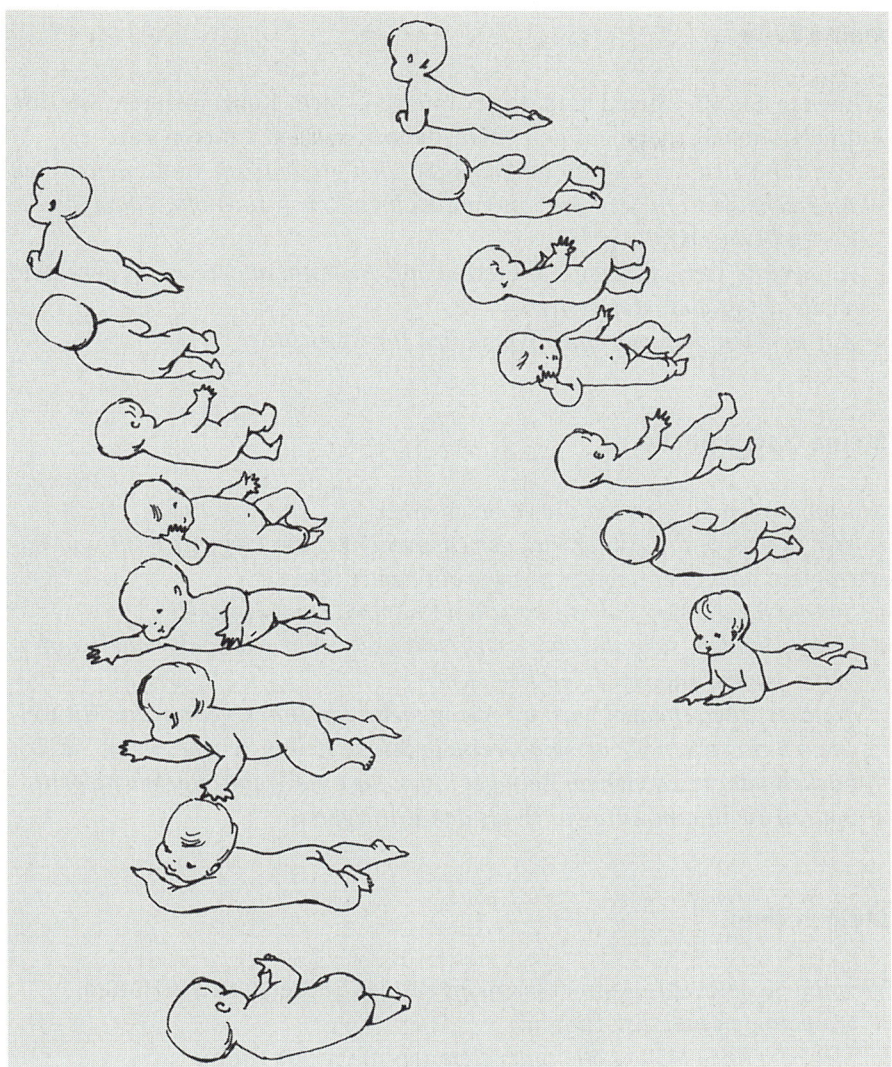

Abb. 7.1. Ein Baby in verschiedenen Liegepositionen. (Aus Milz, 1992)

Übung

- ■ *Liegen Sie gerne?*
- ■ *Wie liegen Sie am liebsten (Abb. 7.1)?*
- ■ *Spüren Sie dabei Entlastung in verschiedenen Körperregionen?*
- ■ *Nehmen Sie in bestimmten Alltagssituationen Schmerzen wahr?*
- ■ *Hilft es Ihnen, sich bei Schmerzen hinzulegen?*
- ■ *Liegen Sie momentan entspannt, oder nehmen Sie irgendwo Schmerzen wahr?*

Meine Füße

Schließen Sie die Augen und entspannen Sie sich. Konzentrieren Sie Ihre Aufmerksamkeit zuerst auf den einen, danach auf den anderen Fuß.

- *Wie fühlt sich der Fuß an ? Können Sie den großen Zeh vom zweiten Zeh unterscheiden und den vierten vom kleinen Zeh – auch ohne dass Sie die Zehen bewegen müssen?*
- *Auf welche Weise fühlt sich der rechte Fuß vielleicht anders an als der linke?*
- *Vielleicht größer oder breiter?*
- ***Auf welchem Fuß ruht im allgemeinen Ihr Gewicht?***

Meine Oberschenkel

Konzentrieren Sie sich auf die Oberschenkel.

- *Wie fühlt sich die Hinterseite der Oberschenkel an: Liegt sie breit und flächig auf oder eher angespannt wie ein harter Strang?*
- *Spüren Sie die Verbindung zwischen Knie und Oberschenkel?*
- *Unterscheiden sich die zwei Oberschenkel wahrnehmbar voneinander? Wenn ja, wie unterscheiden sich sich?*
- ***Welcher Oberschenkel wird im Alltag mehr von Ihnen gebraucht: Mit welchem Bein stehen Sie beispielsweise in Schrittstellung vorne, wenn Sie sich bücken oder mit welchem Bein beginnen Sie eine Treppe hochzusteigen?***
- ***Spüren Sie ihn im Alltag auch als den Kräftigeren?***

Mein Becken

Wenden Sie jetzt Ihre Aufmerksamkeit auf das Becken und die Hüften.

- *Wo befinden sich Ihre Hüften?*
- *Liegt die linke Hüfte höher oder tiefer als die rechte Hüfte?*
- *Haben Sie das Gefühl, ein Bein sei länger als das andere?*
- ***Stehen Sie im Alltag gern auf einer bestimmten Hüfte. Wenn ja, auf welcher besonders?***
- *Können Sie den Übergang Ihres Beckens zum unteren Teil der Wirbelsäule wahrnehmen?*
- *Entsteht hier ein Hohlraum, ein Bereich, der nicht auf dem Boden aufliegt?*
- *Wenn ja, wie groß ist dieser Hohlraum: tischtennisballgroß oder sogar tennisballgroß?*

Später, auf dem Papier, werden Sie hier – dem Hohlraum entsprechend – einen weißen Fleck kennzeichnen.

■ *Wie groß stellen Sie sich Ihren Hohlraum im Alltag beim Stehen vor und wie groß beim Sitzen?*

Konzenrieren Sie sich auf Ihre Gesäßmuskeln und die Leistenmuskeln. Beide halten Ihr Becken.

■ *Spüren Sie beispielsweise beim Stehen, ob der eine mehr Zug auf das Becken ausübt als der andere?*

! **Gesäß- und Leistenmuskeln sollten im Gleichgewicht sein!**

Mein Bauch

Konzentrieren Sie sich jetzt auf Ihren Bauch und werden Sie sich Ihrer Bauchmuskeln bewusst.
Stellen Sie sich vor, Sie müssten einen Schlag in den Bauch abwehren.

■ *Können Sie sich die Spannung Ihrer Bauchmuskeln dabei vorstellen?*

Wenn nicht, dann klopfen Sie sich mit Ihren Fäusten einige Male auf den Bauch. Wenn Sie dabei den Bauch einziehen oder auch rausdrücken, wird Ihnen das kaum helfen, die Schläge abzufangen. Oft wird das Anspannen der Bauchmuskeln mit dem Einziehen oder auch Hinausstrecken des Bauches verwechselt. Erst wenn Sie bewusst Ihre Bauchmuskeln anspannen (eine kleine Hilfe kann das zusätzliche Anspannen der Gesäßmuskulatur sein), federn Ihre Fäuste wie auf einem Trampolin ab.

■ *Spüren Sie Bewegung im Becken, wenn Sie die Bauchmuskeln anspannen?*
■ *Welchen Einfluss hat die Bauchmuskelspannung auf Ihre Lage am Boden?*
■ *Überlegen Sie, wann Sie Ihre Bauchmuskeln im Alltag brauchen. Vielleicht beim Staubsaugen, Laub aufkehren, Mülleimer raustragen oder auch morgens, wenn Sie aus dem Bett aussteigen möchten.*
■ *Beobachten Sie sich bei nächster Gelegenheit im Alltag selbst, wann und wie Sie die Bauchmuskeln einsetzen. Möglicherweise kommen die Bauchmuskeln bei Ihnen viel zu wenig zum Einsatz.*

Mein Brustkorb

Wenden Sie sich Oberkörper und Brustkorb zu.

Atmen Sie langsam ein und aus, und achten Sie darauf, wie sich Rippen und Oberkörper bewegen. Um dies deutlicher wahrnehmen zu können, benutzen

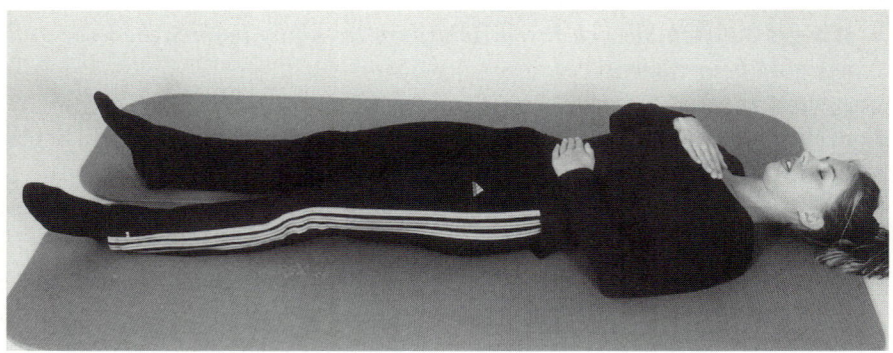

Abb. 7.2. Brustkorb und Bauchraum atmen in die Hände

Übung
Sie Ihre Hände als „Bewegungsfühler": Legen Sie eine Hand auf Ihren Brustkorb und die andere auf den Bauchraum (Abb. 7.2).

Atmen Sie zuerst bewusst in die Hand auf dem Bauchraum ein, so dass sich diese wie ein Luftballon aufbläht und zur Decke zu schweben scheint.

Das andere Mal versuchen Sie, die Hand auf dem Brustkorb zusammen mit Ihrer Einatmung anzuheben. Eine Schaukelbewegung der Hände entsteht.

- *Was fällt Ihnen leichter – das Atmen in den Bauch oder in den Brustraum?*
- *Wohin atmen Sie, wenn Sie es eilig haben, unter Zeitdruck stehen oder in einer Stresssituation Aufregung oder Wut verspüren?*

! **Üben Sie die Bauchatmung, sie kann Ihnen helfen, ruhig zu bleiben!**

Mein Rücken

Konzentrieren Sie sich jetzt auf Ihren Rücken. Diesen Teil Ihres Körpers bekommen Sie nie zu Gesicht.

Übung
Bewegen Sie sich in Gedanken an Ihrer Wirbelsäule auf und ab und untersuchen Sie, welche Teile des Rückens Ihnen bewusst sind.

- *Etwa die schmerzhaften Regionen?*
- *Welche Teile des Rückens werden Ihnen jetzt erst bewusst?*
- *Gibt es Stellen, Punkte oder Bereiche Ihres Rückens, die Sie vielleicht gar nicht spüren bzw. wahrnehmen können?*
- *Wo also sind dunkle Flecken in Ihrem Bewusstsein für den Rücken?*

Stellen Sie sich jetzt einen warmen Kachelofen vor, an den Sie sich anlehnen und an dem Ihr Rücken die Wärme genießt!

- *Können Sie sich vorstellen, wann Sie Ihren Rücken im Alltag oder in Ihrer Freizeit überstrapazieren bzw. nicht ökonomisch gebrauchen?*
- *Wann meldet er sich bei Ihnen?*

Meine Schultern und Arme

Wenden Sie sich Ihren Schultern und Armen zu. Auf und an ihnen ruhen bzw. hängen im Alltag oft große Lasten.

- *Wie ist es mit den Schultern: Liegt eine Schulter weiter entfernt vom Boden als die andere?*
- *Spüren Sie Ihre Schulterblätter, die von vielen Muskeln umgeben, Anteil an Ihren Rücken- und Armbewegungen haben?*
- *Nehmen Sie in diesem Bereich viel Kontakt mit dem Boden auf oder eher wenig? Wie würden Sie das zeichnen?*
- *Gibt es eine Schulter bei Ihnen, die Sie besonders gern für das Tragen von Lasten benützen, ob beim Einkaufen oder auch nur beim Tragen einer Handtasche?*
- *Probieren Sie doch die nächsten Tage einfach mal, Lasten auf der anderen Körperseite zu tragen. Stellen Sie fest, ob Ihnen das gelingt und behagt. Wenn nicht, warum nicht?*
- *Wie liegen Ihre Arme und Hände auf?*
- *Könnten Sie noch etwas bequemer liegen, wenn die Arme etwas weiter weg vom Körper auflägen?*

Wenden Sie sich Ihren einzelnen Fingern zu und spüren Sie nach, ob es auch hier Finger, ähnlich wie bei den Zehen, gibt, die Ihnen kaum bewusst sind.

- *Warum? Weil Sie sie nicht bewusst benutzen und ganz einfach nur in Verbindung mit anderen dominanteren Fingern einsetzen?*

Mein Nacken

Konzentrieren Sie sich ganz auf ihren Nacken. Zu diesem Körperbereich gibt es viele „geflügelte Worte". Vielleicht fällt Ihnen spontan das zu Ihrem Nacken passende Wort ein.

- *Wie steht es mit Ihrem Nacken?*
- *Wieviel Hohlraum spüren Sie hier zum Boden hin? Einen tischtennisball-großen oder nur murmelgroßen Hohlraum?*
- *Wie groß müssen Sie den weißen Fleck auf Ihrem Papier werden lassen?*
- *Sind Sie „halsstarrig"?*
- *Oder überlastet?*

Mein Kopf

Übung

Konzentrieren Sie sich auf Ihren Kopf.
- *Wo liegt er auf dem Boden auf? Gegenüber der Stirn, der Nase oder dem Kinn?*

Sicher können Sie sich vorstellen, dass Nacken und Kopf in ihrer Stellung voneinander abhängen.
- *Können Sie sich auch vorstellen, dass Ihre Kopfhaltung von Ihrer Blickrichtung abhängt?*
- *Schauen Sie beim Einkaufen- oder Spazierengehen eher weit in den Horizont nach vorne oder doch lieber in sich versunken nach unten?*

Ihre Kopfhaltung hängt stark von Ihrer Blickrichtung ab. Schauen Sie eher wenige Meter vor sich nach unten, wird auch Ihr Kopf und letztlich werden auch die Schultern nach vorne unten tendieren. Für Ihren Nacken bedeutet das Schwerstarbeit.

> **!** **Verändern Sie im Alltag öfter Ihre Blickrichtung und nehmen Sie dabei bewußt Ihren Nacken wahr!**
> **Suchen Sie immer mal wieder nach Ihrer ausgewogenen Kopfhaltung.**

Wenn Sie mit dieser Bestandsaufnahme fertig sind, nehmen Sie sich ein paar Minuten Zeit. Gehen Sie noch einmal jeden Teil Ihres Körpers durch und merken Sie sich die Bereiche, mit denen Sie viel Fläche an den Boden abgeben und die, bei denen Sie gar keinen Bodenkontakt haben.

Dann richten Sie Ihre Aufmerksamkeit wieder auf Ihre Umgebung und öffnen die Augen.

Nehmen Sie sich jetzt Bleistift und Papier und zeichnen Sie Ihren Körper mit seinen Auflageflächen (z. B. schraffiert) und seinen „weißen" Flecken (z. B. eingekreist) schemenhaft auf (Abb. 7.3). Notieren Sie das derzeitige Datum hinten auf dem Papier. Es soll Sie über Ihre Studien oder/und den Kurs hinweg begleiten und immer wieder in Bezug gesetzt werden zu aktuelleren Bestandsaufnahmen, die Sie nach unseren Übungen, oder wann immer Sie möchten, machen werden. Möglicherweise werden sich Auflageflächen vergrößern (z. B. im Bereich der Lendenwirbelsäule oder der Schultern und des Nackens) oder örtlich verändern (z. B. im Bereich des Kopfes).

> **!** **Je größer und flächiger Ihre Auflageflächen und je kleiner und flacher Ihre Hohlräume sind, umso entspannter liegen Sie auf.**
> **Der Boden ist der beste Lehrmeister! Er sagt Ihnen immer objektiv, wie Ihr muskulärer Spannungszustand aussieht.**

Abb. 7.3.
Eine beispielhafte
Bestandsaufnahme
eines Kursteilneh-
mers:
Die schraffierten
Flächen sind die
wahrgenommenen
Auflageflächen,
während die ein-
gekreisten Körper-
bereiche nicht in
Kontakt mit dem
Boden stehen

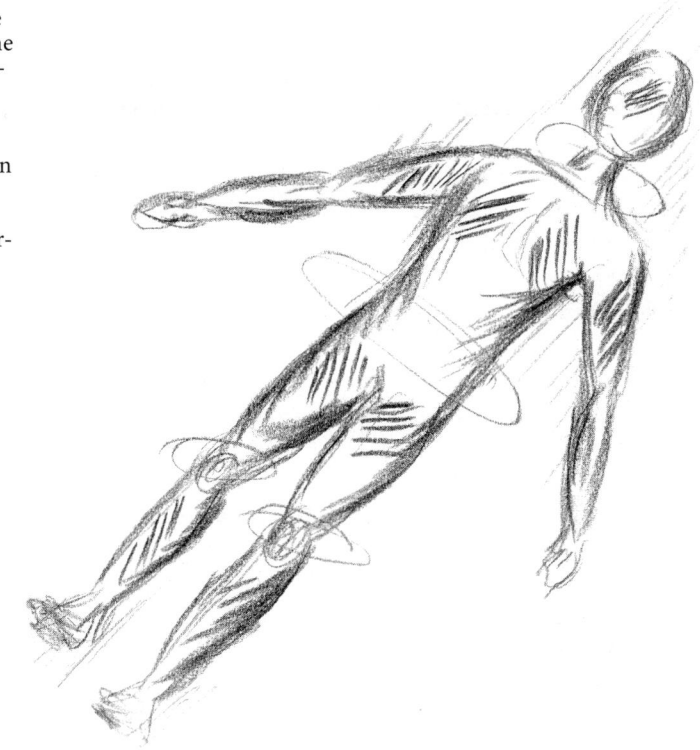

7.2   Theoretische Grundlagen
und Übungssammlung

Sinnliche Informationen sind für uns nicht mehr derart überlebenswichtig wie für unsere Vorfahren oder die noch heute sehr ursprünglich lebenden „Aborigines" (Ureinwohner Australiens).

In unserer Gesellschaft ist es nicht mehr nötig, über den Gehörsinn feinste Geräusche wahrzunehmen, um sich vor wilden Tieren oder Feinden zu schützen. Es ist auch nicht mehr notwendig, über den Tastsinn die Windrichtung, Feuchtigkeit und Luftbeschaffenheit zu erspüren, um Anbau und Ernte zum richtigen Zeitpunkt zu planen. Der Wetterbericht sagt uns entsprechende Informationen voraus. Unsere Nahrung ist vorsortiert und wir brauchen nicht mehr zwischen giftig und ungiftig zu unterscheiden. Auch unser Muskelempfindungssinn ebenso wie der Gleichgewichtssinn müssen uns den Weg über unwegsames Gelände nicht mehr weisen. Unsere

Bewegungen sind inzwischen weit weniger variantenreich – eher starr – und müssen sich den Gegebenheiten einer „wilden Natur" nicht mehr anpassen.

Die Notwendigkeit, alle Sinne einzusetzen und möglichst differenziert auszubilden, ist nicht mehr gegeben. Heute besitzen wir eher verkümmerte oder nur minimal ausgebildete Sinne.

Für die Schmerzproblematik am Halte- und Bewegungsapparat bedeutet dies, dass Haltungen und Bewegungen, die von beispielsweise einer großen Biegespannung und unökonomischer Haltearbeit gekennzeichnet sind, uns oft nicht frühzeitig genug bewusst werden. Es kann zu Überlastungsschmerzen kommen, die, häufig chronifiziert, kaum mehr zu kompensieren sind.

- Schmerzen kennt jeder!
  Oft glaubt man, den Schmerz des anderen nachvollziehen zu können.
  Und doch:

> **Schmerz bleibt letztlich ein höchst privates inneres Erleben.**
>
> *W. Packi (1996)*

- Schmerz macht Angst!
  Noch aus unserer Kindheit sind wir es gewohnt, dass Gefährdung und Schmerz oft miteinander verbunden sind. Schmerz bedeutet also Gefahr und diese macht uns Angst – besonders dann, wenn sie nicht sichtbar und der Schmerz trotzdem vorhanden ist. Eine Gefahr liegt beispielsweise im falschen Umgang mit seinem Körper. Hierdurch kann er sich selbst gefährden.

! Die meisten Schäden am Bewegungsapparat beruhen auf Einseitigkeit: Einseitiges Training, einseitige Belastung, einseitiges Tun. Vielfalt und Vielseitigkeit entspräche unserem Körper mehr.

- Schmerz macht ohnmächtig!
  In diesem Moment in angstvolle Bewegungslosigkeit, wenn auch nur in einem Körperteil, zu verfallen, wäre in den meisten Fällen aber falsch. Denn diese würde uns daran hindern, mit unserem Körper zu experimentieren und nützliche Korrekturen vorzunehmen.

! Keiner kennt uns so gut wie wir uns selbst kennen. Warum also sollten Korrekturen und Veränderungen nicht zuerst von einem selbst ausgehen, bevor diese von anderen in die Hand genommen werden?

Im Liegen Schmerzen bewußt wahrnehmen und bewältigen

Infothek: Das Liegen

- Liegen kann die Suche nach Ruhe sein – aber auch nach Aufmerksamkeit.
- In liegender Position, am besten mit geschlossenen Augen, sind die Reizeinflüsse und Arbeitsvorgänge im Körper auf ein Minimum reduziert. Unsere Aufmerksamkeit und die Fähigkeit der differenzierten Wahrnehmung ist um ein Vielfaches erhöht.
- Vielleicht ist aber gerade das der Grund, warum sich viele Menschen unwohl fühlen, wenn sie sich in liegender Position auf ihren Körper konzentrieren sollen.
- Möglicherweise werden Schmerzzonen plötzlich *intensiver* wahrgenommen – Muskelspannung fehlt, um diesen Schmerz zu kaschieren.
- Schmerz oder (auch psychisches) Unwohlsein werden vielleicht *bewußter* wahrgenommen – Ablenkungsmechanismen fallen weg, man hat Zeit sich Gedanken zu machen.

> **Unser neurophysiologisches Differenzierungsvermögen für Wahrnehmungen ist in der Liegeposition wesentlich feiner als im Stehen.**
> *M. Feldenkrais (1978)*

Eine häufig vorkommende Schmerzzone ist der Nackenbereich. Um hier Entspannung zu fördern, kann man die die Übung „Hohlräume füllen" anbieten.

„Hohlräume füllen"

Für diese Übung benötigt man pro Teilnehmer entweder ein bis zwei Reissäckchen oder einen dicken, zusammengefalteten Strumpfballen.

Die Teilnehmer liegen in Rückenlage auf ihrer Matte und widmen sich nacheinander verschiedenen Bereichen (Abb. 7.4):

Beckenbereich:
- *Wieviel Hohlraum nehmen Sie zwischen Boden und Ihrer Lendenwirbelsäule wahr?*

Schulterbereich:
- *Wie flach können Sie auf Ihren Schulterblättern und Schultern aufliegen?*

Übung

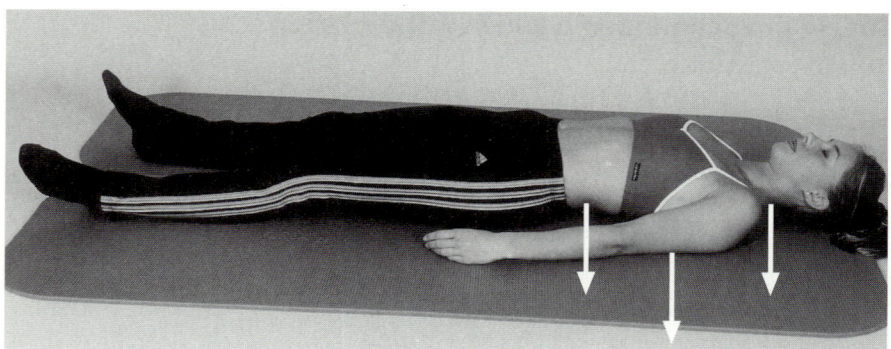

Abb 7.4. „Hohlräume erfühlen" (s. Pfeile)

Übung

Hals-Nacken-Bereich:

- *Wo liegen Sie auf mit Ihrem Kopf – gegenüber der Stirn, der Nase oder dem Kinn?*
- *Wie groß ist der Hohlraum zwischen Nacken und Boden: Würde ein Tischtennisball oder eher eine Murmel hindurchrollen können?*

Jetzt füllen Sie den Hohlraum zwischen Ihrem Nacken und der Auflagefläche mit ein oder zwei Reissäckchen. Legen Sie sie der Wirbelsäule entlang (Abb. 7.5).

TIPP

Geben Sie den Teilnehmern den Tipp, die Reissäckchen zu Hause entweder vorher zu erwärmen (z. B. auf einer Heizung) oder zu kühlen (im Kühlschrank). Beides kann guttun und wird von Teilnehmer zu Teilnehmer unterschiedlich empfunden.

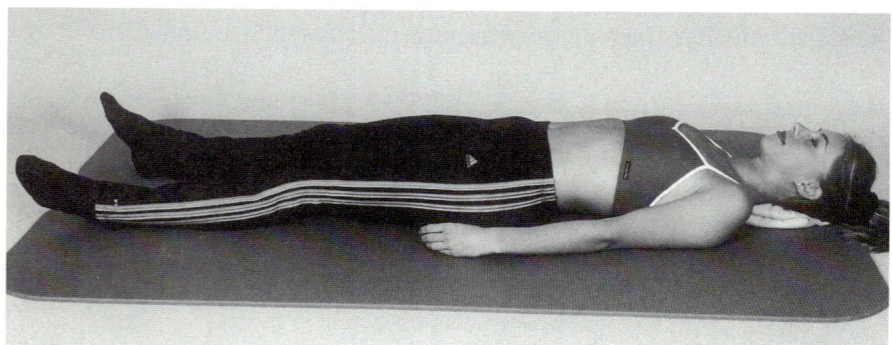

Abb. 7.5. Hohlraum Nacken ist ausgefüllt

Aufgabe 1. Stellen Sie die Beine auf. Bewegen Sie Ihr *Becken in Richtung Kopf*, so dass Ihre Lendenwirbelsäule (LWS) flach auf dem Boden aufliegt (Abb. 7.6 a).

Beobachten Sie Ihre Bewegung im Nacken:

■ *Entfernt sich Ihr Nacken vom Boden oder haben Sie eher das Gefühl ihm nahezukommen?*

■ *Ist das eine angenehme, entlastende Stellung für Ihren Nacken?*

Aufgabe 2. Bewegen Sie jetzt das Becken abwärts Richtung Beine, so dass Ihre LWS den größtmöglichen Abstand zum Boden aufweist (Abb. 7.6 b).

Beobachten Sie Ihre Bewegung im Nacken:

■ *Wie verändert sich jetzt Ihre Nackenposition zum Boden?*

■ *Fühlen Sie sich in dieser Stellung wohler?*

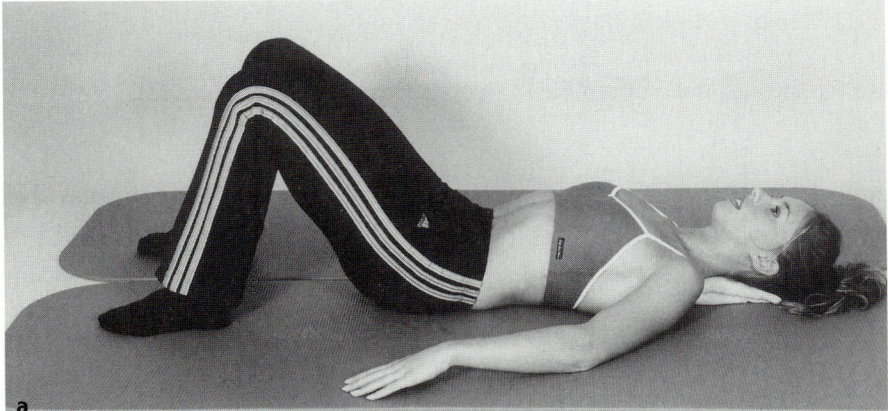

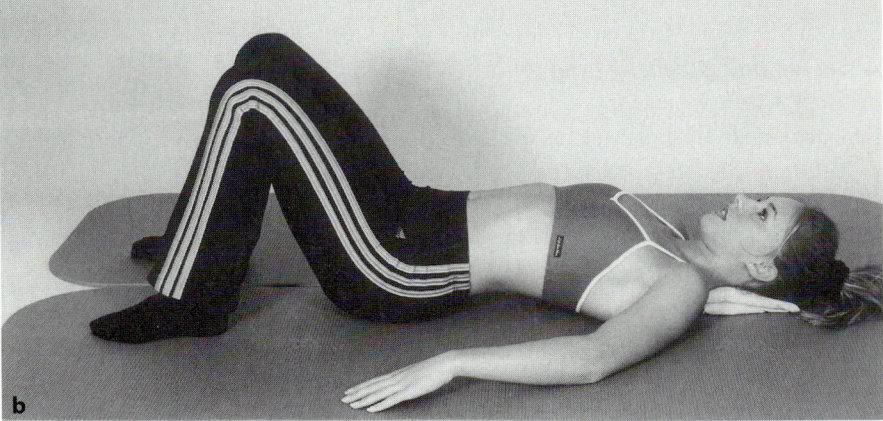

Abb 7.6a,b. Beckenbewegung und Nackenbewegung korrespondieren miteinander

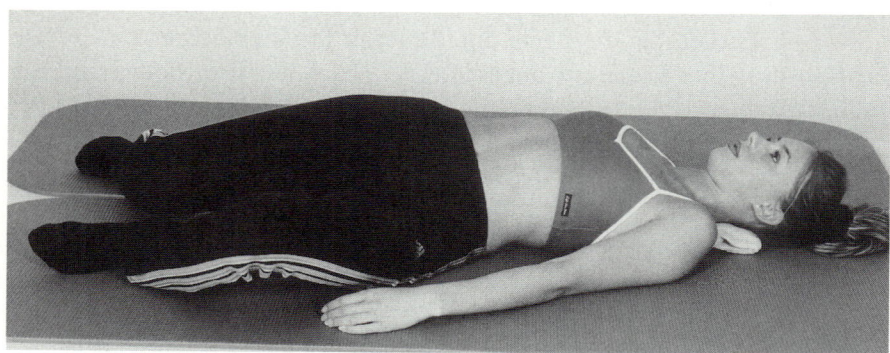

Abb. 7.7. Eine Kniebewegung mit Folgen

Aufgabe 3. Spielen Sie mit dieser Rollbewegung:
- LWS flach = Nacken hohl,
- LWS hohl = Nacken flach.

Ruhen Sie aus, und spüren Sie in Becken, Schulterbereich und Nackenregion hinein.

Aufgabe 4. Die Beine sind wieder aufgestellt. Versuchen Sie jetzt, ohne den Kopf besonders anzuheben, das Reissäckchen parallel zu Ihrer Schulterachse in den Nacken zu legen.

Senken Sie beide Knie langsam etwas nach links Richtung Boden (Abb. 7.7). Wiederholen Sie diese Bewegung mehrere Male.

Beobachten Sie Ihre Bewegung im Nacken:
- *Bewegt sich Ihr Nacken weg vom Boden oder kommt er ihm näher?*

Senken Sie beide Knie jetzt wiederholt in die andere Richtung.
- *Bei welcher Kniebewegung fühlt sich Ihr Nacken wohler?*

Beobachten Sie auch die weiche, spiralförmige Drehung Ihres ganzen Oberkörpers.
- *Nehmen Sie den Ausgangspunkt der Spirale genauso wahr wie den Endpunkt?*
- *Genießen Sie das Auffächern Ihrer Rippen und die Bewegungsmöglichkeiten Ihrer Wirbelsäule?*

Verbinden Sie die beiden Bewegungsrichtungen zu einer harmonischen, angenehmen Wiegebewegung des ganzen Körpers.

Ruhen Sie aus und lassen Sie die Auflage Ihres Körpers auf sich wirken.

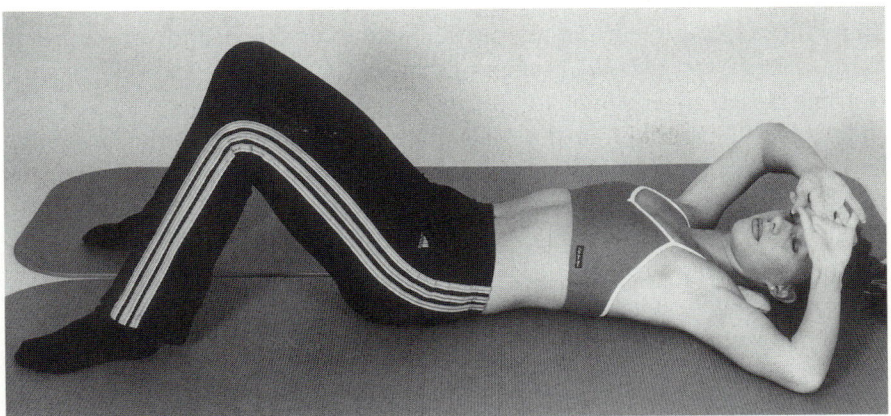

Abb. 7.8. Eine passive Drehung des Kopfes

Übung

Aufgabe 5. Falten Sie Ihre Hände und legen Sie sie mit den Handrücken auf Ihre Stirn.
- *Wie empfinden Sie den Hautkontakt auf Ihrer Stirn?*
- *Wie fühlen sich die Hände an? Kalt? Warm? Schwer? Beruhigend?*

Drehen Sie mit Hilfe Ihrer Hände Ihren Kopf langsam von links nach rechts und wieder zurück (Abb. 7.8).
- *Können Sie Ihren Kopf wirklich den Händen überlassen oder ertappen Sie sich dabei, wie der Kopf doch seinen „eigenen Kopf" hat?*
- *Fällt es Ihnen schwer, in bestimmten Körperteilen passiv zu sein? Oder empfinden Sie es sogar als sehr wohltuend, in bestimmten Körperbereichen einmal passiv sein zu dürfen?*

Aufgabe 6. Ruhen Sie sich aus. Legen Sie Arme und Beine wieder flach auf den Boden auf. Ziehen Sie, ohne den Kopf stark anzuheben, das Reissäckchen vorsichtig unter Ihrem Nacken weg.

Widmen Sie Ihre Aufmerksamkeit wiederum der Becken-, Schulter- und vor allem der Nackenregion. Stellen Sie sich folgende Fragen:
- *Wie groß sind meine Hohlräume jetzt?*
- *Wo liege ich angenehmer und wohltuender auf?*
- *Sind das auch die Bereiche, wo ich flacher aufliege?*
- *Haben Schmerzen, die vorher in anderen Körperbereichen spürbar waren, ihre Intensität oder sogar ihren Ort verändert?*
- *Konnte sich meine „Problemzone" Nacken etwas entspannen, eventuell sogar schmerzfreier werden?*

Wenn die zuletzt gestellte Frage vom Teilnehmer positiv beantwortet werden kann, ist diese Art der Wahrnehmungskonzeption eine Möglichkeit für ihn, u. a. das Liegen angenehmer zu gestalten.

Falls ein Teilnehmer in der Hals-Nacken-Region jetzt keine Zustandsänderung erkennen konnte, ist es mit Hilfe dieser Wahrnehmungsstrategie dennoch möglich, in anderen Schmerzbereichen Erfolg zu haben.

Für alle Teilnehmer, besonders auch für diejenigen, die ihre Schmerzzone in anderen Bereichen des Körpers wahrnehmen, werden die wichtigsten wahrnehmungsbezogenen Aufgaben nochmals zusammengefasst. Der Kursleiter kann sie als Kopie an die Teilnehmer weiterreichen (s. Kap. 9.3, Kopiervorlage „Anleitung zur Schmerzbewältigung in verschiedenen Bewegungssegmenten"):

1. Legen Sie sich flach auf den Boden, und spüren Sie Ihre Hohlräume und Auflagflächen am Boden nach.
2. Legen Sie danach Reissäckchen bzw. Strumpfball in den Bereich bzw. unter Ihre Schmerzzone. Wenn es für Sie angenehmer ist, stellen Sie die Füße auf dem Boden auf.
3. Versuchen Sie, sich *ohne Kraftaufwand* auf dem Reissäckchen etwas zu bewegen. Zuerst nur in *eine* Richtung: fußwärts oder kopfwärts bzw. seitwärts rechts oder seitwärts links. Später bewegen Sie sich auch in die Gegenrichtung.
4. Beobachten Sie dabei immer, wie sich große Bereiche Ihres Körpers verhalten (z. B. Kopf, Schultern, Wirbelsäule und Becken).
5. Setzen Sie die verschiedenen Bewegungsrichtungen harmonisch und leicht zusammen.
6. Ruhen Sie sich aus, und entfernen Sie dann das Reissäckchen, ohne den Körper anheben zu müssen. Strecken Sie die Beine aus.
7. Gehen Sie noch einmal in die Bestandsaufnahme:
   - *Wie liegen Sie jetzt auf?*
   - *Hat sich der Schmerz beim Aufliegen verändert oder ist er sogar abgeschwächt?*
   - *Haben Sie das Gefühl, irgendwo flacher oder breiter aufzuliegen?*

Infothek: Der Hautkontakt

- Der Hautkontakt bzw. die taktile Wahrnehmung bildet die Voraussetzung für die Entwicklung von Körperbild und Körperschema. Fehlen entsprechende taktile Reize, ist eine exakte und optimale Körperorientierung gar nicht möglich.
- Hautkontakt und taktile Wahrnehmung sind aber nicht nur Bausteine zur Förderung sensomotorischer Fähigkeiten. Eine enge Beziehung besteht auch zwischen Haut und Emotion: Über Berührungen werden Gefühle gelernt und verarbeitet, soziale und emotionale Kompetenzen werden gestärkt.

- Der sowohl für das physische aber auch für das psychische Empfinden wichtige Hautkontakt läuft immer mehr Gefahr, zu kurz zu kommen. Dabei läßt ausgerechnet die Größe der für die taktilen Reize bestimmten Gehirnregion auf eine Vielfalt von Funktionen und eine große Wichtigkeit dieses Bereichs schließen: Schon 1893 hatte der englische Neurologe Henry Head entdeckt, dass erkrankte Organe in bestimmten Hautbereichen schmerzhafte Veränderungen hervorrufen können. Diese als „Headsche Zonen" bezeichneten Hautregionen stehen mit den jeweils korrespondierenden Organen durch Nevenbahnen in Verbindung, die demselben Rückenmarksegment entspringen. Durch Behandlung dieser Hautregionen, z. B. mit Druckmassagen oder Kälte- bzw. Wärmeverfahren, können die entsprechenden Organe „reflektorisch" beeinflußt werden.
- Auf den Bewegungsapparat bezogen, ist beispielsweise der Nackenbereich häufig Auffangbecken und schmerzbedingt auch Indikator (Anzeiger) für manche Stressbelastung und manchen persönlichen Ärger. Dazu kommt, dass der Nackenbereich ebenso wenig wie der Lendenwirbelsäulenbereich in Liegeposition anatomisch bedingt Bodenkontakt hat. Freischwebend können diese zwei Bereiche ihr Gewicht also nie abgeben und ebenso wenig vom Boden über ihren Spannungszustand Information erlangen, der Hautkontakt fehlt. Mit Hilfe der Reissäckchen wird dieser Hautkontakt dann aber möglich, so dass es in diesen Bereichen durch Übungen wie „Hohlräume füllen" zu auffällig spür- und sichtbaren Veränderungen kommt.

> **Müssen wir erst darauf warten, dass wir alt oder krank werden, um festzustellen, dass wir auch noch einen Körper haben?**
>
> *H. Petzold (1988)*

! Es ist sinnvoller, die Haut schon in jungen Jahren so zu stimulieren, dass wir uns in ihr und in unserem Körper wohlfühlen.

Liegen bei der Suche nach Bewegungsalternativen

Die Übung „Mit viel Kraft – mit wenig Kraft" zeigt ebenfalls, dass Liegen mehr sein kann als nur eine Ruhepause. Immer wieder stoßen wir im Alltag auf Bewegungen, die weh tun. Sei es aufgrund von Verletzungen oder Überlastungen – plötzlich wird eine ganz normale Alltagsbewegung, z. B. das Anheben des Arms zu einem Problem.

Eine übliche Strategie, diesem Schmerz dann aus dem Weg zu gehen, ist, die Bewegung komplett zu vermeiden, also den Arm nicht mehr anzuheben. Anstatt die Bewegung aber vollständig zu streichen, wäre es sinnvoll, auf die Suche nach anderen Ausführungen für diese Bewegung zu gehen.

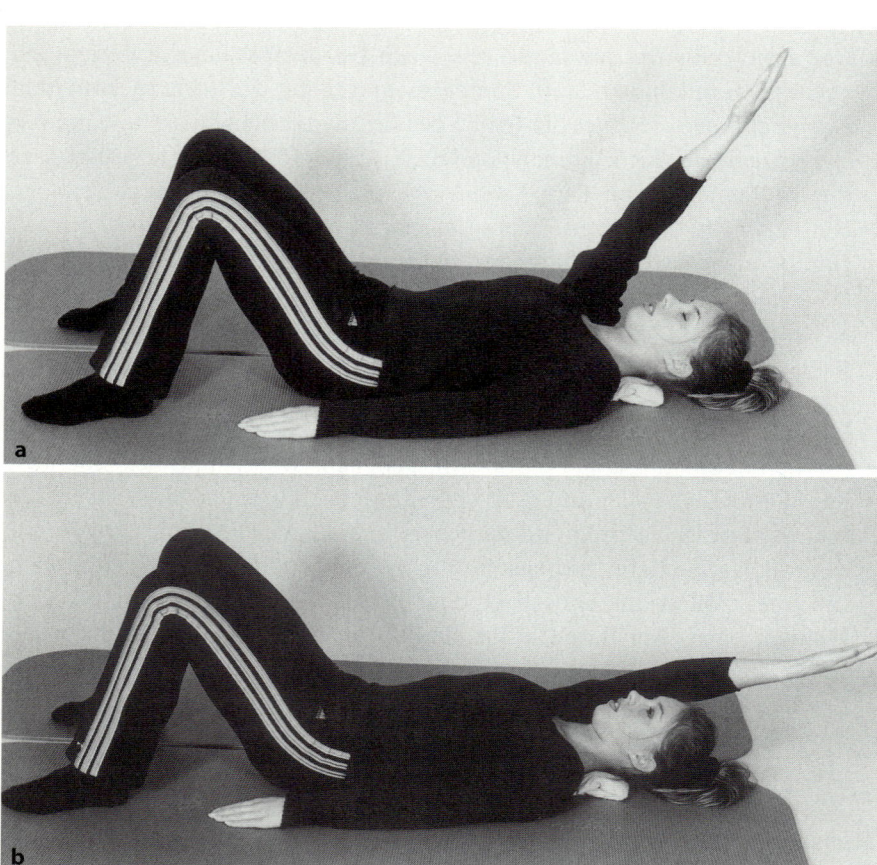

Abb. 7.9a,b. Der gewöhnlich geradlinige „Armweg" von vorne nach hinten

„Mit viel Kraft – mit wenig Kraft"

Die Teilnehmer liegen in Rückenlage auf einer Matte oder Decke. Die Arme liegen bequem neben dem Körper und die Beine sind je nach Wohlbefinden ausgestreckt oder aufgestellt.

■ *Auf welche Weise würden Sie Ihren rechten Arm von seiner Auflagefläche weg anheben, um ihn über dem Kopf auf dem Boden abzulegen?*

Wahrscheinlich werden die Teilnehmer ihn geradlinig Richtung Zimmerdecke hochheben, um ihn dann über Kopf hinten abzulegen (Abb. 7.9).

Da diese Bewegung eigentlich jedem sehr selbstverständlich erscheint, werden auch die meisten den Eindruck haben, dass sie wenig Kraft dafür brauchen. Und doch muss man gegen die Schwerkraft arbeiten – einmal in überwindender (weg vom Boden) und einmal in bremsender (hin zum Boden) Form.

> **!** **Gewohntes wird gewöhnlich subjektiv als leicht empfunden. Und dies vorwiegend deshalb, weil es dazu keines Gedanken mehr bedarf.**

Aufgabe 1. Leiten Sie die Teilnehmer an, sich vorzustellen, sie hätten nur minimal Kraft in ihrem Arm und dennoch wollten sie ihn gerne hinter ihrem Kopf ablegen.

- *Probieren Sie verschiedene Wege aus und vergleichen Sie den jeweiligen Kraftaufwand.*

> **TIPP** **Lassen Sie die Teilnehmer ein Reissäckchen oder ein Buch in die Hand nehmen und dann nochmal ihren gewohnten und die eher ungewohnten Wege ausprobieren. Ideal wäre eine Gewichtsmanschette für das Handgelenk. Durch das zusätzliche Gewicht wird der unterschiedliche Kraftaufwand besser wahrgenommen.**

- *Fällt es Ihnen schwer, vom Gewohnten wegzugehen, kreativ zu sein, alltägliche Bewegungsmuster aus der Vorstellung zu verbannen?*
- *Lassen Sie sich nicht verunsichern, wenn Sie nicht sofort eine Lösung parat haben.*
- *Fällt Ihnen eine Situation ein, in der Sie sich kreativ von alltäglichen Bewegungsmustern getrennt haben oder auch trennen mussten? Möglicherweise nach einem Unfall oder einer entzündungsbedingten Bewegungshemmung?*
- *Wenn ja, wie haben Sie damals zu alternativen Bewegungsmöglichkeiten gefunden?*

Aufgabe 2. Vielleicht haben sich die Teilnehmer inzwischen einer Bewegung angenähert, die ihnen noch weniger Kraft abverlangt wie ihre Ausgangsbewegung. Als Kursleiter schlagen auch Sie einen Weg vor, den die Teilnehmer für sich selbst beurteilen sollen:

Die Teilnehmer sollen mit ihrem rechten „schlaffen" Arm in einer runden Bewegung über ihren Bauch, den Oberkörper und letztlich den Kopf streichen, bis er wie von selbst hinter dem Kopf am Boden liegenbleibt (Abb. 7.10). Bei der richtigen Ausführung handelt es sich um eine kraftsparende, harmonische, schöne und leichte Bewegung.

- *Haben Sie Lust, Ihre eben gemachten Erfahrungen auf Ihre Beinbewegung zu übertragen?*

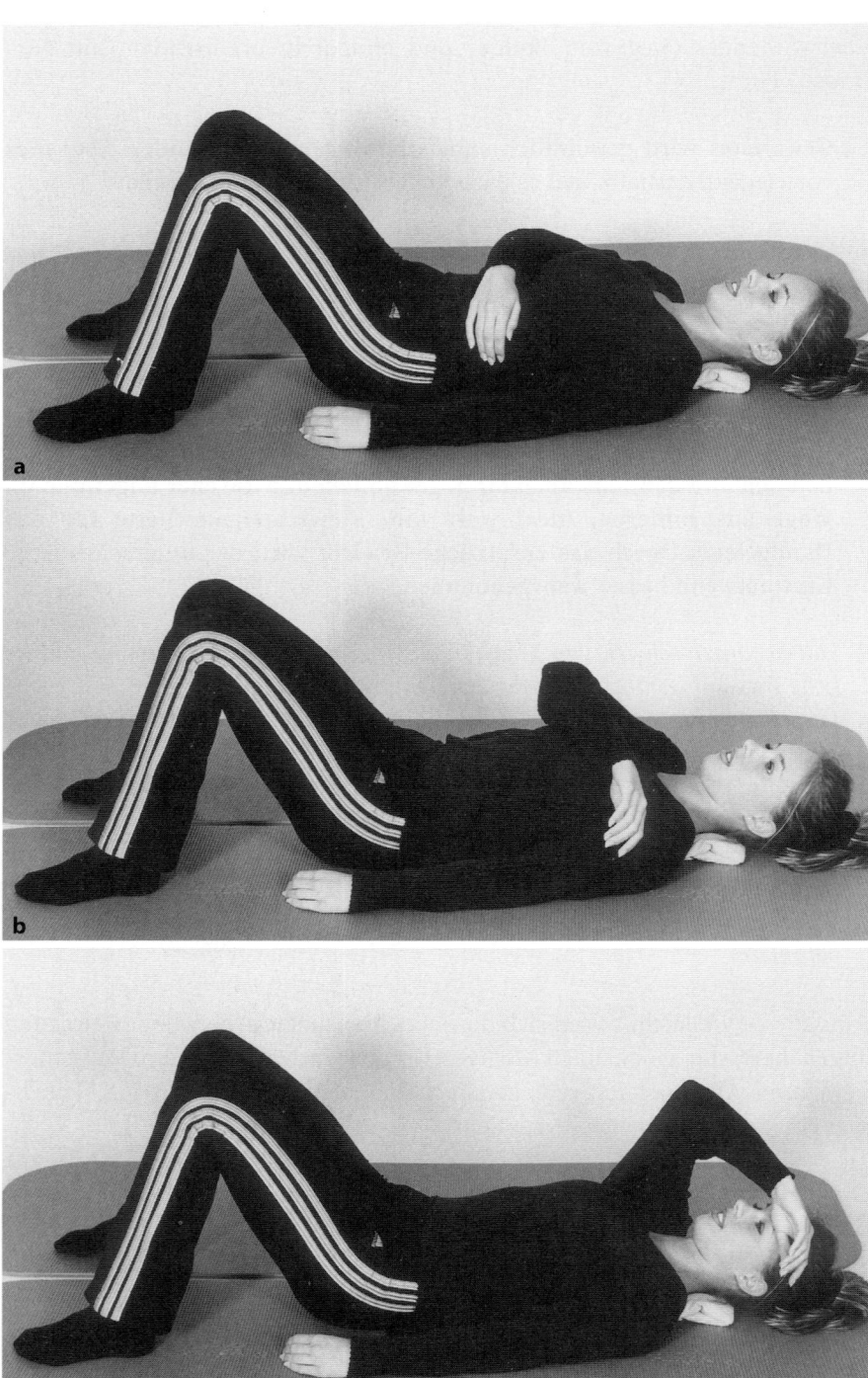

Abb. 7.10a–c. Ein spiralförmiges Anheben des Armes über den Kopf ist zwar ungewohnt aber ungeheuer ökonomisch

Übung

Aufgabe 3. Die Beine liegen lang ausgestreckt auf der Unterlage. Je entspannter sie sein können, desto eher werden die Beine aus dem Hüftgelenk heraus nach außen fallen, sichtbar auch an den nach außen gerichteten Fußspitzen (Abb. 7.11).

Jetzt wird der linke Fuß auf den Boden aufgestellt. Dabei sollen sich die Teilnehmer zuerst ihres gewohnten Bewegungsmusters bewusst werden:

- *Wie stellen Sie Ihren Fuß gewohnheitsmäßig auf?*
- *Meiner Erfahrung nach werden Sie den Fuß ohne Probleme und – Ihrer Meinung nach – ohne Kraftaufwand geradlinig und flott auf den Boden aufstellen (Abb. 7.12).*
- *Sicherlich erahnen Sie, dass der gewohnte nicht immer der kraftsparendste Weg ist.*
- *Suchen Sie nach Alternativen. Wieder mit der Vorstellung kaum Kraft investieren zu können.*

TIPP

Bei der Suche nach Alternativen geht es nicht darum, die Teilnehmer aufs „Alter" mit seinen gesamten Bewegungseinschränkungen vorzubereiten. Im Gegenteil: Sie sollen Ihr vorhandenes „Körper- und Bewegungspotential" kennenlernen sowie nutzen und ausschöpfen lernen, um in entsprechenden Situationen die adäquateste Bewegungsantwort geben zu können.

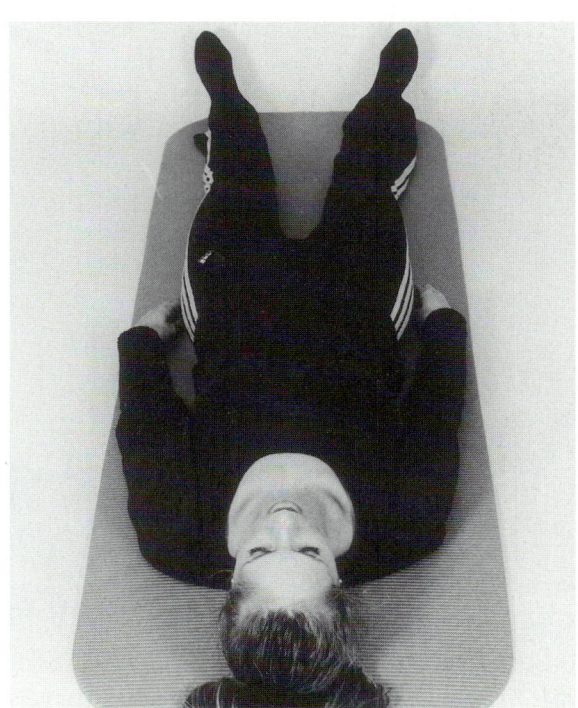

Abb. 7.11.
Eine nach außen fallende
entspannte Fuß- und
Beinlage

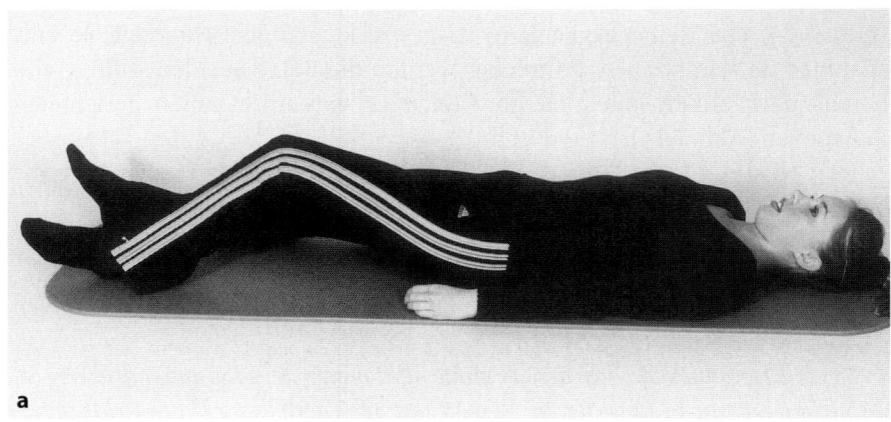

a

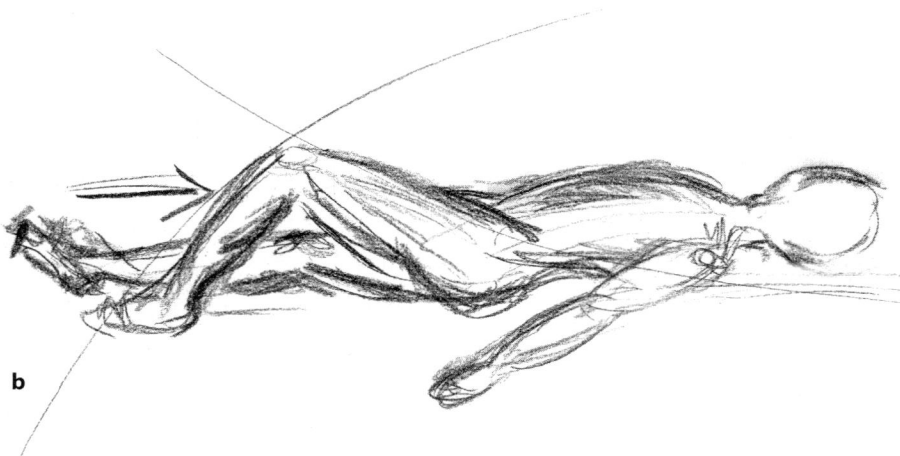

b

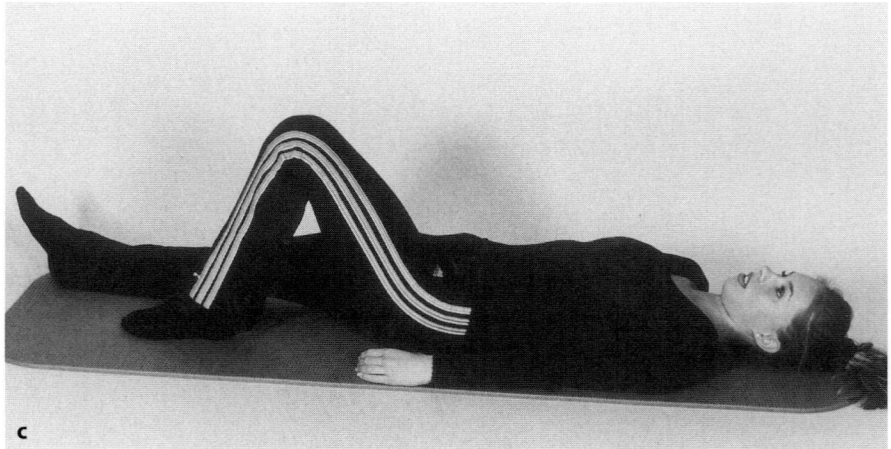

c

Abb. 7.12a–c. Ein gewohntes Bewegungsmuster: Das geradlinige Anziehen des Beins

Übung

- *Denken Sie an Ihre Armbewegung von vorhin. Wie rund und geschmeidig sich diese Bewegung gegenüber der gewohnten Bewegung angefühlt hat.*
- *Versuchen Sie, diese Idee auf Ihre Beinbewegung zu übertragen.*
- *Haben Sie Wege gefunden?*
- *Wie ging es Ihnen bei der Suche: Waren Sie nicht schon etwas wéniger hilflos als bei der Armbewegung?*
- *Sind Sie nicht überrascht, wieviel Möglichkeiten es doch gibt, seinen Fuß aufzustellen?*

Bleibt dem Kursteilnehmer eine der Bewegungen, aus welchen Gründen auch immer, verwehrt, hat er immer noch die Möglichkeit, dasselbe Ziel auf anderem Wege zu erreichen!

Der Kursleiter kann dann den Teilnehmer wie in Aufgabe 4 anleiten.

Übung

Aufgabe 4. Die Teilnehmer sollen sich wieder in die Situation hineindenken, kaum Kraft in den Oberschenkeln zu besitzen.

- *Wie oben schon beschrieben, fallen Ihre Beine im entspannten Zustand leicht nach außen.*
- *Nutzen Sie diese Muskelzüge, und gehen Sie den Weg des geringsten Widerstands, indem Sie das nach außen fallende Knie am Boden entlang in Richtung Hüfte hochschleifen (Abb. 7.13).*
- *Sorgen Sie sich in dieser nach außen gedrehten Position nicht um Ihre Hüfte. Diese Bewegung ist auch für sie durchaus natürlich.*
- *Haben Sie jetzt nicht das Gefühl, dass sich das Knie wie von selbst zur Zimmerdecke hin aufrichten möchte?*

Die Bewegung ist bei der richtigen Durchführung wieder eine „runde Sache".

- *Finden Sie diese Bewegung umständlich? Warum?*
- *Kommt es Ihnen auf die Zeit an, die Sie für eine Bewegung brauchen?*
- *Bügeln Sie deshalb immer mit rechts, obwohl Ihnen das Bügeln mit links möglicherweise weniger Schmerzen bereiten würde?*
- *Machen Sie die Bewegung komplett: Gehen Sie auf dem gleichen Weg wieder zurück.*
- *Spielen Sie mit dem Hin- und Rückweg bis Sie das Gefühl haben, keine umständliche, sondern eine fließende Bewegung zu machen.*

TIPP

Bei derart „runden Bewegungen" ist es häufig sehr hilfreich, einen Walzer vor sich hinzusummen. Auch für die Alltagsarbeit kann das sehr nützlich sein: Aus dem geradlinigen kraftraubenden wird so möglicherweise ein rund fließendes, kraftsparendes Bügeln.

Aus dieser kleinen Bewegung heraus können Sie als Kursleiter später im Kurs eine komplexe Bewegung entwickeln: Nachdem die Füße rund und

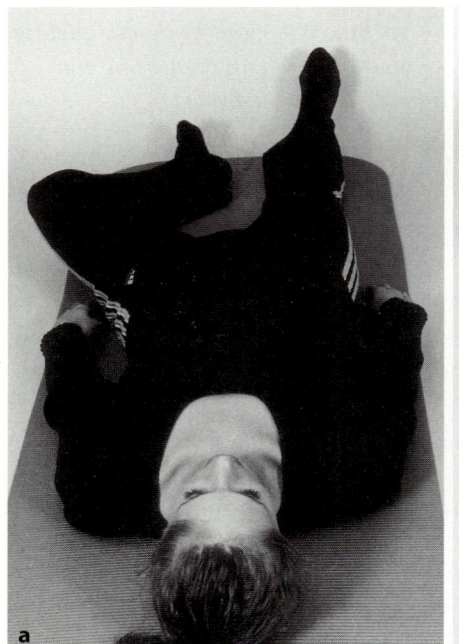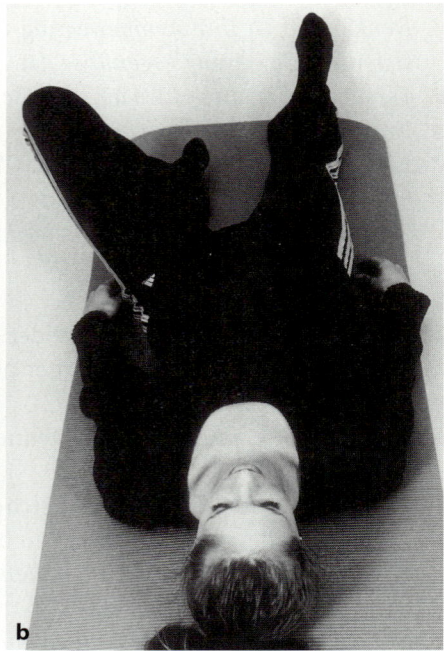

Abb 7.13a,b. Das Aufstellen des Beins über eine spiralförmige Bewegung (1. Phase)

TIPP leicht auf den Boden aufgestellt wurden, versuchen die Teilnehmer, jetzt ebenso rund und leicht in die Seitenlage zu wechseln, um dann – gleich einer Spirale – bis in den Stand weiterzudrehen (Abb. 7.14). Ein *spiralförmiges Aufstehen und Hinsetzen – ohne* Schmerzen, ohne Kraft und ohne Mühe. Für jedermann machbar.

„Liegen" bedeutet mehr als nur:
- sich Ruhe gönnen,
- sich entspannen,
- verschnaufen,
- erholen,
- pst!

„Liegen" kann auch verbunden sein mit:
- Leichtigkeit fühlen,
- Neues erfahren,
- wahrnehmen,
- spüren,
- aha!

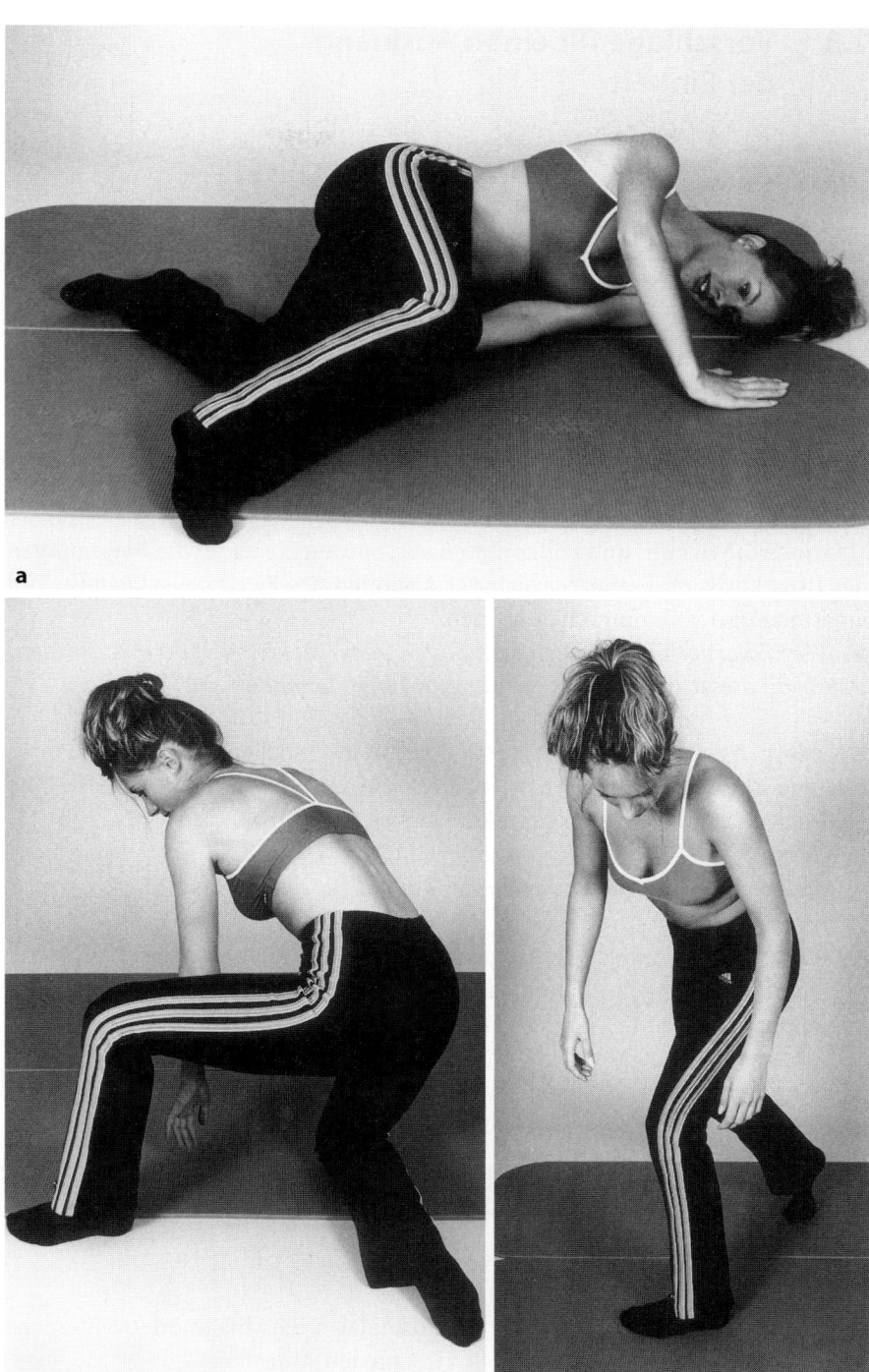

Abb. 7.14a–c. Ein komfortabler, spiralförmiger Aufrichtungsprozess

7.3   Vorschläge für einen Ausklang der Einheit

„Bewegt atmen"

Die Teilnehmer liegen am Boden und bekommen vom Kursleiter folgende Vorstellung und Aufgabe:

Stellen Sie sich vor, Sie seien eine Blume, und der Tag neigt sich dem Ende zu. Mit kontrollierten Körperbewegungen schrumpfen Sie zusammen, Sie schließen sich und werden klein. Versuchen Sie dabei möglichst wenig Kraft aufzuwenden und mit jedem Ausatmen sich ein wenig mehr zusammenzuziehen. In einer Ihnen angenehmen Position schließlich sind Sie vollkommen ruhig und entspannt.

Atmen Sie tief ein und vollkommen aus. Spüren Sie dabei die Bewegungen des Brustkorbs und seien Sie sich der Aktionen des Zwerchfells bewußt. Tief einatmen und vollkommen ausatmen.
- *Welche Körperteile scheinen dem Boden näher zu kommen beim Ausatmen?*
- *Was in dieser eingerollten Position tut Ihnen besonders gut?*

Der Morgen erwacht, und mit jedem Einatmen versuchen Sie, einen Teil ihres Körpers anzuheben und ihn wieder für die Dauer des Ausatmens in eine geöffnetere Stellung zurückkehren zu lassen.
- *Spüren Sie die Schwere Ihrer Körperteile?*
- *Nehmen Sie wahr woher der Impuls kommt für die Bewegung?*

Am Ende liegen Sie wie zu Anfang geöffnet, Ihre Atembewegung beobachtend und dem Tag entgegensehend da und genießen es, Ihr Gewicht an den Boden abgeben zu können.

Am Ende einer „Liegestunde" bietet sich die Übung „Mit viel Kraft – mit wenig Kraft" an, die zu einer abschließenden kleinen Gesprächsrunde überleiten kann.

„Mit viel Kraft – mit wenig Kraft"

Alle Teilnehmer liegen entweder in Rückenlage, Bauchlage oder Seitenlage auf ihrer Matte. Der Kursleiter stellt verschieden Aufgaben:

(Seitenmarkierung links: Übung)

Übung

Aufgabe 1. Nehmen Sie wahr, wieviel Kraft Sie brauchen, um auf für Sie gewohnte Art und Weise aus Ihrer jetzigen Position in den Stand zu kommen (Feststellung des IST-Zustands). Testen Sie dabei alle drei verschiedenen Ausgangspositionen (Rückenlage, Bauchlage, Seitlage).

■ *Welche Muskeln werden dabei besonders beansprucht?*
■ *Welche Gelenke werden dabei besonders beansprucht?*
■ *Aus welcher Ausgangsposition fällt es Ihnen am leichtesten, in den Stand zu kommen?*

Aufgabe 2. Versuchen Sie jetzt, mit soviel Kraftaufwand wie möglich aufzustehen.

■ *Wie verändert sich jetzt Ihre Aufstehbewegung? Ist sie noch geradliniger oder eher runder als vorher?*
■ *Welche Muskeln und Gelenke setzen Sie jetzt ein?*
■ *Welche einzelne Bewegung innerhalb der Gesamtbewegung kostet Sie besonders viel Kraft?*

Aufgabe 3. Suchen Sie Lösungen, bei denen Sie weniger Kraft einsetzen müssen als bei Ihrer Gewohnheitsbewegung.

■ *Gibt es eine Bewegung bei der Sie den Eindruck haben weniger Kraft zu brauchen?*
■ *Von welcher automatisierten Bewegung konnten Sie sich am schlechtesten trennen?*
■ *Vielleicht nennen Sie die neue Bewegung „kompliziert": Liegt es daran, dass Sie diese Bewegung im Augenblick immer wieder neu „denken" müssen, oder setzt sich die Aufstehbewegung jetzt aus viel mehr Einzelbewegungen zusammen, die für Sie neu sind?*

Aufgabe 4. Stehen Sie einmal mit dem Kopf auf und das andere Mal mit dem Gefühl!

■ *Gibt es jetzt Unterschiede in Ihrem Aufstehverhalten?*
■ *Wenn ja, was verändert sich?*
■ *Wie würden Sie unter Zeitdruck aufstehen, und warum würden Sie so aufstehen?*

Aufgabe 5. Nachdem jeder Teilnehmer Gelegenheit hatte, sich mit seiner Bewegung „von der Liegeposition in den Stand" alleine zu beschäftigen, werden die jeweiligen Ausführungen partnerweise beobachtet und kommentiert. Partner A beobachtet also Partner B bei den verschiedenen Ausführungsformen unter den Fragestellungen:

■ *Bei welcher Bewegung hat B nach außen sichtbar am meisten Kraft gebraucht?*
■ *Mit welchen Körperteilen wurde bei den verschiedenen Bewegungen am meisten gearbeitet?*

Anschließend versuchen A und B zusammen, Möglichkeiten einer ökonomischen Bewegung zu finden.

Abb. 7.15.
Vielleicht kann das Bild einer Spirale
zu einer ökonomischeren Bewegung
inspirieren ...

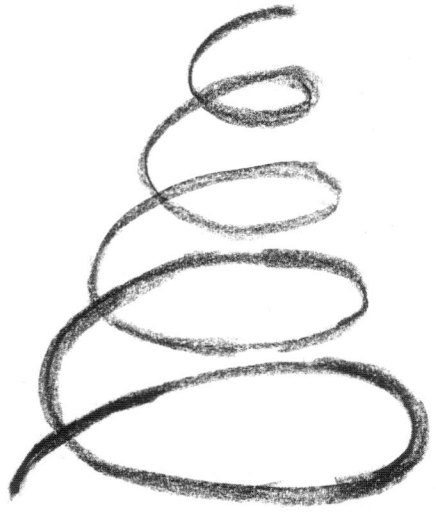

8   Literaturverzeichnis

Abele A, Brehm W (1994) Welcher Sport für welche Stimmung? Differentielle Effekte von Fitneß- versus Spielsportaktivitäten auf das aktuelle Befinden. In: Nitsch JR, Seiler R (Hrsg) Health sport – movement therapy (133–149). Academia, Sankt Augustin

Ajzen I (1985) From intentions to actions: A theory of planned behavior. In: Kuhl J & Beckman J (eds) Action control: From cognition to behavior. Open University Press, Milton Keynes, CA

Ajzen I (1988) Attitudes, personality and behavior.: Open University Press, Milton Keynes, CA

Alfermann D, Lampert T, Stoll O, Wagner-Stoll P (1993) Auswirkungen des Sporttreibens auf Selbstkonzept und Wohlbefinden. Ergebnisse eines Feldexperiments. Sportpsychologie 7:21–27

Armstrong R zitiert in: Vossen MD Berührungspunkte (1986). Heyne, München

Ayres AJ (1984) Bausteine der kindlichen Entwicklung. Springer, Berlin Heidelberg New York

Bandura A (1977) Self-efficacy: Toward a unifying theory of behavioral change. Psychological Review 84:191–215

Bandura A (1986) Social foundations of thougt and acion. Prentice Hall, Englewood Cliffs, NJ

Bandura A (1988) Self efficacy conception of anxiety. Anxiety Research. An International Journal 1:77–98

Becker P (1995) Seelische Gesundheit und Verhaltenskontrolle. Hogrefe, Göttingen Bern Toronto Seattle

Bock-Möbius I (1994) Qigong – Meditation in Bewegung. In: Knörzer W: Ganzheitliche Gesundheitsbildung in Theorie und Praxis. Haug, Heidelberg

Camus A (1952) Der Mensch in der Revolte. Rowohlt, Reinbek

Dychtwald K (1981) Körperbewußtsein. Synthesis, Essen

Feldenkrais M (1978) Bewußtheit durch Bewegung. Der aufrechte Gang. Suhrkamp, Frankfurt

Freiwald J, Engelhardt M, Gnewuch A, Konrad P, Reuter J (1998) Trainingstherapie nach Verletzungen des Kniegelenks. Ztschrft für Physiotherapeuten 2:228–242

Freiwald J, Engelhard M, Reuter I (1999) Neuromuskuläre Dysbalancen in Medizin und Sport – Ursachen, Einordnung und Behandlung. In: Zichner L, Engelhard M Freiwald J (Hrsg) Neuromuskuläre Dysbalancen. Novartis Pharma, Nürnberg

Groddeck G (1984) Die Natur heilt – Die Entdeckung der Psychosomatik. S. Fischer, Frankfurt a/M

Grupe O (1994) Wohlbefinden und Gesundheit im Sport. In: Weiß O (Hrsg) Sport, Gesundheit, Gesundheitskultur. Böhlau, Wien

Heggie J (1992) Besser laufen. Rororo, Reinbek

Hugo V zitiert in Vossen MD (1986): Berührungspunkte. Heyne, München

Kickbusch I (1983) Lebensweisen und Gesundheit, einführende Betrachtungen. In: Bundeszentrale für gesundheitliche Aufklärung (Hrsg) Europäische Monographien zur Forschung in Gesundheitserziehung, Bd 5. Köln

Kiphard EJ (1989) Psychomotorik in Praxis und Theorie. Ausgewählte Themen der Motopädagogik und Mototherapie. Flöttmann, Dortmund

Knörzer W (Hrsg) (1994) Ganzheitliche Gesundheitsbildung in Theorie und Praxis. Haug, Heidelberg

Leach G (1971) Medizin ohne Gewissen. Droemer-Knaur, München

Milz H (1992) Der wiederentdeckte Körper: Vom schöpferischen Umgang mit sich selbst. Artemis & Winkler, München

Nitsch JR (1996) Körperliche Aktivität und Gesundheit in psychologischer Sicht. In: The Club of Cologne, Wiss. Kongreßbericht 1994. Gesundheitsförderung und körperliche Aktivität. Sport und Buch Strauß, Köln

Packi W (1996) Die Geometrie des Körpers und der Schmerz (Skript). St. Ursula Klinik, Freiburg

Petzold H (1988) Integrative Bewegungs- und Leibtherapie. Ein ganzheitlicher Weg leibbezogener Psychotherapie. Jungfermann, Paderborn

Schwarzer R (1992)Psychologie des Gesundheitsverhaltens. Hogrefe, Göttingen

Seemann U (1994) Aufrecht zwischen Starre und Bewegung. Diplomarbeit, Universität Bremen

Troschke J v (1993) Gesundheits- und Krankheitsverhalten. In: Hurrelmann K, Laaser U (Hrsg) Gesundheitswissenschaften. Handbuch für Lehre, Forschung und Praxis. Juventa, Weinheim

Weinstein ND (1988) The precaution adoption process. Health Psychology 7: 355–386

Weizsäcker V v (1990) Die Tätigkeit des Nervensystems. Suhrkamp, Frankfurt

WHO (1990) Gesundheitsförderung – Eine Investition für die Zukunft. Glossar zur internationalen Konferenz in Bonn

WHO (1993) Charta der 1. Internationalen Konferenz zur Gesundheitsförderung. Ottawa 1986. In: Franzkowiak P, Sabo P (Hrsg) Dokumente der Gesundheitsförderung. Sabo, Mainz

Zimmer R (1999) Handbuch der Sinneswahrnehmung. Grundlagen einer ganzheitlichen Erziehung. Herder, Freiburg

9 Anhang

9.1 Kopiervorlage „Gehprotokoll" (nach P. Mommert-Jauch)

Der Fuß

- *Mit welchem Teil Ihres Fußes setzen Sie zuerst auf dem Boden auf:*
  - ❑ Mit der Mitte der Ferse?
  - ❑ Eher mit dem mittleren Teil des Fußes?
  - ❑ Oder mit dem Fußballen?

- *Wie rollen Sie den Fuß ab?*
  - ❑ Von der Ferse bzw. Mitte über die *Außenkante* auf den Fußballen?
  - ❑ Eher über die *Innenkante* des Fußes?
  - ❑ Ganz gerade über die *Mittellinie* des Fußgewölbes?

- *Rollen beide Füße gleich ab?*
  - ❑ Ja
  - ❑ Nein, sondern

Mein Rhythmus

- *Treten Sie mit einem Bein härter bzw. lauter auf als mit dem anderen?*
  - ❑ Nein.
  - ❑ Ja, mit

- *Falls ja, läßt sich der Rhythmus durch einen gesprochenen 3er-Rhythmus unterbrechen: Wenn Sie also beim Gehen/Laufen die Schritte auf 3 abzählen, ist es immer noch dasselbe Bein, welches dominant scheint?*
  - ❑ Ja.
  - ❑ Nein. Beim Zählen eines Dreierrhythmus ist kein bestimmtes Bein mehr als härter oder lauter auftretend zu erkennen.

Die Knie

- *Sind Ihre Knie immer leicht gebeugt beim Gehen und Laufen?*
  - ❏ Ja.
  - ❏ Nein.
  - ❏ Nur eines von beiden ist gebeugt, nämlich das

- *Wenn nein, wann ist das Knie gestreckt?*
  - ❏ Hinten beim Abdruck vom Boden?
  - ❏ Vorne beim Aufkommen auf den Boden?

- *Was müssen Sie bewußt tun bzw. an Ihrer bisherigen Gehtechnik verändern, um wie ein Indianer behende schleichen zu können und trotzdem Ihr Fuß-abrollverhalten nicht zu verändern?*

Der Oberkörper

- *Wie empfinden Sie die Haltung Ihres Oberkörpers beim Gehen/Laufen?*
  - ❏ Leicht nach vorne geneigt?
  - ❏ Leicht nach hinten fallend?
  - ❏ Eher senkrecht/aufrecht?

- *Was passiert mit Ihren Schultern während des Gehens/Laufens?*
  - ❏ Sie ziehen mit der Zeit nach oben?
  - ❏ Sie haben den Trend nach vorne zum Brustkorb hin zu fallen?
  - ❏ Sie fallen eher locker nach unten?

- *Was könnten Sie ändern, um Ihre Schultern leichter und lockerer zu spüren?*
  - ❏ Meine Armhaltung.
  - ❏ Meine Oberkörperhaltung.
  - ❏ Meine Kopfhaltung.
  - ❏ Mir der Bedeutung der Schultern bewußter werden.

- *Was macht die rechte Schulter und die rechte Hüfte, wenn der rechte Fuß nach vorne geht?*
  - ❏ ....

Der Kopf

- *Wohin schauen Sie, wenn Sie gehen oder laufen?*
  - ❏ 3 m vor mich.
  - ❏ 5 m vor mich.
  - ❏ 10 m und weiter in Richtung Horizont.

- *Haben Sie schon einmal darüber nachgedacht, warum Sie den Blick ge-wohnheitsmäßig gerne so ausrichten, wie Sie es gerade angekreuzt haben?*
  - ❏ Weil ich meinen Gedanken nachhänge und für mich sein will.
  - ❏ Weil ich Angst vorm Stolpern habe.
  - ❏ Weil ich etwas von der Natur sehen will und mich gut fühle.
  - ❏ Weil ich im Augenblick mit anderen, die mir begegnen, kein Gespräch führen möchte.
  - ❏ Sonstiges: ....

- *Ändert sich durch den Wechsel der Blickrichtung etwas an Ihrer Haltung und vielleicht auch etwas an Ihrer Stimmung?*
  - ❏ Ja.
  - ❏ Nein.
  - ❏ Wenn ja, was ändert sich an der Haltung?
  - ❏ Wenn ja, wohin tendiert meine Stimmung?

- *Ändert sich durch das Bewußtmachen der Schultern und der Blickrichtung etwas an Ihrer Atemfülle und Atembewegung?*
  - ❏ Nein.
  - ❏ Ja und zwar ....

9.2   Kopiervorlage „Kinästhetische Bestandsaufnahme: Wach sein für Signale des Körpers – wie liege ich auf?" (nach P. Mommert-Jauch)

Meine Füße

Schließen Sie die Augen und entspannen Sie sich. Konzentrieren Sie Ihre Aufmerksamkeit zuerst auf den einen, danach auf den anderen Fuß.

- *Wie fühlt sich der Fuß an ? Können Sie den großen Zeh vom zweiten Zeh unterscheiden und den vierten vom kleinen Zeh – auch ohne dass Sie die Zehen bewegen müssen?*

- *Auf welche Weise fühlt sich der rechte Fuß vielleicht anders an als der linke?*

- *Vielleicht größer oder breiter?*

- **Auf welchem Fuß ruht im allgemeinen Ihr Gewicht?**

Meine Oberschenkel

Konzentrieren Sie sich auf die Oberschenkel.

- *Wie fühlt sich die Hinterseite der Oberschenkel an: Liegt sie breit und flächig auf oder eher angespannt wie ein harter Strang?*

- *Spüren Sie die Verbindung zwischen Knie und Oberschenkel?*

- *Unterscheiden sich die zwei Oberschenkel wahrnehmbar voneinander? Wenn ja, wie unterscheiden sich sich?*

- **Welcher Oberschenkel wird im Alltag mehr von Ihnen gebraucht: Mit welchem Bein stehen Sie beispielsweise in Schrittstellung vorne, wenn Sie sich bücken oder mit welchem Bein beginnen Sie eine Treppe hochzusteigen?**

- **Spüren Sie ihn im Alltag auch als den Kräftigeren?**

Mein Becken

Wenden Sie jetzt Ihre Aufmerksamkeit auf das Becken und die Hüften.

- *Wo befinden sich Ihre Hüften?*

- *Liegt die linke Hüfte höher oder tiefer als die rechte Hüfte?*

- *Haben Sie das Gefühl, ein Bein sei länger als das andere?*

- ***Stehen Sie im Alltag gern auf einer bestimmten Hüfte. Wenn ja, auf welcher besonders?***

- *Können Sie den Übergang Ihres Beckens zum unteren Teil der Wirbelsäule wahrnehmen?*

- *Entsteht hier ein Hohlraum, ein Bereich, der nicht auf dem Boden aufliegt?*

- *Wenn ja, wie groß ist dieser Hohlraum: tischtennisballgroß oder sogar tennisballgroß?*

- ***Wie groß stellen Sie sich Ihren Hohlraum im Alltag beim Stehen vor und wie groß beim Sitzen?***

Konzenrieren Sie sich auf Ihre Gesäßmuskeln und die Leistenmuskeln. Beide halten Ihr Becken.

- *Spüren Sie beispielsweise beim Stehen, ob der eine mehr Zug auf das Becken ausübt als der andere?*

Mein Bauch

Konzentrieren Sie sich jetzt auf Ihren Bauch und werden Sie sich Ihrer Bauchmuskeln bewusst.
Stellen Sie sich vor, Sie müssten einen Schlag in den Bauch abwehren.

- *Können Sie sich die Spannung Ihrer Bauchmuskeln dabei vorstellen?*

Wenn nicht, dann klopfen Sie sich mit Ihren Fäusten einige Male auf den Bauch. Wenn Sie dabei den Bauch einziehen oder auch rausdrücken, wird Ihnen das kaum helfen, die Schläge abzufangen. Oft wird das Anspannen der

Bauchmuskeln mit dem Einziehen oder auch Hinausstrecken des Bauches verwechselt. Erst wenn Sie bewusst Ihre Bauchmuskeln anspannen (eine kleine Hilfe kann das zusätzliche Anspannen der Gesäßmuskulatur sein), federn Ihre Fäuste wie auf einem Trampolin ab.

- *Spüren Sie Bewegung im Becken, wenn Sie die Bauchmuskeln anspannen?*

- *Welchen Einfluss hat die Bauchmuskelspannung auf Ihre Lage am Boden?*

- **Überlegen Sie, wann Sie Ihre Bauchmuskeln im Alltag brauchen. Vielleicht beim Staubsaugen, Laub aufkehren, Mülleimer raustragen oder auch morgens, wenn Sie aus dem Bett aussteigen möchten.**

- **Beobachten Sie sich bei nächster Gelegenheit im Alltag selbst, wann und wie Sie die Bauchmuskeln einsetzen. Möglicherweise kommen die Bauchmuskeln bei Ihnen viel zu wenig zum Einsatz.**

Mein Brustkorb

Jetzt wenden Sie sich Oberkörper und Brustkorb zu.

Atmen Sie langsam ein und aus, und achten Sie darauf, wie sich Rippen und Oberkörper bewegen. Um dies deutlicher wahrnehmen zu können, benutzen Sie Ihre Hände als „Bewegungsfühler": Legen Sie eine Hand auf Ihren Brustkorb und die andere auf den Bauchraum.

Atmen Sie zuerst bewusst in die Hand auf dem Bauchraum ein, so dass sich diese wie ein Luftballon aufbläht und zur Decke zu schweben scheint.

Das andere Mal versuchen Sie, die Hand auf dem Brustkorb zusammen mit Ihrer Einatmung anzuheben. Eine Schaukelbewegung der Hände entsteht.

- *Was fällt Ihnen leichter – das Atmen in den Bauch oder in den Brustraum?*

- **Wohin atmen Sie, wenn Sie es eilig haben, unter Zeitdruck stehen oder in einer Stresssituation Aufregung oder Wut verspüren?**

Mein Rücken

Konzentrieren Sie sich jetzt auf Ihren Rücken. Diesen Teil Ihres Körpers bekommen Sie nie zu Gesicht.

Bewegen Sie sich in Gedanken an Ihrer Wirbelsäule auf und ab und untersuchen Sie, welche Teile des Rückens Ihnen bewusst sind.

- *Etwa die schmerzhaften Regionen?*

- *Welche Teile des Rückens werden Ihnen jetzt erst bewusst?*

- *Gibt es Stellen, Punkte oder Bereiche Ihres Rückens, die Sie vielleicht gar nicht spüren bzw. wahrnehmen können?*

- *Wo also sind dunkle Flecken in Ihrem Bewusstsein für den Rücken?*

Stellen Sie sich jetzt einen warmen Kachelofen vor, an den Sie sich anlehnen und an dem Ihr Rücken die Wärme genießt!

- ***Können Sie sich vorstellen, wann Sie Ihren Rücken im Alltag oder in Ihrer Freizeit überstrapazieren bzw. nicht ökonomisch gebrauchen?***

- ***Wann meldet er sich bei Ihnen?***

Meine Schultern und Arme

Wenden Sie sich Ihren Schultern und Armen zu. Auf und an ihnen ruhen bzw. hängen im Alltag oft große Lasten.

- *Wie ist es mit den Schultern: Liegt eine Schulter weiter entfernt vom Boden als die andere?*

- *Spüren Sie Ihre Schulterblätter, die von vielen Muskeln umgeben, Anteil an Ihren Rücken- und Armbewegungen haben?*

- *Nehmen Sie in diesem Bereich viel Kontakt mit dem Boden auf oder eher wenig? Wie würden Sie das zeichnen?*

- ***Gibt es eine Schulter bei Ihnen, die Sie besonders gern für das Tragen von Lasten benützen, ob beim Einkaufen oder auch nur beim Tragen einer Handtasche?***

- ***Probieren Sie doch die nächsten Tage einfach mal, Lasten auf der anderen Körperseite zu tragen. Stellen Sie fest, ob Ihnen das gelingt und behagt. Wenn nicht, warum nicht?***

- *Wie liegen Ihre Arme und Hände auf?*

■ *Könnten Sie noch etwas bequemer liegen, wenn die Arme etwas weiter weg vom Körper auflägen?*

Wenden Sie sich Ihren einzelnen Fingern zu und spüren Sie nach, ob es auch hier Finger, ähnlich wie bei den Zehen, gibt, die Ihnen kaum bewusst sind.

■ *Warum? Weil Sie sie nicht bewusst benutzen und ganz einfach nur in Verbindung mit anderen dominanteren Fingern einsetzen?*

Mein Nacken

Konzentrieren Sie sich ganz auf ihren Nacken. Zu diesem Körperbereich gibt es viele „geflügelte Worte". Vielleicht fällt Ihnen spontan das zu Ihrem Nacken passende Wort ein.

■ *Wie steht es mit Ihrem Nacken?*

■ *Wieviel Hohlraum spüren Sie hier zum Boden hin? Einen tischtennisball-großen oder nur murmelgroßen Hohlraum?*

■ *Wie groß müssen Sie den weißen Fleck auf Ihrem Papier werden lassen?*

■ ***Sind Sie „halsstarrig"?***

■ ***Oder überlastet?***

Mein Kopf

Konzentrieren Sie sich auf Ihren Kopf.
■ *Wo liegt er auf dem Boden auf? Gegenüber der Stirn, der Nase oder dem Kinn?*

Sicher können Sie sich vorstellen, dass Nacken und Kopf in ihrer Stellung voneinander abhängen.

■ *Können Sie sich auch vorstellen, dass Ihre Kopfhaltung von Ihrer Blickrichtung abhängt?*

■ *Schauen Sie beim Einkaufen- oder Spazierengehen eher weit in den Horizont nach vorne oder doch lieber in sich versunken nach unten?*

9.3 Kopiervorlage „Anleitung zur Schmerzbewältigung in verschiedenen Bewegungssegmenten" (nach P. Mommert-Jauch)

1. Legen Sie sich flach auf den Boden, und spüren Sie Ihre Hohlräume und Auflageflächen am Boden nach.

2. Legen Sie danach Reissäckchen bzw. Strumpfball in den Bereich bzw. unter Ihre Schmerzzone. Wenn es für Sie angenehmer ist, stellen Sie die Füße auf dem Boden auf.

3. Versuchen Sie sich *ohne Kraftaufwand* auf dem Reissäckchen etwas zu bewegen. Zuerst nur in *eine* Richtung: fußwärts oder kopfwärts bzw. seitwärts rechts oder seitwärts links. Später bewegen Sie sich auch in die Gegenrichtung.

4. Beobachten Sie dabei immer, wie sich große Bereiche Ihres Körpers verhalten (z. B. Kopf, Schultern, Wirbelsäule und Becken).

5. Setzen Sie die verschiedenen Bewegungsrichtungen harmonisch und leicht zusammen.

6. Ruhen Sie sich aus, und entfernen Sie dann das Reissäckchen, ohne den Körper *anheben* zu müssen. Strecken Sie die Beine aus.

7. Gehen Sie noch einmal in die Bestandsaufnahme:
   - ❏ *Wie liegen Sie jetzt auf?*
   - ❏ *Hat sich der Schmerz beim Aufliegen verändert oder ist er sogar abgeschwächt?*
   - ❏ *Haben Sie das Gefühl, irgendwo flacher oder breiter aufzuliegen?*

Sachverzeichnis

V

W

Druck und Bindung: Druckhaus Beltz, Hemsbach